现代中医临床应用

马英明　等/主编

吉林科学技术出版社

图书在版编目（C I P）数据

现代中医临床应用 / 马英明等主编. -- 长春 : 吉林科学技术出版社, 2022.12

ISBN 978-7-5744-0280-5

Ⅰ. ①现… Ⅱ. ①马… Ⅲ. ①中医临床 Ⅳ. ①R24

中国国家版本馆 CIP 数据核字(2023)第 065303 号

现代中医临床应用

主　　编　马英明等
出 版 人　宛　霞
责任编辑　张　楠
封面设计　皓麒图书
制　　版　皓麒图书
幅面尺寸　185mm×260mm
开　　本　16
字　　数　290 千字
印　　张　12.75
印　　数　1–1500 册
版　　次　2023年8月第1版
印　　次　2023年10月第1次印刷

出　　版　吉林科学技术出版社
发　　行　吉林科学技术出版社
地　　址　长春市福祉大路5788号
邮　　编　130118
发行部电话/传真　0431-81629529 81629530 81629531
81629532 81629533 81629534
储运部电话　0431-86059116
编辑部电话　0431-81629518
印　　刷　廊坊市印艺阁数字科技有限公司

书　　号　ISBN 978-7-5744-0280-5
定　　价　90.00元

编　委　会

主　编　马英明（中国中医科学院望京医院）

赵　方（济南市中心医院）

闫丽霞（昌乐县人民医院）

赵　敏（滨州市无棣县柳堡镇卫生院）

赵德伟（莱西市妇幼保健计划生育服务中心）

郇　超（临沭县人民医院）

目　录

第一章 内科病证诊疗

第一节 感冒

感冒是感触风邪或时行病毒，引起肺卫功能失调，出现鼻塞、流涕、头痛、咳嗽、恶寒、发热、全身不适等主要临床表现的一种外感病。西医学中的上呼吸道感染、流行性感冒可参照本病辨证施治。

一、病因病机

感冒的发生，为外邪乘人体御邪能力不足之时，侵袭肺卫所致。外感六淫，以风邪为主，风邪虽为六淫之首，但在不同季节，往往夹时气而伤人，如春季之温、夏季之暑、秋季之燥、冬季之寒，梅雨季节之湿，一般以风寒、风热两者居多。非时之气夹时行病毒伤人，则更易引起发病。风邪或时邪病毒，乘人体口鼻、皮毛而入，肺卫首当其冲，卫表失和，肺气失宣，导致感冒诸症。总之，病因为风邪或时邪病毒，病位在肺卫，主要病机是外邪袭表，伤及肺系，肺卫功能失调。

二、诊断与鉴别诊断

1.诊断依据

(1)常以鼻塞流涕、喷嚏、咽痒、咳嗽、恶寒、发热、无汗或少汗、头痛、身体酸楚等为主症。

(2)一年四季均可发生，尤以冬春多见。起病急，病程为3～7 d。

(3)白细胞总数多正常或偏低，中性粒细胞减少，淋巴细胞相对增多。

2.鉴别要点

(1)鼻渊：有鼻塞流涕，多腥臭而浊，一般无恶寒发热，病程长，反复发作，不易治愈。

(2)热痹：有发热、恶寒、肢体关节疼痛，但关节局部红肿焮痛，病程较长，病势较重。

(3)乳蛾：有发热、恶寒、咽痛等症，见咽部两侧红肿胀大，常有黄、白色脓样分泌物。

(4)麻疹：麻疹初起有发热恶寒、鼻塞流涕、咳嗽、咳痰等，与感冒相似，但麻疹伴有目赤畏光、眼周水肿、多泪、口腔黏膜出疹等。

三、辨证论治

1.辨证要点

(1)辨伤风与时行感冒。

伤风:冬春气候多变时发病率高,一般呈散发性,病情多轻,多不传变。

时行感冒:季节不限,有传染性,易广泛流行,病情多重,全身症状显著,可发生传变。

(2)辨时令:感冒风邪,除风寒、风热外,还有与四时之气杂感为病者,如暑邪为患者,以身热有汗、心烦口渴、小便短赤、舌苔黄为表现;湿邪为患者,以恶寒、身热不扬、头重如裹、骨节重痛、胸闷脘痞、舌苔白腻为特征。

(3)辨寒热:注意恶寒发热孰轻孰重,口渴、咽痛之有无,以及舌苔、脉象的辨析。

风寒感冒:恶寒重,发热轻,头痛,颈背强痛,骨节疼痛;苔薄白,脉浮紧。

风热感冒:发热重,恶寒轻或不恶寒,头痛口渴,咽喉红肿疼痛;舌尖红,苔薄黄,脉浮数。

(4)辨虚实:发热无汗、恶寒身痛者,属表实;发热汗出、恶风者,属表虚。另外,有素体虚弱、感受外邪者,为体虚感冒,此属虚实夹杂之证。

2.分证论治

本病的治疗总则为祛除表邪,宣通肺气,照顾兼证。

(1)风寒感冒。

主证:恶寒重,发热轻,无汗,头痛,肢节酸痛,鼻塞声重,时流清涕,喉痒,咳嗽,痰稀薄色白,口不渴或渴喜热饮;舌苔薄白而润,脉浮或浮紧。

治法:辛温解表,宣肺散寒。

方药:方用荆防败毒散加减。药用荆芥 10 g,防风 10 g,羌活 6 g,独活 10 g,柴胡 10 g,前胡 6 g,川芎 6 g,枳壳 6 g,茯苓 10 g,桔梗 6 g,甘草 3 g,薄荷 6 g。

(2)风热感冒。

主证:身热较著,微恶风,汗泄不畅,头胀痛,咳嗽、痰黏或黄,咽燥,或咽喉乳蛾红肿疼痛,鼻塞,流黄浊涕,口渴欲饮;舌苔薄白或微黄、舌边尖红,脉象浮数。

治法:辛凉解表,宣肺清热。

方药:银翘散加减。药用金银花 15 g,连翘 15 g,豆豉 10 g,牛蒡子 10 g,薄荷 6 g,荆芥穗 10 g,桔梗 6 g,甘草 6 g,竹叶 10 g,鲜芦根 30 g。

(3)暑湿感冒。

主证:身热,微恶寒,汗少,肢体酸重或疼痛,头昏重胀痛,咳嗽痰黏,鼻流浊涕,心烦,或口中黏腻,渴不多饮,胸闷,泛恶,小便短赤;舌苔薄黄而腻,脉濡数。

治法:清暑祛湿解表。

方药:新加香薷饮加减。药用香薷 10 g,鲜扁豆花 10 g,厚朴 6 g,金银花 15 g,连翘 15 g。

(4)气虚感冒。

主证:恶寒较甚,发热,无汗,肢体倦怠乏力,咳嗽,咳痰无力;舌淡苔白,脉浮而无力。

治法:益气解表。

方药:参苏饮加减。药用党参 10 g,紫苏叶 10 g,葛根 15 g,前胡 6 g,法半夏12 g,茯苓 10 g,陈皮 6 g,桔梗 6 g,木香 6 g,甘草 6 g,生姜 6 g,大枣 10 g。

(5)阴虚感冒。

主证:身热,手足心热,鼻塞流涕,微恶风寒,少汗,头昏,心烦,口干,干咳痰少;舌红少苔,脉细数。

治法:滋阴解表。

方药:加减葳蕤汤。药用玉竹 10 g,白薇 10 g,生葱白 3 茎,桔梗 6 g,豆豉10 g,薄荷 6 g,炙甘草 6 g。

3.针灸疗法

主穴风池、大椎、曲池。风寒者加列缺、迎香、风门穴;风热者鱼际、内庭、外关、尺泽穴;阳虚加足三里、膏肓俞穴;阴虚、血虚加三阴交、肺俞、血海、复溜穴。风寒、风热、暑湿者均用泻法,风寒、阳虚、气虚者并可加灸,阴虚、血虚者针用补法,1 次/d,每次 5~6 穴,留针 20~30 min。

四、预防

注意防寒保暖,随时增减衣服,避免受凉、淋雨及过度疲劳。感冒流行季节,应避免到公共场所活动,防止交叉感染。选择药物预防,冬春风寒当令,可用贯众、紫苏、荆芥各 10 g,甘草 3 g,水煎,顿服,连服 3 d;夏月暑湿当令,可用藿香、佩兰各5 g,薄荷 2 g,煎汤以代茶饮;时行感冒流行期间,可用贯众 15 g,板蓝根 30 g,煎服;或贯众 9~15 g,泡水代茶饮,连用 2~3 d。

第二节　咳嗽

咳嗽是肺系疾病的主要证候之一。咳嗽是由六淫外邪袭肺或脏腑功能失调,肺气不清,失于宣降所成,临床以咳嗽、咳痰为主要表现。有声无痰谓之咳,有痰无声谓之嗽,临床上一般痰声并见,故合称咳嗽。西医学中的上呼吸道感染、支气管炎、支气管扩张、肺炎等表现以咳嗽为主症者,可参照本病辨证论治。

一、病因病机

咳嗽的病因有外感、内伤两大类。外感咳嗽为六淫外邪,风邪常夹寒、夹热、夹燥为病,侵袭肺系;内伤咳嗽为脏腑功能失调,肺脏自病,气阴亏虚,则肺失所主;他脏有病及肺,如七情内伤，肝气郁结，气逆犯肺；饮食不节，脾胃内伤，痰浊内生，上干于肺等，发为咳嗽。无论外感或内伤咳嗽，均属肺系受病，肺气上逆所致。但两者互为因果，外感咳嗽久病失治，从实转虚，逐渐转为内伤咳嗽，而肺脏有病，卫外不强，易受外邪引发或加重。

二、诊断与鉴别诊断

1.诊断依据

(1)咳逆有声，或伴有咽痒咳痰。

(2)外感咳嗽，起病急，可伴有恶寒发热等外感表证。内伤咳嗽，多反复发作，病程较长，伴有其他脏腑功能失调症状。

(3)两肺听诊可闻及呼吸音增粗，或伴有干湿啰音。

(4)急性期查白细胞总数和中性粒细胞可增高。

(5)肺部X线摄片检查，肺纹理正常或增多增粗。

2.鉴别要点

(1)肺痨：咳嗽，常同时出现咯血、胸痛、潮热、消瘦等症，结合血沉、结核菌素试验、痰菌涂片、细菌培养以及X线检查，可作出鉴别。

(2)肺胀：气喘，胸中胀闷之症状突出，有桶状胸，唇指发绀等症，病程长，是久咳等多种肺系疾患反复发作迁延不愈所致。

(3)哮病：以发作性哮鸣、气喘为特征，一般先哮、喘而后咳嗽，缓解后可无症状，常有过敏史或家族史。

(4)喘病：以气短喘促、呼吸困难，甚至张口抬肩、鼻翼扇动、不能平卧、口唇发绀为特征，久咳及其他慢性肺系病证均可发展为喘病，每遇外感及劳累而发。

(5)肺痈：以发热、咳嗽、胸痛、咳吐腥臭浊痰，甚则脓血相兼为主要特征，发病多急，X线摄片，支气管碘油造影及纤维支气管镜检查等，可作出鉴别。

三、辨证论治

1.辨证要点

(1)辨别外感与内伤

外感咳嗽：多是新病，起病急，病程短，病情较轻，常伴有肺卫表证，属于邪实。

内伤咳嗽：多为久病，起病缓，常反复发作，病程长，病情较重，多伴见其他脏腑病证，属于邪实正虚。

(2)辨咳嗽的特征

发作时间：咳嗽发于白昼，鼻塞声重者，多为外感咳嗽；晨起咳嗽，阵发加剧，咳声重浊，多为痰浊咳嗽；夜卧较剧，持续难已，短气乏力者，多为气虚或阳虚咳嗽；午后或黄昏咳嗽加重，多属肺燥阴虚。

性质：干性咳嗽见于风燥、气火、阴虚等咳嗽；湿性咳嗽见于痰湿等咳嗽。

声音：咳嗽声低气怯属虚，洪亮有力属实。

(3)辨痰的性状

辨色：痰色白属风、寒、湿；色黄属热；色灰为痰浊；血性痰（脓痰、铁锈色痰）为肺脏风热或痰热；粉红色泡沫痰属心肺气虚，气不主血。

辨质：痰液稀薄属风寒、虚寒；痰稠属热、燥、阴虚；痰稠厚属湿热。

辨量：痰量偏少属干性咳嗽，痰量偏多属湿性咳嗽。

辨味：热腥为痰热，腥臭为肺痈之候；味甜者属痰湿；味咸为肾虚。

2.分证论治

外感咳嗽治宜祛邪利肺；内伤咳嗽治当祛邪止咳，扶正补虚，标本兼顾，分清虚实处理。

(1)外感咳嗽

①风寒咳嗽

主证：咳嗽声重，气急，咽痒，咳痰稀薄色白，常伴有鼻塞，流清涕，恶寒，发热，无汗等表证；舌苔薄白，脉浮或浮紧。

治法：疏风散寒，宣肺止咳。

方药：三拗汤合止嗽散加减。药用麻黄 6 g，杏仁 10 g，甘草 6 g，荆芥 10 g，桔梗 6 g，白前 10 g，陈皮 6 g，百部 10 g，紫菀 10 g。

②风热咳嗽

主证：咳嗽频剧，气粗或咳声嘎哑，喉燥咽痛，咳痰不爽，痰黏稠或稠厚，咳时汗出，常伴鼻流黄涕、口渴、头痛、肢冷、恶风、身热等表证；舌苔薄黄，脉浮数或浮滑。

治法：疏风清热，宣肺化痰。

方药：桑菊饮加减。药用桑叶 10 g，菊花 12 g，连翘 15 g，薄荷 6 g，杏仁 10 g，甘草 6 g，桔梗 6 g，芦根 15 g。

③风燥咳嗽

主证：喉痒，干咳，连声作呛，咽喉干痛，唇鼻干燥，无痰或痰少而黏成丝，不易咳出，或痰中带血丝，口干，初起或伴鼻塞、头痛、微寒、身热等表证；舌干红少津，舌苔薄白或薄黄，脉浮数或小数。

治法：疏风清肺，润燥止咳。

方药：桑杏汤加减。药用桑叶 10 g，杏仁 10 g，沙参 15 g，浙贝母 10 g，豆豉10 g，山栀子 10 g，梨皮 20 g。

(2)内伤咳嗽

①痰湿蕴肺

主证：咳嗽反复发作，咳声重浊，痰多，因痰而嗽，痰出嗽平，痰黏腻或稠厚成块，色白或带灰色，每于早晨或食后则咳甚痰多，进甘甜油腻食物加重，胸闷，胸痞，呕恶，食少，体倦，大便时溏；舌苔白腻，脉象濡滑。

治法：健脾燥湿，化痰止咳。

方药：二陈汤合三子养亲汤加减。药用半夏 10 g，陈皮 6 g，茯苓 12 g，甘草6 g，苏子 10 g，白芥子 10 g，莱菔子 10 g。病情平稳后可服六君子丸以调理。

②痰热郁肺

主证：咳嗽气息粗促，或喉中有痰声，痰多、质黏厚或稠黄，咳吐不爽，或有热腥味，或吐血痰，胸胁胀满，咳时引痛，面赤，或有身热，口干欲饮；舌苔薄黄腻，质红，脉滑数。

治法：清热肃肺，化痰止咳。

方药：清金化痰汤加减。药用黄芩 10 g，山栀子 10 g，桔梗 10 g，麦冬 15 g，桑白皮 10 g，贝母 10 g，知母 10 g，瓜蒌仁 10 g，橘红 6 g，茯苓 15 g，甘草 6 g。

③肝火犯肺

主证：上气咳逆阵作，咳时面赤，咽干，常感痰滞咽喉，咳之难出，量少质黏，或痰如絮状，胸胁胀痛，咳时引痛，口干苦。症状可随情绪波动增减。舌苔薄黄少津，脉象弦数。

治法：清肺平肝，顺气降火。

方药：泻白散合黛蛤散加减。药用青黛 6 g，海蛤壳 6 g，桑白皮 10 g，地骨皮 10 g，粳米 10 g，甘草 6 g，青皮 6 g，陈皮 6 g，五味子 6 g，沙参 15 g，白茯苓 10 g。

④肺阴虚证

主证：干咳，咳声短促，痰少黏白，或痰中夹血，或声音逐渐嘶哑，口干咽燥，或午后潮热颧红，手足心热，夜寐盗汗，起病缓慢，日渐消瘦，神疲；舌质红、少苔、脉细数。

治法：滋阴润肺，止咳化痰。

方药：沙参麦冬汤加减。药用沙参 15 g，麦冬 10 g，玉竹 10 g，桑叶 10 g，甘草6 g，天花粉 20 g，生扁豆 10 g。

3.针灸疗法

主穴天突、肺俞、合谷、膻中、定喘、膏肓俞。风寒者加列缺、外关、风池、风门穴，风热者加尺泽、曲池、大椎穴，痰湿阻肺者加丰隆、足三里、脾俞穴，肝火犯肺者加肝俞、太冲、行间、照海穴，脾肾阳虚者加脾俞、肾俞、关元、足三里穴；外感咳嗽及内伤咳嗽实证用泻法，虚者用补法，风寒、阳虚及痰浊阻肺者加灸，风热者可刺络放血或点刺放血，1 次/d，每次留针 15～20 min。

四、预防

注意气候变化，防寒保暖，避免受凉。饮食不宜甘肥、辛辣及过咸，戒烟酒。适当参加体育锻炼，以增强体质，提高抗病能力。

第三节 哮证

哮证是由于宿痰伏肺，遇诱因或感邪引触，以致痰阻气道，肺失肃降，气道痉挛所致的一种发作性和痰鸣气喘疾患。发时喉中哮鸣有声，呼吸气粗困难，甚则喘息不能平卧位。西医学中的支气管哮喘、喘息性支气管炎或其他急性肺部过敏性疾患所致的哮病可按本病辨证施治。

一、病因病机

哮证的发生，为宿痰内伏于肺，复加外感、饮食、情志、劳倦等因素，以致痰阻气道，肺气上逆所致。病机为宿痰内伏，诱因触发，发时痰阻气升，气因痰阻，痰气搏结，壅塞气道，通气不利，肺气失于宣降。病理因素以痰为主，外邪侵袭，风寒或风热之邪壅阻于肺，或吸入花粉异物等，壅阻肺气，气不布津，聚液生痰；饮食不当，脾胃内伤，痰浊内生；病后体虚，气阴亏虚，肺失所主，或素体不强，肾虚感邪及肺，因此病位主要在肺，涉及脾、肾，甚至可累及于心。

二、诊断与鉴别诊断

1.诊断依据

(1)发作时喉中哮鸣有声，呼吸困难，甚则张口抬肩，不能平卧，或口唇指甲发绀。

(2)呈反复发作性。常因气候突变、饮食不当、情志失调及劳累等因素诱发。发作前多有鼻痒、喷嚏、咳嗽、胸闷等先兆。

(3)多有过敏性鼻炎、湿疹等变态反应性疾病史或家族史。

(4)肺可闻及哮鸣音，或伴有湿啰音。

(5)血嗜酸性粒细胞可增高，痰液涂片可见嗜酸性粒细胞。

(6)胸部X线检查一般无特殊改变，久病可见肺气肿体征。

2.鉴别要点

哮病与喘病的鉴别，“哮以声响名”，哮为喉中有哮鸣音，是一种反复发作的疾病；“喘指气息言”，喘为呼吸急促困难，是多种急、慢性疾病的一个症状。一般而言，哮必兼喘，而喘未必兼哮。

三、辨证论治

1.辨证要点

(1)辨虚实：病属邪实正虚，发作期以邪实为主，缓解期以正虚为主，并可从病程新久及全身症状辨别虚实。

实证:多为新病,喘哮气粗声高,呼吸深长,呼出为快,脉象有力,体质不虚。

虚证:多为久病,喘哮气怯声低,呼吸短促难续,吸气不利,脉沉细或细数,体质虚弱。

(2)辨寒热:在分清虚实的基础上,实证需辨寒痰、热痰以及有无表证的不同。

寒痰证:内外皆寒,谓之冷哮。除有实证的表现外,多伴胸膈满闷,咳痰稀白,面色晦滞,或有恶寒、发热、身痛等表证;苔白滑,脉浮紧。

热痰证:痰火壅盛,谓之热哮。除有实证的表现外,常伴有胸膈烦闷,呛咳阵作,痰黄黏稠,面红,或伴发热、心烦、口渴;舌质红,苔黄腻,脉滑数。

(3)辨脏腑:虚证有肺虚、脾虚、肾虚之异。肺气虚者,证见自汗畏风,少气乏力;脾气虚者,证见食少便溏,痰多;肾气虚者,证见腰酸耳鸣,动则喘之。此外,还应审其阴阳气血之偏虚,详细辨别,分清主次。

2.分证论治

治疗当根据"发时治标,平时治本"原则,发作期以豁痰利气祛邪为主,缓解期以扶正固本为主,正虚邪实者,当标本兼顾。

(1)发作期。

①冷哮。

主证:呼吸急促,喉中哮鸣有声,胸膈满闷如塞,咳不甚,痰少咳吐不爽,面色晦滞带青,口不渴,或渴喜热饮,天冷或受寒易发,形寒怕冷;舌苔白滑,脉弦紧或浮紧。

治法:温肺散寒,化痰平喘。

方药:射干麻黄汤加减。药用射干 10 g,麻黄 9 g,细辛 3 g,紫菀 10 g,款冬花 10 g,半夏 10 g,五味子 6 g,生姜 6 g,大枣 6 g。

②热哮。

主证:气粗息涌,喉中痰鸣如吼,胸高胁胀,咳呛阵作,咳痰色黄或白,黏浊稠厚,排吐不利,烦闷不安,汗出,面赤,口苦,口渴喜饮,不恶寒;舌质红,舌苔黄腻,脉滑数或弦滑。

治法:清热宣肺,化痰定喘。

方药:定喘汤加减。药用白果 10 g,麻黄 9 g,桑白皮 15 g,款冬花 10 g,半夏10 g,杏仁 10 g,苏子 10 g,黄芩 10 g,甘草 6 g。

(2)缓解期。

①肺虚证。

主证:自汗,怕风,常易感冒,每因气候变化而诱发,发前打喷嚏,鼻塞流涕,气短声低,或喉中常有轻度哮鸣音,咳痰清稀色白,面色无华;舌质淡,舌苔薄白,脉细弱或虚大。

治法:补肺固卫。

方药:玉屏风散加减。药用黄芪 15 g,防风 6 g,白术 10 g,党参 10 g,茯苓10 g,甘草 6 g。

②脾虚证。

主证:平素食少脘痞,痰多,大便不实,或食油腻易于腹泻,往往因饮食失当而诱发,肢懒倦怠，气短不足以息，语言无力；舌苔薄腻或白滑，舌质淡，脉细数。

治法：健脾化痰。

方药：六君子汤加减。药用党参 10 g，白术 10 g，茯苓 15 g，甘草 6 g，陈皮 6 g，半夏 10 g。

③肾虚证。

主证：平素短气息促，动则尤甚，吸气不利，心慌，头晕耳鸣，腰酸腿软，劳累后喘哮易发。或畏寒，肢冷，自汗，面色苍白；舌苔淡白，质胖嫩，脉沉细。或颧红，烦热，汗出黏手；舌红少苔，脉细数。

治法：补肾摄纳。

方药：偏于肾阳虚者用金匮肾气丸加减。药用桂枝 6 g，附子 6 g，熟地黄 15 g，山茱萸 10 g，山药 15 g，茯苓 10 g，牡丹皮 10 g，泽泻 6 g。

偏于肾阴虚者用七味都气丸加减。药用地黄 15 g，山茱萸 10 g，山药 15 g，牡丹皮 10 g，泽泻 6 g，五味子 10 g。

3.针灸疗法

(1)发作期：取穴定喘、天突、内关、膻中、鱼际。冷哮加列缺、风门穴，热哮加丰隆、大椎、合谷、孔最穴。咳痰多加孔最、丰隆穴。每次选2～3 个腧穴，重刺激，留针 30 min，每隔 5～10 min捻针 1 次，每日或间日 1 次。

(2)缓解期：取穴大椎、肺俞、足三里。肾虚加肾俞、关元穴；脾虚加脾俞、中脘穴。每次选2～3 个穴，用轻刺激，可加灸，间日治疗 1 次。在发作前的季节施针。

(3)耳针：发作期取定喘、内分泌、皮质下穴，缓解期可加脾、肾穴等，均用王不留行籽外贴耳压。

4.敷贴法

(1)白芥子敷贴法：白芥子 21 g，细辛 21 g，延胡索 12 g，甘遂 12 g，人工麝香10～15 g，均研细末，用姜汁调和，做成小薄圆饼状外贴。夏三伏季节中，分 3 次敷贴肺俞、膏肓、大柱等穴，1～2 h 去之，每 10 日敷 1 次。

(2)三健膏：天雄、川乌、附子、桂心、官桂、桂枝、细辛、川椒、干姜各等份，麻油调熬，加黄丹收膏，摊贴肝俞，每 3 日 1 换。

四、预防

加强锻炼，增强体质。避免接触诱因；预防感冒，注意气候变化，做好防寒保暖工作。

第四节 喘证

喘证是由于感受外邪，痰浊内蕴，情志失调而致肺气上逆，失于宣降，或久病气虚，肾失摄纳而致以呼吸困难，甚至张口抬肩，鼻翼扇动，不能平卧为特征的一类病证。严重者每致喘脱。

西医学的喘息性支气管炎、肺部感染、肺炎、肺气肿、心源性哮喘、肺结核、肺尘埃沉着症以及癔症等疾病可按本病辨证施治。

一、病因病机

喘证的成因虽多,但概括不外乎外感与内伤两端。外感为六淫侵袭,内伤可由饮食、情志,或劳欲、久病所致。外感风寒、风热之邪,或表寒里热,壅遏肺气,肺失宣降。饮食失节,过食生冷、肥甘厚味,或嗜酒伤中,脾失健运,痰浊内生,上干于肺。七情所伤,忧思气结,或郁怒伤肝,气郁闭肺。久病则肺之气阴不足,气失所主;劳欲伤肾,气失摄纳。病位主要在肺、肾,与肝脾有关。病理性质有虚实两个方面,有邪者为实,因邪壅于肺,宣降失司;无邪者属虚,因肺不主气,肾失摄纳。主要病机为气机升降出纳失常所致。

二、诊断与鉴别诊断

1.诊断依据

(1)以喘促气短、呼吸困难,甚则张口抬肩,鼻翼扇动,不能平卧,口唇发绀为特征。

(2)多有慢性咳嗽、哮病、肺痨、心悸等病史,每遇外感及劳累而诱发。

(3)两肺可闻及干、湿性啰音或哮鸣音。

(4)查血白细胞总数及中性粒细胞,或X线胸片、心电图有助于诊断。

2.鉴别要点

喘病须与气短的鉴别,喘证是以呼吸困难,张口抬肩,甚至不能平卧为特征;气短即少气,为呼吸微弱而浅促,或短气不足以息,似喘而无声,亦不抬肩,但卧为快。

三、辨证论治

1.辨证要点

喘病辨证首应分清虚实。呼吸深长有余,呼出为快,气粗声高,伴有痰鸣咳嗽,脉数有力者为实喘,实喘病位以肺为主。呼吸短促难续,深吸为快,气怯声低,少有痰鸣咳嗽,脉象微弱或浮大中空,病势徐缓,时轻时重,遇劳则甚者为虚喘,虚喘病位多在肺、肾。

2.分证论治

实喘其治主要在肺,治予祛邪利气;虚喘治在肺、肾,而尤以肾为主,治予培补摄纳。

(1)实喘

①风寒袭肺

主证:喘咳气急,胸部胀闷,痰多稀薄色白,兼有头痛,恶寒,或有发热,口不渴,无汗;苔薄白而滑,脉浮紧。

治法:宣肺散寒。

方药:麻黄汤加减。药用麻黄 9 g,桂枝 9 g,杏仁 10 g,甘草 3 g。

②表寒里热

主证:喘逆上气,胸胀或痛,息粗,鼻翼扇动,咳嗽不爽,痰吐稠黏,伴有形寒,身热,烦闷,有汗或无汗,面红,咽干,口渴;苔薄白或黄,脉浮数(滑)。

治法:宣肺泄热。

方药:麻杏石甘汤加味。药用麻黄 6 g,杏仁 10 g,石膏 20～30 g,甘草 6 g。

③痰热郁肺

主证:喘咳气涌,胸部胀痛,痰多黏稠色黄,或夹血色,伴有胸中烦热,身热,有汗,渴喜冷饮,面红,咽干,尿赤,大便干结或秘;苔黄或腻,脉滑数。

治法:清泄痰热。

方药:桑白皮汤加减。药用桑白皮 12 g,半夏 10 g,苏子 10 g,杏仁 10 g,贝母9 g,黄芩 10 g,黄连 6 g,山栀子 9 g。

④痰浊阻肺

主证:喘而胸满闷窒,甚则胸盈仰息,咳嗽痰多黏腻色白,咳吐不利,兼有呕恶,纳呆,口黏不渴;苔白厚腻,脉滑。

治法:化痰降气。

方药:二陈汤合三子养亲汤加减。药用半夏 10 g,陈皮 6 g,茯苓 12 g,甘草6 g,苏子 10 g,白芥子 10 g,莱菔子 10 g。病情平稳后可服六君子丸以调理。

⑤肺气郁痹

主证:发作时突然呼吸短促,息粗气憋,胸闷胸痛,咽中如窒或伴失眠,心悸;舌苔薄,脉弦。

治法:开郁降肺。

方药:五磨饮子加减。药用沉香 6 g,木香 6 g,槟榔 10 g,乌药 10 g,枳实 10 g。

(2)虚喘

①肺虚

主证:喘促短气,气怯声低,喉有鼾声,咳声低弱,痰吐稀薄,自汗畏风,或咳呛痰少黏,烦热口干,咽喉不利,面潮红;舌质淡红或舌红苔剥,脉软弱或细数。

治法:补肺益气养阴。

方药:肺气虚者用补肺汤合玉屏风散加减。药用人参 10 g,黄芪 15 g,熟地黄 10 g,五味子 9 g,紫菀 10 g,桑白皮 10 g,防风 6 g。

肺阴虚者用补肺汤合生脉散加减。药用人参 10 g,麦冬 10 g,五味子 9 g,黄芪 15 g,熟地黄 10 g,紫菀 10 g。

②肾虚

主证:喘促日久,动则喘甚,呼多吸少,气不得续,形瘦神惫,跗肿,汗出肢冷,面青唇紫;舌淡苔白或黑润,脉微细或沉弱。或喘咳,面红烦躁,足冷,汗出如油;舌红少苔,脉细数。

治法：补肾纳气。

方药：肾阳虚用金匮肾气丸合参蛤散加减。药用炮附子 10 g，肉桂 5 g，熟地黄 10 g，山药 10 g，山茱萸 10 g，五味子 9 g，蛤蚧 1.5 g（研末），核桃仁 10 g，补骨脂 10 g。

肾阴虚取七味都气丸合生脉散加减。药用五味子 9 g，熟地黄 10 g，山茱萸10 g，山药 10 g，麦冬 12 g，西洋参 10 g，龟甲 15 g。

若肾虚于下，痰浊壅盛于上（下虚上实），在本证基础上兼有标实，痰浊壅肺，证见喘咳痰多，气急胸闷；苔腻，脉细滑。治宜化痰降逆，温肾纳气。方用苏子降气汤，药用苏子 10 g，橘皮 6 g，半夏 10 g，当归 10 g，前胡 6 g，厚朴 10 g，肉桂 6 g，甘草 6 g，生姜 6 g。

3.针灸疗法

取穴定喘、天突、膻中、肺俞、膏肓俞、中府。风寒袭肺者加列缺、外关、风池、风门穴，肺热者加尺泽、曲池、大椎穴，痰湿阻肺者加丰隆、足三里、脾俞穴，肺气郁痹者加肝俞、太冲、行间、照海穴，脾虚加脾俞、中脘穴。肾虚加肾俞、关元穴。实证用泻法，虚者用补法，每次选 3～5 个腧穴，留针 15～20 min，每日或间日 1 次。可酌情在胸背部灼灸，或拔罐法。

四、预防

起居有时，劳逸结合，注意防寒保暖，避免受凉、淋雨及过度疲劳。进行适宜的体育锻炼，提高机体抗病能力。

第五节　肺痨

肺痨是由于正气虚弱，感染痨虫，侵袭肺脏所致具有传染性的慢性虚弱疾患。由于劳损在肺，故称肺痨。主要以咳嗽、咯血、潮热、盗汗及身体逐渐消瘦为其特征。西医的肺结核，肺外结核病可按本病辨证论治。

一、病因病机

外因为感染瘵虫伤人，内因为正气虚弱，两者互为因果，外因是致病的重要条件，而内因是发病的关键。瘵虫传染是形成本病的唯一因素，因直接接触痨病患者，瘵虫侵入人体而发病。正气虚弱，因禀赋不足，或后天嗜欲无节，或病后失养，抗病力减弱，瘵虫易于感染。病变主要在肺，可累及脾肾，甚则传遍五脏。病理性质主属阴虚，以阴虚肺燥为主要表现，并可导致气阴两虚，甚则阴损及阳，以致阴阳两虚的严重证候。

二、诊断与鉴别诊断

1.诊断依据

（1）初期感疲劳乏力，干咳，食欲减退，形体逐渐消瘦。病重者可出现咯血，潮热，颧红，盗汗，形体明显消瘦等症。

(2)有与肺痨患者密切接触史。

(3)病灶部位可出现呼吸音减弱或闻及支气管呼吸音及湿啰音。

(4)痰涂片或培养结核菌多呈阳性。

(5)X线摄片可见肺部结核病灶。

(6)血沉增快、结核菌素皮试呈阳性有助于诊断。

2.鉴别要点

(1)虚劳:病缘于内伤亏虚,是多种慢性疾病虚损证候的总称,不同于肺痨肺阴虚为主,可五脏并重,阴阳气血俱虚,但肺痨晚期虚损重症时,又可归属于虚劳范围。

(2)肺痿:为多种慢性肺部疾患后期的转归,出现肺叶痿弱不用,肺痨晚期出现干咳,咳吐涎沫等症者,即转属肺痿之候。

(3)肺胀:是多种慢性肺部疾患日久不愈,导致肺气壅滞胀满,不能敛降,出现胸部胀满,喘咳上气,肺痨迁延不愈可发展成肺胀。

三、辨证论治

1.辨证要点

(1)辨病理属性:应区别阴虚、阴虚火旺、气虚的不同,掌握肺与脾、肾的关系。本病总以肺阴亏损为多见,如进一步演变发展,则表现为阴虚火旺,或气阴耗伤,甚至阴阳两虚的证候。

(2)辨主证:临床应根据咳嗽、咯血、潮热、盗汗四大主证的主次轻重及其病理特点,结合其他兼证,辨其证候所属。

2.分证论治

治疗当以补虚培元和治痨杀虫为原则。

(1)肺阴亏损。

主证:干咳,咳声短促,痰中有时带血,如丝如血,色鲜红,午后手足心热,皮肤干灼,或有少量盗汗,口干咽燥,胸部隐隐闷痛;舌边尖红,苔薄,脉细或兼数。

治法:滋阴润肺。

方药:月华丸加减。药用天冬10 g,麦冬10 g,生地黄10 g,熟地黄10 g,山药15 g,百部10 g,沙参10 g,川贝母9 g,茯苓10 g,阿胶6 g,三七3 g,獭肝10 g,白菊花10 g,桑叶10 g。

(2)阴虚火旺。

主证:咳呛气急,痰少质黏,或吐痰稠黄量多,时时咯血,血色鲜红,午后潮热,骨蒸,五心烦热,颧红,盗汗量多,口渴,心烦,失眠,性急易怒,胸胁掣痛,男子可见遗精,女子月经不调,形体日渐消瘦;舌质红绛而干,苔薄或黄,脉细数。

治法:滋阴降火。

方药:百合固金汤合秦艽鳖甲散加减。药用生地黄10 g,熟地黄10 g,麦冬15 g,贝母9 g,百合10 g,当归10 g,炒芍药10 g,玄参10 g,鳖甲15 g,地骨皮12 g,柴胡6 g,知母9 g。

(3)气阴耗伤。

主证:咳嗽无力,气短声低,痰中偶或夹血,血色淡红,午后潮热,面色无华,颧红;舌质嫩红,边有齿印,苔薄,脉细弱而数。

治法:益气养阴。

方药:保真汤加减。药用人参 10 g,黄芪 15 g,白术 10 g,茯苓 10 g,甘草 6 g,五味子 9 g,当归 10 g,生地黄 10 g,熟地黄 10 g,天冬 10 g,麦冬 15 g,白芍 10 g,地骨皮 10 g,知母 10 g,莲子心 10 g。

(4)阴阳两虚。

主证:咳逆喘息少气,痰中或见夹血,血色暗淡,潮热,形寒,自汗,盗汗,声嘶失音,面浮肢肿,心慌,唇紫,肢冷,五更腹泻,口舌生糜,大肉尽脱,男子滑精,阳痿,女子经少,经闭;舌光质红少津,或舌淡体胖边有齿痕,脉微细而数或虚大无力。

治法:滋阴补阳。

方药:补天大造丸加减。药用人参 10 g,炙黄芪 15 g,白术 10 g,当归 10 g,白芍 10 g,山药 15 g,茯苓 10 g,枸杞子 10 g,紫河车 5 g,龟甲 15 g,鹿角胶 6 g,熟地黄 10 g,枣仁 10 g,远志 6 g。

3.单验方

(1)白及散:白及、百部、牡蛎、炮穿山甲等份研粉,如病灶有活动,百部加倍,每服 3~5 g,2~3 次/d。

(2)宁肺散:百部、白及、三七等量研末每服 1.5 g,2~3 次/d。

(3)芩部丹:黄芩 18 g,百部 9 g,丹参 9 g,水煎服。

(4)大蒜:每次以 30 g 佐餐,3 次/d;或以鲜大蒜泥,置纱布上贴双涌泉穴 20~30 min,局部疼痛时取下。

四、预防

加强卫生宣传教育和防治知识,自觉养成良好的卫生习惯。做好隔离预防工作,饮食用具应分开使用,注意消毒,以避免接触传染。未病先防,已病防变,早期发现,及时治疗。加强锻炼,增强体质。

第六节 心悸

心悸包括惊悸和怔忡,由气血亏虚、阴阳失调或痰饮瘀血阻滞,心失所养而致。患者自觉心中悸动、惊惕不安,不能自主的一种病证。临床一般多呈阵发性,每因情志波动或劳累过度而发作。且常与失眠、健忘、眩晕、耳鸣等症同时并见。根据本病的临床表现,西医学中各种原因引起的心律失常、心功能不全、神经官能症等可按本病辨证论治。

一、病因病机

心悸的形成，常与心虚胆怯、心血不足、心阳衰弱、水饮内停、瘀血阻络等因素有关，体质虚弱者易发心悸。心悸的病位在心，但与脾、肾关系密切。病机重点在心失所主，心神不宁。病理性质有虚实之异。虚者乃气血阴阳亏虚，心失所养；实者多属痰火上扰瘀血阻络等，以致心神不宁。至于饮邪上犯，为本虚标实之证。若正虚日久，心悸严重，可进一步形成阳虚水泛，或心阳欲脱之重证、危证。

二、诊断与鉴别诊断

1.诊断依据

(1)自觉心慌不安，心跳剧烈，神情紧张，不能自主，心搏或快速，或缓慢，或心跳过重，或忽跳忽止，呈阵发性或持续不止。

(2)伴有胸闷不适，易激动，心烦，少寐多汗，颤抖，乏力，头晕等。中老年人发作频繁者，可伴有心胸疼痛，甚至喘促，肢冷汗出或见头晕。

(3)发作常由情志刺激、惊恐、紧张、劳倦过度、饮酒饱食等因素而诱发。

(4)可见脉象有数、疾、促、结、代、沉、迟等变化。

(5)心电图等检查有心律失常表现有助于明确诊断。

2.鉴别要点

(1)胸痹：胸中窒闷不舒，短气，以胸痛为主要症状。

(2)奔豚气：发作时胸中躁动不安，发自少腹，上下冲逆；而心悸系心跳异常，发自于心。

三、辨证论治

1.辨证要点

惊悸与怔忡辨别：惊悸与怔忡同属于心悸，但二者有区别。

(1)惊悸：常由外因而成，偶受外来刺激，或因惊恐，或因恼怒，均可发病，发则心悸，时作时止，病来虽速，而全身情况较好，病浅而短暂，惊悸日久可发展为怔忡。

(2)怔忡：每由内因引起，并无外惊，自觉心中惕惕，稍劳即发，病来虽渐，但全身情况较差，易受外惊所扰，使病情加重。

2.治疗原则

虚则补之，实则泻之。益气养血，滋阴温阳，行气化瘀，化痰涤饮，以及养心安神，重镇安神等均为心悸的治疗大法。

3.应急措施

(1)脉率快速型心悸(心率≥120 次/min):生脉注射液 20～30 mL 加入 50%葡萄糖注射液 20～40 mL 中静脉注射,连用 3～5 次,病情控制后 2 次/d,巩固疗效。

强心灵 0.125～0.25 mg 或福寿草总苷 0.6～0.8 mg,或铃兰毒苷0.1 mg或万年青苷 2～4 mL,加入 50%葡萄糖注射液 20～40 mL 中缓慢静脉注射,2～4 次/d。

苦参注射液 2 mL 肌内注射,2～3 次/d;苦参浸膏片 3～5 片,2～3 次/d。

(2)脉率过缓型心悸:参附注射液 10～20 mL 加入 50%葡萄糖注射液 20～40 mL中缓慢静脉注射,2～3 次/d,或以大剂量静滴。

人参注射液 10～20 mL 加入 50%葡萄糖注射液 20～40 mL 静脉注射,2～3 次/d。

附子Ⅰ号注射液 2.5～5 g 加入 5%～10%葡萄糖注射液 1000～1500 mL 静脉滴注,10～25 μg/min,1 次/d。

(3)脉律不整型心悸:常咯啉 0.2 g,3～4 次/d,病情控制好后,改为 1～2 次/d。

寿草片 1 片,病情顽固者 2 片,2～3 次/d。病情控制后每次 1/3～1/2片。

4.分证论治

(1)心虚胆怯。

主证:心悸,善惊易怒,坐卧不安,少寐多梦;舌苔薄白或如常,脉象动数或虚弦。

治法:镇惊定志,养心安神。

方药:安神定志丸加减。药用茯神 15 g,茯苓 15 g,炙远志 10 g,人参 10 g,石菖蒲 6 g,龙齿 30 g,磁石 30 g,琥珀 3 g,朱砂 1.5 g(冲服)。

(2)心血不足。

主证:心悸气短,头晕目眩,面色不华,神疲乏力,纳呆食少或腹胀便溏,健忘,少寐多梦;舌淡红,脉细弱。

治法:补血养心,益气安神。

方药:归脾汤加减。药用炙黄芪 15 g,人参 10 g,白术 10 g,生甘草 6 g,当归10 g,龙眼肉 10 g,酸枣仁 15 g,茯神 15 g,炙远志 10 g,木香 6 g。

(3)心阴亏虚。

主证:心悸不宁,心烦少寐,头晕目眩,手足心热,耳鸣腰酸;舌质红,少苔或无苔,脉细数。

治法:滋阴清火,养心安神。

方药:天王补心丹加减。药用生地黄 10 g,玄参 10,麦冬 15 g,天冬 10 g,丹参 15 g,当归 10 g,人参 10 g,酸枣仁 15 g,柏子仁 10 g,五味子 9 g,炙远志 10 g,桔梗 6 g。

(4)心阳不振。

主证:心悸不安,胸闷气短,动则尤甚,面色苍白,形寒肢冷;舌淡苔白,脉虚弱或沉细无力。

治法:温补心阳,安神定悸。

方药:桂枝甘草龙骨牡蛎汤合参附汤加减。药用桂枝 10 g,煅龙骨 30 g,煅牡蛎 30 g,炙甘草 15 g,党参 10 g,炮附子 10 g,黄芪 15 g,玉竹 10 g,麦冬 10 g。

(5)水饮凌心。

主证:心悸眩晕,胸闷痞满,形寒肢冷,渴不欲饮,小便短少,或下肢水肿,恶心吐涎;舌苔白滑,脉象弦滑。

治法:温阳化饮,宁心安神。

方药:苓桂术甘汤合真武汤加减。药用炮附子 10 g,桂枝 10 g,茯苓 15 g,白术 10 g,猪苓 10 g,泽泻 6 g,五加皮 10 g,葶苈子 10 g,防已 10 g,甘草 6 g。

(6)心脉瘀阻。

主证:心悸不安,胸闷不舒,心痛时作,或见唇甲发绀;舌质紫黯或有瘀斑,脉涩或结代。

治法:活血化瘀,理气通络。

方药:血府逐瘀汤加减。药用桃仁 10 g,红花 10 g,川芎 10 g,赤芍 10 g,川牛膝 10 g,当归 10 g,生地黄 10 g,柴胡 9 g,枳壳 10 g,炙甘草 6 g。

5.单验方

(1)苦参:20～30 g/d,水煎服,10 日为 1 个疗程。对房性及室性期前收缩疗效较好,对窦性心动过速,房颤有一定疗效。

(2)延胡索粉:每次口服 3～10 g,3 次/d,7～10 日为 1 个疗程,运用于房性及结性期前收缩及阵发性房颤。

6.针灸疗法

主穴内关、神门、心俞、巨阙;气虚者加气海、膻中穴,血虚者加膈俞、足三里穴,痰火者加丰隆、尺泽穴,瘀血者加血海、膈俞穴;气虚、血虚者针用补法,痰火、瘀血者针泻法,1 次/d,10 次为 1 个疗程。

四、预防

坚持劳逸结合,情志调畅,起居有时,饮食有节,还应积极防治可能引起心悸的原发病证。

第七节 胸痹

胸痹心痛是由于正气亏虚,痰浊、瘀血、气滞、寒凝而致心脉痹阻不畅,临床上以膻中或左胸部发作憋闷、疼痛为主要表现的一种病证。轻者仅感胸闷如窒,呼吸欠畅,重者则有胸痛,严重者心痛彻背,背痛彻心。西医的冠状动脉粥样硬化性心脏病可按本病辨证论治。

一、病因病机

本病的发生多与寒邪内侵、饮食不当、情志失调、年老体虚等因素有关。胸痹发病的病理基础是胸阳不振。病理性质为本虚标实,实为寒凝、气滞、血瘀、痰阻,痹阻心阳,阻滞心脉;虚为心脾肝肾亏虚,心脉失养。

二、诊断与鉴别诊断

1.诊断依据

(1)左侧胸膺或膻中处突发憋闷而痛,疼痛性质为隐痛、胀痛、刺痛、绞痛、灼痛。疼痛常可窜及肩背、胃脘等部。可兼心悸。

(2)突然发病,时作时止,反复发作,持续时间短暂,一般几秒至数十秒,经休息或服药后可迅速缓解。

(3)多见于中老年人,常因情志波动,气候变化,多饮暴食,劳累过度等而诱发。

(4)心电图应列为必备的常规检查,必要时可做动态心电图,检测心电图和心功能测定、运动试验心电图及血清心肌坏死标志物检查有助于诊断。

2.鉴别要点

(1)胃脘痛:胸痹之不典型者,其疼痛可在胃脘部,而易与胃脘痛相混淆,但胃脘痛多伴有嗳气,呃逆,泛吐酸水或清涎等脾胃证候,局限有压痛,以胀痛为主,持续时间长,可予以鉴别。

(2)真心痛:乃胸痹心痛的进一步发展,证见心痛剧烈,甚则持续不解,伴有汗出肢冷、面白、唇紫,手足青至节,脉微细或结代等的一种危重证候。

三、辨证论治

1.辨证要点

(1)辨疼痛发生的部位:局限于胸膺部位,多为气滞或血瘀;放射至肩背、咽喉、脘腹、甚至手臂、手指者,为虚损已显,邪阻已著;胸痛彻背,背痛彻心,多为寒凝心脉或阳气暴脱。

(2)辨病性:年壮初痛者多实证,应辨别属痰浊、阴寒、瘀血;久病年老者多虚证,应辨别属气虚、阴虚、阳虚。

2.治疗原则

本病为本虚标实,虚实夹杂,急则治其标,缓则治其本,或标本兼顾。

3.应急措施

急性发作时可选择以下药物:心痛舒喷雾剂,对准舌下,每次喷雾1~2下;速效救心丸10~15粒,舌下含服;麝香保心丸3~5粒,舌下含服;川芎嗪注射液120~160 mg加入5%葡萄糖注射液250~500 mL静脉滴注;复方丹参注射液12~20 mL加入5%葡萄糖注射液250 mL静脉滴注;参麦注射液40 mL加入5%葡萄糖注射液250~500 mL静脉滴注。

4.分证论治

(1)心血瘀阻

主证:胸部刺痛,固定不移,入夜更甚,时或心悸不宁;舌质紫黯,脉象沉涩。

治法:活血化瘀,通络止痛。

方药：地奥心血康胶囊，每次 200 mg，3 次/d，连服 2 周后改为每次 100 mg，3 次/d；或复方丹参滴丸，每次 10 丸，3 次/d。

方用血府逐瘀汤加减。当归 12 g，生地黄 10 g，赤芍 12 g，川芎 12 g，牛膝12 g，桃仁 10 g，红花 10 g，柴胡 10 g，枳壳 10 g，甘草 6 g，桔梗 6 g。

(2)阴寒凝结

主证：胸痛彻背，喘不得卧，遇寒加剧，得暖痛减，面色苍白，四末欠温；舌淡，苔薄白，脉弦紧。

治法：辛温通阳，开痹散寒。

方药：麝香保心丸，每次 1～2 粒，3 次/d。

方用枳实薤白桂枝汤加减。药用薤白 10 g，枳实 10 g，桂枝 10 g，炮附子 10 g，细辛 3 g，干姜 6 g。

(3)痰浊壅塞

主证：胸闷重而心痛轻微，肥胖体沉，痰多气短，遇阴寒天而易发作或加重，伴有倦怠乏力，纳呆便溏，口黏，恶心，咳吐痰涎；苔白腻或白滑，脉滑。

治法：通阳泻浊，豁痰开结。

方药：瓜蒌薤白半夏汤加味。药用瓜蒌 15 g，半夏 10 g，薤白 10 g，石菖蒲10 g，枳实 10 g，厚朴 10 g。

(4)气阴两虚

主证：胸闷隐痛，时作时止，心悸气短，倦怠懒言，面色少华，头晕目眩，遇劳则甚；舌偏红或齿痕，脉细弱无力或结代。

治法：益气养阴，活血通络。

方药：补心气口服液，每次 1 支(10 mL)，3 次/d，4 周为 1 个疗程；或滋心阴口服液，每次 1 支(10 mL)，3 次/d，4 周为 1 个疗程。

方用生脉散合人参养荣汤加减。药用人参 10 g，麦冬 10 g，五味子 10 g，黄芪 15 g，白术 10 g，茯苓 15 g，甘草 6 g，当归 10 g，白芍 15 g，桂枝 6 g。

(5)心肾阴虚

主证：胸闷且痛，心悸盗汗，心烦不寐，腰酸膝软，耳鸣，头晕；舌红，无苔或有剥裂，脉细数或结代。

治法：滋阴益肾，养心安神。

方药：左归饮加减。药用熟地黄 10 g，山茱萸 10 g，枸杞子 10 g，淮山药 15 g，茯苓 15 g，甘草 6 g。

(6)阳气虚衰

主证：胸闷气短，甚则胸痛彻背，心悸，汗出，畏寒，肢冷，腰酸，面色苍白，唇甲淡白或发绀，舌淡白或紫黯，脉沉细或沉微欲绝。

治法：益气温阳，活血通络。

方药：参附汤合右归饮加减。药用人参 10 g，附子 10 g，肉桂 6 g，熟地黄 12 g，山茱萸 12 g，山药 15 g，枸杞子 12 g，当归 10 g，杜仲 10 g。

若出现心阳欲脱之危候，急用参附注射液回阳救逆，每次 10～20 mL，加入 5%葡萄糖注射液 250～500 mL 静脉滴注。

5.针灸疗法

主穴心俞、厥阴俞。每次取主穴一对或一侧，不留针，1 次/d，12～15 日为 1 个疗程，疗程间休息 3～5 d。虚寒者配内关、通里穴，针后加灸，寒重时加灸肺俞、风门穴，肢冷重时加灸气海或关元穴；痰浊者配巨阙、膻中、郄门、太渊、丰隆穴，针用泻法；瘀血者配膻中、巨阙、膈俞、阴郄穴，针用泻法。

四、预防

注意避免寒冷刺激；注意养性怡情，避免精神刺激；饮食起居有节，不可劳累或暴饮暴食及过食肥甘厚味，禁烟酒等刺激性食物；久病年迈应加强体育锻炼。

第八节　不寐

一、不寐、健忘

不寐，即一般所谓“失眠”，古代文献中亦有称为“不得卧”或“不得眠”者，是以经常不易入寐为特征的一种病证。不寐的证情不一，有初就寝即难以入寐；有寐而易醒，醒后不能再寐；亦有时寐时醒，寐而不稳，甚至整夜不能入寐等。

不寐的原因很多，如思虑劳倦，内伤心脾；阳不交阴，心肾不交；阴虚火旺，肝阳扰动；心胆气虚；以及胃中不和等，均可影响心神而导致不寐。张景岳将其概括为“有邪”与“无邪”二类。他说：“寐本乎阴，神其主也。神安则寐，神不安则不寐；其所以不安者，一由邪气之扰，一由营气之不足耳。有邪者多实，无邪者皆虚。”张氏所称的“有邪”“无邪”，主要是指由于机体内在气血、精神、脏腑功能的失调，或痰热的影响而言。因此，不寐的治疗原则，应着重在内脏的调治，如调补心脾、滋阴降火、益气宁神、和胃化痰等。

本病常兼见头晕、头痛、心悸、健忘，以及精神异常等证。

1.病因病机

(1)思虑劳倦，伤及心脾，心伤则阴血暗耗，神不守舍，脾伤则无以生化精微，血虚难复，不能上奉于心，致心神不安，而成不寐。正如张景岳所说：“劳倦思虑太过者，必致血液耗亡，神魂无主，所以不眠。”《类证治裁》也说：“思虑伤脾，脾血亏损，经年不寐。”可见心脾不足而致失眠的，关键在于血虚。所以失血不复、妇人产后、久病虚弱，以及老人的不寐，大都与血虚有关。

(2)禀赋不足，房劳过度，或久病之人，肾阴耗伤，不能上承于心，水不济火，则心阳独亢；或五志过极，心火内炽，不能下交于肾，故肾阴虚则志伤，心火盛则神动，心肾失交而神志不宁，因而不寐。正如徐东皋所说：“有因肾水不足，真阴不升，而心火独亢，不得眠者。”《金匮》所举的“虚烦不得眠”，当亦属于此类。

此外，也有肝肾阴虚，肝阳偏盛，相火上亢，心君受扰，神魂不安于宅而致不寐者。

(3)心胆虚怯，遇事易惊，神魂不安，亦能导致不寐。形成心胆虚怯的原因有二：一为体质柔弱，心胆素虚，善惊易恐，夜寐不安，如《沈氏尊生书》所说，“心胆俱怯，触事易惊，睡梦纷纭，虚烦不寐”；一为暴受惊骇，情绪紧张，终日惕惕，渐致胆怯心虚而不寐。二者又每每相互为因。

(4)饮食不节，肠胃受伤，宿食停滞，或积为痰热，壅遏中宫，致胃气不和而卧不得安。这就是《内经》所说：“胃不和则卧不安。”《张氏医通》更具体指出：“脉滑数有力不眠者，中有宿滞痰火，此为胃不和则卧不安。”

综上所述，导致不寐的原因虽多，总与心脾肝肾诸脏有关。因血之来源，由于水谷精微所化，上奉于心，则心得所养；受藏于肝，则肝体柔和；统摄于脾，则生化不息；调节有度，化而为精，内藏于肾，肾精上承于心，心气下交于肾，则神安志宁。若思虑、忧郁、劳倦等，伤及诸脏，精血内耗，彼此影响，每多形成顽固性的不寐。

2.辨证施治

不寐有虚实之分，证候表现也各有不同，当审其邪正虚实而施治。大抵虚证多由于阴血不足，重在心脾肝肾；宜补益气血，壮水制火。实证多因食滞痰浊，责在胃腑；当消导和中，清降痰火。实证病久，则精神萎顿，食欲不振，亦可转成虚证。

(1)心脾血亏。

主证：多梦易醒，心悸健忘，体倦神疲，饮食无味，面色少华，舌淡苔薄，脉象细弱。

证候分析：由于心脾亏损，血少神不守舍，故多梦易醒，健忘心悸。血不上荣，故面色少华而舌质色淡。脾失健运，则饮食无味。生化之源不足，血少气衰，故四肢倦怠，精神萎疲而脉见细弱。

治法：补养心脾以生血气。

方药：归脾汤为主，养血以宁心神，健脾以畅化源。不效，可与养心汤同用，方中五味子、柏子仁有助于宁神养心。如兼见脘闷纳呆，舌苔滑腻者，乃脾阳失运，湿痰内生，可选用半夏、陈皮、茯苓、肉桂等(肉桂对脉涩者尤为相宜)，温运脾阳而化内湿，然后再用前法调补。

(2)阴亏火旺。

主证：心烦不寐，头晕耳鸣，口干津少，五心烦热，舌质红，脉细数。或有梦遗、健忘、心悸、腰酸等证。

证候分析：肾水不足，心火独亢，故心烦不寐，健忘，心悸，腰酸。口干津少，五心烦热，舌红，脉细数，均是阴亏于下，虚火上炎之征。肝肾阴亏，相火易动，故见眩晕、耳鸣、梦遗等证。

治法：壮水制火，滋阴清热。

方药：黄连阿胶汤、朱砂安神丸、天王补心丹等，随证选用。三方同为清热安神之剂，黄连阿胶汤重在滋阴清火，适用于阴虚火旺及热病后之心烦失眠；朱砂安神丸亦以黄连为主，方义相似，做丸便于常服；天王补心丹重在滋阴养血，对阴虚而火不太旺者最宜。如由于肝火偏盛的，可用琥珀多寐丸，方以羚羊角、琥珀为主，有清肝安神之功。

(3)心胆气虚。

主证：心悸多梦，时易惊醒，舌色淡，脉象弦细。

证候分析：心虚则神摇不安，胆虚则善惊易恐，故心悸多梦而易醒。舌色淡，脉弦细，亦为气血不足之象。

治法：益气镇惊，安神定志。

方药：安神定志丸、酸枣仁汤随证选用。前方以人参益气，龙齿镇惊为主。后者重用枣仁，酸能养肝，肝与胆相为表里，养肝亦所以补胆之不足；知母能清胆而宁神。证情较重者，二方可以同用。

(4)胃中不和。

主证：失眠，脘闷嗳气，腹中不舒，苔腻脉滑。或大便不爽，脘腹胀痛。

证候分析：脾胃运化失常，食滞于中，升降之道受阻，故脘闷嗳气，舌苔腻，腹中不舒，因而影响睡眠。宿滞内停，积湿生痰，因痰生热，故脉见滑象。便燥腹胀，亦是热结之征。

治法：消导和胃为主，佐以化痰清热。

方药：先用保和汤以消导积滞。如食滞已化，而胃气不和，不能成寐者，可用半夏秫米汤以和胃安神。如兼见痰多胸闷，目眩口苦，舌苔黄腻，脉滑数者，乃痰热内阻，可用温胆汤以化痰清热；如心烦，舌尖红绛，热象较著者，再加山栀、黄连以清火宁神。

此外，若病后虚烦不寐，形体消瘦，面色皖白，容易疲劳，舌淡，脉细弱，或老年人除一般衰弱的生理现象外，夜寐早醒而无虚烦之证的，多属气血不足，治宜养血安神，一般可用归脾汤。亦有病后血虚肝热而不寐的，宜用琥珀多寐丸。心肾不交，心火偏旺者，可用交泰丸，方中以黄连清火为主，反佐肉桂之温以入心肾，是引火归元之意。

本证除上述药物治疗外，可配合气功、针灸等疗法，则效果更佳。此外，患者还必须消除顾虑及紧张情绪，心情应该舒畅，寡嗜欲，戒烦恼，临睡前宜少谈话、少思考、避免烟酒浓茶等品，每日应有适当的体力劳动或体育锻炼，这些都是防治不寐的有效方法。单独依靠药物，而不注意精神及生活方面的调摄，往往影响疗效。

二、多寐

多寐即一般所谓“嗜眠证”，其特征是不论昼夜，时时欲睡，喊之即醒，醒后复睡。《灵枢·寒热病》说：“阳气盛则瞋目，阴气盛则瞑目。”说明多寐系阳虚阴盛所致。因为阳主动，阴主静，阴盛故多寐。后世医家续有阐发，如李东垣说："脾气虚则怠惰嗜卧。"朱丹溪则指出："脾胃受湿，沉困乏力，怠惰嗜卧。"可见多寐主要由于脾虚湿盛所引起。此外，病后或高年阳气虚弱，营血不足，困倦无力而多寐者，亦有所见。至于某些热病或慢性疾病过程中出现的嗜眠，每为病情严重的征兆，不在本篇讨论范围之内。兹将多寐的证治，分述如下：

(1)湿胜的，多发于雨湿之季，或见于体质丰肥之人，胸闷纳少，身重嗜眠，舌苔白腻，脉多濡缓，属痰湿内困，脾阳不振所致。治宜燥湿健脾，用平胃散为主方，可加藿香、佩兰、薏苡仁以芳香利湿；痰多的可加半夏、胆南星等化痰降逆之品。

(2)脾虚的，由于中气不足，脾弱运迟，故食后困倦多寐，一般舌与脉均无异常。治宜益气健脾，用六君子汤加麦芽、神曲、山楂之类。

(3)病后或年高之人，神疲食少，懒言易汗，畏寒肢冷，脉弱而嗜卧者，多属阳气虚弱。治宜温阳益气，若中阳不足的用理中汤，气虚下陷的用补中益气汤。

此外，热病愈后，津气得复，人喜恬睡，睡后清醒爽适，自与多寐有异；其与热病昏睡，亦不难鉴别。

三、健忘

健忘是由于脑力衰弱，记忆减退，遇事善忘的一种病证，在医籍中亦称"喜忘"或"善忘"，它与生性迟钝、天资不足者不同。历代医家认为本病与心脾肾有关。如汪昂说："人之精与志，皆藏于肾，肾精不足则志气衰，不能上通于心，故迷惑善忘也。"《三因方》说："脾主意与思，意者记所往事，思则兼心之所为也……今脾受病则意舍不清，心神不宁，使人健忘，尽心力思量不来者是也……二者通治。"可见本病多由心脾不足、肾精虚衰而起。盖心脾主血，肾主精髓，思虑过度，伤及心脾，则阴血损耗；房事不节，精亏髓减，则脑失所养，皆能令人健忘。高年神衰，亦多患此。

健忘常与失眠并见，二者在病因证治方面亦有密切联系，治疗原则一般以养心血、补脾肾为主。

(1)思虑伤脾，证见精神疲倦，食少心悸，失眠健忘。治宜补养心脾，用归脾汤为主方。

(2)肾精亏耗，兼见腰酸乏力，甚则滑精早泄。阴虚舌红，脉细数者，用六味地黄丸加酸枣仁、五味子、远志、菖蒲之类；若阴阳两虚，舌质淡，脉沉细者，前方加鹿角胶、肉苁蓉、巴戟、紫河车等品。

(3)素禀不足，或劳心过度，以致精神恍惚健忘者，治疗可用枕中丹。至于年老神衰而健忘，多系生理现象，与因病而致健忘者不同。张石顽曾指出："因病而致健忘者，药力可治。"也就说明老年健忘，药难取效。

第九节　眩晕

眩晕是由于风、火、痰、虚、瘀引起清窍失养，临床上以头晕、眼花为主证的一类病证。眩即眼花，晕即头晕，两者常同时并见，故统称为“眩晕”。西医学中的高血压、低血压、低血糖、贫血、梅尼埃综合征、神经衰弱等病，临床表现眩晕为主要症状者，可参照本病进行辨证论治。

一、病因病机

本病多因情志失调、饮食偏嗜、劳欲过度、久病体虚而致肝脾肾功能失调，风阳、痰火上扰清空，或痰湿中阻、清阳被蒙，或气血阴阳不足、脑失所养而发病。眩晕属于本虚标实，发病以虚证居多，如阴虚则易肝风内动，血少则脑失所养，精亏则髓海不足，均易导致眩晕，实为痰浊壅遏，或化火上蒙或瘀血内阻。因此病机概括为风、火、痰、虚瘀。风为风阳，火属肝火，痰为痰饮、痰湿、痰浊、痰热，虚分为阴虚、阳虚，瘀为脑脉瘀阻。

二、诊断与鉴别诊断

1.诊断依据

(1)头晕目眩，视物旋转，轻者闭目即止，重者如坐车船，甚则仆倒。

(2)可伴有恶心呕吐、眼球震颤、耳鸣耳聋、汗出、面色苍白等。

(3)慢性起病，逐渐加重，或反复发作。查血红蛋白、红细胞计数、测血压、做心电图、电测听、脑干诱发电位、脑电图、颈椎X线摄片、经颅多普勒等项检查，有助于明确诊断。有条件者可做CT、MRI检查。

(4)应注意排除颅内肿瘤、血液病等。

2.鉴别要点

(1)中风：以猝然昏仆，不省人事，口舌㖞斜，语言謇涩，半身不遂为主证。眩晕无昏迷及半身不遂等症。

(2)头痛：与眩晕可同时互见，但以头痛为主证。

(3)痉证：以突然昏仆，不省人事，或伴有四肢厥冷为主证，但眩晕欲仆或晕旋仆倒后始终神志清醒。

三、辨证论治

1.辨证要点

(1)辨病位：眩晕病位在脑，但以肝、脾、肾三脏失常最为常见。肝阴不足，或肝郁化火，肝阳上亢，有头胀痛、面潮红等兼证。脾失健运，痰湿中阻，可有眩晕头重、食欲缺乏、呕恶、耳鸣等症；气虚血少，则有面色无华、纳差、肢体乏力等症。肾精不足，多兼有腰酸腿软、耳鸣如蝉等症状。

(2)辨病性：眩晕以本虚标实为主，气血不足，肝肾阴虚为病之本，风、火、痰、瘀为病之标。

2.分证论治

治疗大法为补虚泻实，调整阴阳气血。本病的发生以阴虚阳亢者居多，应注意滋阴潜阳。

(1)风邪上扰

主证:眩晕,可伴有头痛,恶寒发热,鼻塞流涕,舌苔薄白,脉浮;或伴咽喉红肿疼痛,口干口渴,苔薄黄,脉浮数;或兼见咽干口燥,干咳少痰,脉浮细;或肢体困倦,头重如裹,胸脘闷满,苔薄腻,脉濡。

治法:风寒表证治宜疏风散寒,辛温解表;风热表证治宜疏风清热,辛凉解表;风燥表证治宜轻宣解表,凉润清热;风湿表证治宜疏风散湿。

方药:风寒表证用川芎茶调散加减。药用荆芥 10 g,防风 10 g,薄荷 10 g,羌活 10 g,北细辛 3 g,白芷 10 g,川芎 10 g,生甘草 6 g。

风热表证者用银翘散加减。药用金银花 15 g,连翘 15 g,豆豉 10 g,牛蒡子10 g,荆芥 10 g,薄荷 10 g,竹叶 10 g,钩藤 10 g,白蒺藜 10 g,生甘草 6 g。

风燥表证用桑杏汤加减。药用桑叶 10 g,豆豉 10 g,杏仁 10 g,贝母 10 g,栀子 10 g,麦冬 12 g,沙参 15 g,玄参 10 g。

风湿表证用羌活胜湿汤加减。药用羌活 10 g,独活 10 g,川芎 10 g,藁本 10 g,防风 10 g,蔓荆子 10 g,车前子 10 g,甘草 6 g。

(2)肝阳上亢

主证:眩晕耳鸣,头痛且胀,每因烦劳或恼怒而头晕加剧,面时潮红,急躁易怒,少寐多梦;口干口苦;舌质红,苔黄,脉弦。

治法:平肝潜阳,滋养肝肾。

方药:天麻钩藤饮加减。药用天麻 10 g,钩藤 12 g,生决明 20 g,桑寄生 10 g,牛膝 12 g,益母草 10 g,杜仲 10 g,栀子 10 g,黄芩 10 g,茯神 15 g,夜交藤 10 g。

(3)痰浊中阻

主证:眩晕,头重如蒙,胸闷恶心,呕吐痰涎,食少多寐;苔白腻,脉弦滑。

治法:燥湿祛痰,健脾和胃。

方药:半夏白术天麻汤加减。药用半夏 10 g,白术 10 g,天麻 10 g,茯苓 15 g,陈皮 6 g,甘草 6 g,生姜 6 g,大枣 10 g。

(4)瘀血阻窍

主证:眩晕时作,反复不愈,头痛,唇甲紫黯,舌边及舌背有瘀点、瘀斑或瘀丝,伴有善忘,夜寐不安,心悸,精神不振,肌肤甲错,脉弦涩或细涩。

治法:祛瘀生新,活血通络。

方药:血府逐瘀汤加减。药用当归 10 g,川芎 10 g,桃仁 10 g,红花 6 g,赤芍10 g,川牛膝 10 g,柴胡 10 g,桔梗 6 g,枳壳 10 g,生地黄 15 g,甘草 6 g。

(5)气血亏虚

主证:眩晕,动则加剧,劳累即发,面色苍白,唇甲不华,发色不泽,心悸少寐,神疲乏力,饮食减少;舌质淡,脉细弱。

治法:补益气血,健运脾胃。

方药:归脾汤加减。药用人参 10 g,黄芪 15 g,白术 10 g,当归 10 g,茯神 15 g,远志 6 g,炒酸枣仁 10 g,木香 6 g,龙眼肉 10 g,生姜 6 g,大枣 10 g。

(6)肾精不足

主证:头晕而空,精神萎靡,少寐多梦,健忘耳鸣,腰酸遗精,齿摇发脱。偏于阴虚者,颧红咽干,烦躁形瘦;舌嫩红,苔少或光剥,脉细数。偏于阳虚者,四肢不温,形寒肢冷;舌淡,脉沉细无力。

治法:补肾养精,充养脑髓。

方药:偏于阴虚者,左归丸加减。药用熟地黄 10 g,山药 15 g,山茱萸 10 g,菟丝子 10 g,枸杞子 10 g,川牛膝 10 g,鹿角胶 10 g,龟甲胶 10 g,知母 6 g,黄柏 6 g。

偏于阳虚者,右归丸加减。药用熟地黄 10 g,山药 15 g,山茱萸 10 g,菟丝子 10 g,枸杞子 10 g,鹿角胶 6 g,附子 10 g,肉桂 6 g,杜仲 10 g,巴戟天 10 g,肉苁蓉 10 g。

3.针灸疗法

眩晕肝阳上亢证取百会、风池、肝俞、肾俞、三阴交、太溪、行间等穴,痰浊中阻证,取脾俞、中脘、章门、内关、丰隆、解溪等穴,用毫针,行泻法;气血亏虚证取膈俞、脾俞、中脘、气海、内关、足三里、三阴交等穴,肾精不足证取命门、肾俞、志室、气海、关元、足三里等穴,用毫针,行补法,并配合灸法。

四、预防

坚持适度的体育锻炼;注意劳逸结合,避免体力和脑力劳动过度;节制房事,养精护肾;饮食定时定量,避免饥饿劳作,忌暴饮暴食及过食肥甘辛辣之品,病后或产后宜加强调理,防止气血亏虚。

第十节　胃痛

胃痛又称为胃脘痛。临床以胃脘部近心窝处经常发生疼痛为主症,常伴有纳差、恶心呕吐、嗳气呃逆、大便不调等症状的一种常见疾病。急性胃痛多发于夏秋季节。现代医学中功能性消化不良、急慢性胃炎、胃痉挛、胃黏膜脱垂、胃下垂、消化性溃疡、上消化道出血等疾病以胃脘部经常性发生疼痛为主症者,均可参照本病辨证施治。

一、病因病机

胃痛的常见病因有寒邪客胃、饮食伤胃、肝气犯胃、脾胃虚弱等几个方面,多以暴饮暴食、恼怒及劳累过度、感受外邪等为常见病因,以胃气郁滞、胃失和降为基本病机。寒邪客胃、肝气犯胃、饮食停滞、湿热中阻、气滞血瘀所致胃痛者属实证;脾胃虚寒、胃阴不足而致胃痛者属虚证。病位主要在胃,但与肝脾关系密切。

二、诊断与鉴别诊断

1.诊断依据

(1)上腹胃脘部经常性发生疼痛。

(2)可伴有纳差,胃脘痞闷,嗳气呃逆,恶心呕吐,吞酸嘈杂,大便不调等局部症状和神疲乏力,倦怠等全身性症状,病情严重者可见呕血、黑便等出血症状。

(3)多与情志失调、饮食不节、劳累过度和感受外邪等因素有关。

(4)好发季节为冬春。

(5)发病年龄多发于中青年。

(6)慢性胃痛多有反复发作病史。

(7)胃镜检查常见胃、十二指肠黏膜充血、水肿甚至糜烂,或见出血点、溃疡。上消化道钡餐造影可见胃黏膜有龛影。

凡具备主症,并参考其他各项即可确诊。

2.鉴别要点

(1)真心痛:部分真心痛患者表现心下胃脘部疼痛,并迅速转向左侧胸膺部,痛彻肩背或向左臂内侧放射,疼痛剧烈,如刺如绞,胸闷气憋,冷汗淋漓,甚则心悸气短,面色苍白,四肢厥冷,唇甲发绀,舌紫黯有瘀点或瘀斑、脉微欲绝或结代。心电图检查可见 ST 段和 T 波改变,血清心肌坏死标志物浓度升高和动态变化。病情危重者可见心律失常、心力衰竭、休克等并发症。一般病情较重,预后较差。

(2)腹痛:腹痛指胃脘以下耻骨毛际以上的整个腹部发生疼痛,其范围较广,可见于多种疾病,除原发症状外,多伴有腹部痞硬,胀满疼痛。从疼痛的部位、伴有的证候上看,胃痛与腹痛不难区别,但胃居腹中,与肠相连,故胃痛可牵连及腹,腹痛可影响及胃,临床应注意鉴别。

(3)胁痛:胁痛以一侧或两侧胁部疼痛为主症。不典型的肝胆疾病患者也可出现上腹部疼痛,但以右侧为主,并以右上腹压痛和叩击痛为重要体征。胆囊或胰胆管造影、肝胆部 B 超、CT 可见异常。临床多伴有往来寒热,心烦口苦,胸闷纳呆,身黄目黄等症状。

(4)肠痈:肠痈初期多表现为突发性胃痛,但随病情发展而转入右下腹疼痛(肚脐与髂前上棘连线的中、外三分之一交界点)为主,痛处拒按,腹皮拘紧,右腿屈曲不伸,转侧、牵引则疼痛加剧,常伴有恶寒发热等症状。

三、辨证论治

1.辨证要点

(1)辨急缓:胃痛有急缓之分。急性胃痛往往发病急骤,疼痛剧烈,变化迅速,病程较短;慢性胃痛则起病缓慢,疼痛隐隐或反复发作,病势较缓,病程较长。

(2)辨虚实：实证胃痛表现疼痛剧烈，部位固定，拒按，大便不通，脉实，多见于体质壮实者。虚证胃痛则痛势缓慢，痛处不定，喜按喜揉，脉虚，多见于久病体虚者。

(3)辨寒热：寒证胃痛则遇寒痛甚，得温痛减，苔白脉紧；热证胃痛则遇热痛增，得寒痛减，苔黄脉数。

(4)辨气血：胃痛一般初病在气分，久病在血分。在气者，有气滞、气虚之分；在血者，有血瘀、血虚之别。气滞胃痛，多与情志因素有关，见胃脘胀痛，攻窜两胁，嗳气频繁，恶心呕吐，吞酸嘈杂；气虚胃痛，多由中焦脾胃之气不足所致，故常伴纳差，腹胀，便溏，面色无华，神疲乏力，舌淡脉弱等症。血瘀胃痛，其疼痛部位固定不移，痛如针刺，舌质紫黯有瘀点或瘀斑，脉涩，甚者可见呕血、黑便等症；血虚胃痛，常伴见面色萎黄，唇甲舌淡，头晕目眩，心悸怔忡，神倦脉细等症。

(5)辨兼夹：胃痛一证往往常见寒凝、气滞、血瘀、饮食停滞、湿热、阴虚、气虚等证，且多相互转化和兼夹，临床应综合辨证。

2.治疗原则

以理气和胃为主，重在疏理气机，使通则不痛。实证以祛邪为急，并视兼夹寒凝、气滞、血瘀、湿热等不同，分别采用散寒止痛，疏肝理气，化瘀通络，清热化湿等治法；虚证以扶正为先，并根据虚寒和阴虚的不同，分别采用温中健脾，滋养胃阴等治法；若虚实夹杂，则应扶正祛邪兼顾。

3.应急措施

对于急性胃痛患者，可先采用以下方法处理。

(1)中成药疗法：寒邪犯胃者，用温胃舒冲剂，温开水冲服，每次 2 包，痛时服；饮食伤胃者，用枳实导滞丸，温开水冲服，每次 2 丸，3 次/d；肝气犯胃者，用气滞胃痛冲剂，温开水冲服，每次 2 包，痛时服；湿热中阻者，用三九胃泰冲剂，温开水冲服，每次 2 包，3 次/d；瘀阻胃络者，用元胡止痛片，凉开水送服，每次 5 片，3 次/d。

(2)针灸疗法：取中脘、足三里穴，用泻法，体弱者，采用补法或平补平泻；属寒邪犯胃者，灸胃俞、足三里、中脘等穴 15 min。

(3)手术疗法：剧烈胃痛合并大量胃出血或穿孔，血压下降，病情危重者，应立即转外科手术治疗。

4.分证论治

(1)寒邪犯胃。

主证：突发胃脘剧烈冷痛，遇寒痛增，温熨可减，口不渴，泛吐清水，大便溏薄；苔白，脉弦紧。

治法：温中散寒，理气和胃止痛。

方药：以良附丸为主方加味。高良姜 12 g，制香附 9 g，吴茱萸 3 g，陈皮 9 g，苏梗 9 g，枳壳 9 g，生姜 6 g。

(2)肝气犯胃。

主证:胃脘胀痛,或攻窜胁背,恼怒则加重,嗳气频作,善太息,吞酸嘈杂;舌边红,苔薄白,脉弦。

治法:疏肝理气,和胃止痛。

方药:柴胡疏肝散为主方。柴胡 9 g,枳壳 9 g,醋炒白芍 9 g,香附 9 g,川芎6 g,延胡索 9 g,郁金 9 g,木香 6 g,甘草 6 g。

(3)饮食伤胃。

主证:胃脘饱胀疼痛,拒按,厌食,嗳腐吞酸或呕吐宿食,吐后痛减,大便腐臭;苔厚腻,脉滑或实。

治法:消食导滞,和胃止痛。

方药:保和丸为主方。山楂 15 g,神曲 15 g,莱菔子 15 g,陈皮 12 g,茯苓 15 g,制半夏 9 g,枳实 12 g,厚朴 9 g,连翘 9 g。

(4)湿热阻胃。

主证:胃脘灼痛,或痞满疼痛,嘈杂吐酸,心烦口苦或口黏,头重身困,肢体倦怠,纳差,大便不调,小便不爽;舌红,苔黄腻,脉滑数。

治法:清热化湿,和胃止痛。

方药:三仁汤合左金丸化裁。杏仁 15 g,白豆蔻 6 g,薏苡仁 18 g,法半夏 12 g,厚朴 9 g,滑石 18 g,竹叶 6 g,黄连 6 g,吴茱萸 9 g,通草 6 g。也可用连朴饮合六一散加减。

(5)瘀血停胃。

主证:胃痛剧烈,如刺如锥,痛处固定,拒按,呕血或黑便;舌质紫黯或有瘀点、瘀斑,脉涩。

治法:活血化瘀,理气止痛。

方药:丹参饮合失笑散加味。丹参 15 g,檀香 6 g,砂仁 3 g(后下),蒲黄 9 g,五灵脂 9 g,酒制大黄 6 g,延胡索 9 g。

(6)胃阴亏虚。

主证:胃脘隐痛灼热,口燥咽干,五心烦热,纳差食少,嘈杂似饥,大便干燥;舌红少津或少苔,脉细数。

治法:滋阴养胃。

方药:益胃汤化裁。北沙参 15 g,麦冬 15 g,鲜生地黄 20 g,白芍 12 g,玉竹12 g,法半夏 6 g,天冬 15 g,甘草 6 g。

(7)脾胃虚寒。

主证:胃痛绵绵,空腹尤甚,进食痛缓,遇冷痛甚,喜温喜按,倦怠乏力,手足不温,纳差,便溏;舌质淡,脉沉细。

治法:温中健脾,益气止痛。

方药:黄芪建中汤化裁。黄芪 15 g,桂枝 9 g,白芍 18 g,吴茱萸 3 g,煅瓦楞子 30 g(先煎),

生甘草 6 g,大枣 5 枚,饴糖 30 g(烊化)。

5.针灸疗法

以中脘、足三里为主穴,配脾俞、胃俞、合谷、太冲、三阴交等穴。急性胃痛及实证患者,采用泻法,虚证患者采用补法。凡怀孕 12 周以上或有流产史者,不宜用针灸疗法,尤其忌用泻法。

6.外治法

(1)青黛 30 g,雄黄 15 g,密陀僧 30 g,共研细末,以鸭蛋清 2 个调匀,敷痛处,治疗胃热疼痛。

(2)仙人掌捣碎,包痛处,治疗热性胃痛。

(3)盐炒麸皮,装入布袋,熨痛处,治疗胃痉挛疼痛。

7.中成药

香砂养胃丸,每次 6 g,3 次/d,温开水送服,治疗脾胃气滞之胃痛;气滞胃痛冲剂,每次 10 g,3 次/d,温开水送服,治疗肝郁气滞之胃痛;阴虚胃痛冲剂,每次10 g,3 次/d,温开水送服,治疗胃阴亏虚之胃痛;虚寒胃痛冲剂,每次 10 g,3 次/d,温开水送服,治疗脾胃虚寒之胃痛;藿香正气软胶囊,每次 2～4 粒,2 次/d,温开水送服,治疗外感风寒,内伤湿滞之胃痛吐泻。

四、预防

调养情志,要保持心情舒畅,避免情志刺激。饮食调节,注意饮食规律,宜定时定量,以清淡易消化为宜。切忌暴饮暴食,偏嗜生冷、油腻及辛辣、炙焯等刺激性食物。注意起居,避免风、寒、暑、湿等外邪犯胃。

第十一节　腹痛

腹痛是指以胃脘以下,耻骨毛际以上部位发生疼痛为主要表现的一种常见病证。现代医学中肠易激综合征、Crohn 病、肠炎、肠结核、肠痉挛、炎症性肠病、结核性腹膜炎、急性肠系膜淋巴结炎以及术后肠粘连等引起的腹痛,均可参照本病辨证施治。

一、病因病机

腹痛多以外感时邪、饮食不节、情志失调、劳倦内伤以及痰瘀内停为病因,以气血运行不畅,经脉失于温煦濡养为基本病机。如寒邪、湿热、饮食、积滞、气郁、血瘀等邪气壅积,腑气通降不利,络脉痹阻不通,可致腹痛;脾肾阳虚,脏气虚寒,失于温养,络脉滞涩不通,亦可致腹痛。

二、诊断与鉴别诊断

1.诊断依据

(1)凡以胃脘以下,耻骨毛际以上整个腹部范围内发生的疼痛为主要表现者,即为腹痛。其疼痛性质各异,但一般腹部按之柔软,压痛较轻,无肌紧张及反跳痛。

(2)根据腹痛的部位、性质、强度、范围、过程、诱因、病史以及其他伴随症状间的相互关系进行确诊。其疼痛的发作或加剧往往与饮食、情志、腹部受凉等因素有关。

(3)腹部X线、B超、CT及必要的化验检查有助于确诊。

2.鉴别要点

(1)胃痛:关键在疼痛部位不同。胃痛主要在上腹胃脘近心窝处,而本病在胃脘以下,耻骨毛际以上的范围内。

(2)胆石症:表现右上腹季肋处呈阵发性绞痛,并向右肩部或肩胛下角放射,伴恶寒发热、恶心呕吐以及黄疸等症状。胆囊B超、X线胆道造影检查有助于鉴别诊断。

(3)肠痈:初期表现上腹部或脐周疼痛,数小时至24 h后,疼痛转移到右下腹,持续疼痛并加重,可伴有恶心呕吐、发热等症状。查右下腹麦克伯尼点(麦氏点)有压痛、反跳痛和肌紧张。血常规、腹部B超、X线检查有助于鉴别诊断。

(4)尿石症:腹部阵发性绞痛,向小腹部、外阴及大腿内侧放射,伴腰痛,腹胀,恶心呕吐等症状。查肾区叩击痛或少腹压痛,尿常规检查可见大量红细胞、白细胞;X线腹部平片、肾盂静脉造影、肾及膀胱、输尿管B超等均有助于鉴别诊断。

(5)蛔厥证:上腹部阵发性钻顶样剧烈绞痛,并向背部放射,伴恶心呕吐,吐胃内容物或胆汁,也可吐蛔虫,心烦躁扰,四肢厥冷,间歇期隐痛或不痛。查体可见脐周条索状或团块状瘕块。大便常规、肝胆B超、静脉胆道造影、钡餐十二指肠造影检查有助于确诊。

三、辨证论治

1.辨证要点

(1)辨急缓:急性腹痛起病急骤,疼痛剧烈,病程较短,数小时至数天不等。慢性腹痛起病缓慢,疼痛绵绵,病程较长,可长达数月至数年之久,多反复发作。

(2)辨病位:病在肠胃多由外邪、伤食所致,其痛在脐腹。病位在肝多因情志刺激而发作,其痛在少腹,伴肝气郁结症状。病在脾肾多表现腹痛绵绵,其痛在小腹。

(3)辨病性。

辨虚实:痛势急剧,暴痛拒按,伴腹胀、恶心、呕吐、呃逆等症状者,属实证;痛势绵绵,久痛不止,喜揉喜按者属虚证。

辨寒热:疼痛拘急,腹中肠鸣,遇冷痛增,得温痛减者为寒证;疼痛阵作,痛势急迫,渴喜冷饮,发热,便秘溲赤,或大便秽臭者为热证。

辨在气在血:攻窜疼痛,时轻时重,伴胸胁胀满,腹胀,嗳气频作,善太息,每因情志刺激而加重疼痛者为气滞;痛如锥刺,部位固定不移,拒按,严重者可扪及包块,舌质紫黯,有瘀点或瘀斑者,为血瘀。

辨伤食:疼痛欲便,便后痛减,大便腐臭,伴腹胀,嗳腐吞酸,苔腻者,多为饮食所伤。

2.分证论治

腹痛一证,多以"通"为治疗原则。

(1)寒凝腹痛。

主证:腹痛骤起,剧烈拘急,遇寒痛增,得温痛减,畏寒蜷卧,手足欠温,小便清长,或大便溏薄;苔白腻,脉沉紧或沉弦。

治法:温中散寒,理气止痛。

方药:良附丸合正气天香散化裁。高良姜 9 g,干姜 3 g,香附 9 g,乌药 9 g,陈皮 9 g,木香 9 g,延胡索 12 g,紫苏叶 9 g。也可用附子理中汤加味治疗。

(2)热结腹痛。

主证:腹部胀痛,硬满拒按,胸闷不舒,身热口渴,渴喜冷饮,大便干结,小便短赤,苔黄燥或黄腻,脉滑数或沉实。

治法:清热化湿,通腑导滞。

方药:大承气汤化裁。大黄 12 g(后下),厚朴 12 g,枳实 15 g,芒硝 9 g(冲服),柴胡 9 g,黄芩 9 g,法半夏 6 g,延胡索 9 g。

(3)虚寒腹痛。

主证:腹痛绵绵,时作时止,喜温喜按,饥饿劳累则痛增,进食休息则痛减,怯寒神疲,气短乏力,面色无华,食欲缺乏,大便溏薄;舌淡苔白,脉沉细无力。

治法:温中补虚,缓急止痛。

方药:黄芪建中汤加味。黄芪 12 g,桂枝 9 g,白芍 18 g,炙甘草 6 g,生姜 9 g,大枣 4 枚,饴糖 30 g(烊化),附子 9 g(先煎),吴茱萸 5 g,乌药 6 g。

(4)食积腹痛。

主证:脘腹胀满,疼痛拒按,嗳腐吞酸,厌食,大便秘结,或痛则欲泻,泻后痛减,大便秽臭,舌苔厚腻,脉滑而有力。

治法:消食导滞。

方药:枳实导滞丸化裁。枳实 12 g,大黄 9 g,神曲 15 g,茯苓 15 g,黄芩 6 g,黄连 3 g,焦山楂 15 g,莱菔子 15 g,白术 9 g,泽泻 6 g。

(5)气滞腹痛。

主证:胁腹胀痛,满闷不舒,痛无定处,或攻窜两胁,或痛引少腹,每因情志失调而发作或加剧,嗳气、矢气后疼痛减轻;苔薄白,脉弦。

治法:疏肝解郁,行气止痛。

方药:柴胡疏肝散加减。柴胡 12 g,枳壳 12 g,白芍 12 g,香附 12 g,木香 9 g,川楝子 9 g,郁金 9 g,延胡索 9 g,川芎 9 g,陈皮 12 g,甘草 6 g。

(6)血瘀腹痛。

主证:少腹疼痛,痛如针刺,部位固定不移,痛势较剧,经久不愈;舌质紫黯,或有瘀点、瘀斑,脉涩。

治法:活血化瘀止痛。

方药:少腹逐瘀汤加减。当归 12 g,川芎 12 g,赤芍 12 g,生蒲黄 9 g,五灵脂9 g,延胡索 15 g,没药 9 g,干姜 3 g,小茴香 5 g,木香 9 g,肉桂 3 g。

3.针灸疗法

寒痛取足三里穴先泻后补,隔姜灸关元穴,泻下巨虚等穴。热痛取足三里、内关、气海、建里等穴,采用凉泻法至疼痛缓解。气滞、血瘀、食积痛取足三里为主穴,先泻后补,重泻轻补。气滞痛,加泻期门穴,血瘀痛加泻地机穴,食积痛加泻天枢穴。

4.中成药

寒凝腹痛,用苏藿香丸,每次 1 丸,2 次/d,温开水送服;热结腹痛,可选用牛黄解毒丸,每次 1 丸,2～3 次/d,温开水送服;虚寒腹痛,选附子理中丸或附桂理中丸,每次 1 丸(水蜜丸每次 6 g),2～3 次/d,温开水送服;食积腹痛,可根据病情酌选保和丸或枳实导滞丸,每次 6～9 g,3 次/d;气滞腹痛,可酌选木香顺气丸、逍遥丸、越鞠丸之一,每次 6～9 g,2 次/d,温开水送服;血瘀腹痛,可选失笑散,每次 6～9 g,水煎服,2～3 次/d。病情严重,腹部有肿块者,可用大黄蛰虫丸,2～3 次/d,温开水送服。

5.单验方

(1)生姜 15 g,红糖 60 g,煎汤代茶饮,治疗寒积腹痛。

(2)焦山楂 12 g,研末,加红糖 30 g,开水冲调,温服,治疗食积腹痛。

(3)当归 10 g,延胡索 12 g,水煎服,治疗血瘀腹痛。

四、预防

注意个人卫生,饭前便后洗手,不吃生冷食物。注意饮食规律,切忌暴饮暴食,饮酒过度。注意冷暖变化,以防外邪入侵。保持心情舒畅,避免情志刺激。坚持体育锻炼,增强抗病能力。

第十二节 痢疾

痢疾多以外感寒湿、湿热或疫毒,内伤饮食、七情,久痢损伤脾胃,素体脾肾虚弱等为病因,以邪滞肠道,气血壅阻,脂膜血络受损为病机,因进食不洁食物、被污染的饮水或感受疫毒之邪而诱发，临床以腹痛，里急后重，便次增多，便质赤白黏冻状或脓血等为主要临床表现的一种常见传染性疾病。现代医学中细菌性痢疾、阿米巴痢疾、溃疡性结肠炎、肠易激综合征、慢性肠炎等具备痢疾主要临床表现者，均可参照本病辨证施治。

一、病因病机

本病多由外感湿热、疫毒之气，内伤饮食生冷，损伤脾胃及肠腑而形成，其发病多与季节有关。痢疾多由感受湿热、疫毒之气而引起，饮食内伤主要为饮食不节或不洁，内外交感而发病。病位在肠，与胃有关。病机为湿热、疫毒、寒湿之邪壅滞肠道，气血壅阻，脂膜血络受损。

二、诊断与鉴别诊断

1.诊断依据

(1)腹痛，里急后重，便次增多，便质赤白黏冻状或纯下脓血。

(2)急性起病者，多伴有寒热等表证；慢性起病者，反复发作，迁延难愈。

(3)好发夏秋季节。

(4)发病前多有饮食不洁或与痢疾患者接触史。

(5)急性菌痢，外周血白细胞总数及中性粒细胞可增高。大便常规可见白细胞、红细胞、巨噬细胞。大便培养有痢疾杆菌生长。阿米巴痢疾患者大便镜检可见阿米巴滋养体或包囊。X线钡餐造影、直肠镜、结肠镜检查有助于鉴别诊断。

2.鉴别要点

主要与泄泻相鉴别，泄泻大便清稀甚至如水样，或夹有不消化食物，但无赤白黏冻或脓血，此乃鉴别要点之关键；便次增多且每次排便量较痢疾为多；腹痛多与肠鸣并见，偶见里急后重，泻后痛减；泄泻无传染性。

三、辨证论治

1.辨证要点

(1)辨性质：急性暴痢，体质壮实者，多为实证；慢性久痢，年老体弱者，多属虚证。痢下色白清稀或如胶冻，为寒湿；痢下赤白脓血，肛门灼热者，为湿热。其中，白多赤少或纯下白冻者，多为湿重于热；赤多白少或纯下脓血者，属热重于湿；痢下色白而滑脱不禁者，属虚寒；痢下鲜紫脓血或纯血鲜红者为热毒炽盛；痢下黄褐而秽臭者属热，黄而不臭者为寒。

(2)辨腹痛：腹满胀痛，拒按，痛势急迫，便后痛减者，属实证；腹痛隐隐，喜温喜按者，多为虚证；腹痛下痢，痢下急迫，伴肛门灼热者，属热；少腹冷痛，肠鸣下痢，肢冷畏寒者，属寒；腹胀满疼痛，痢后痛减，嗳气腐臭者，多为饮食停滞。

(3)辨里急后重:便前腹痛,时时欲便,便泻不爽或有不尽感,谓之里急后重,凡便后里急后重缓解者,多属实证。若伴有腹痛窘迫,肛门灼热者,属热证;腹冷痛拘急,喜按喜温者,属寒证。便后里急后重不减或反而加重者,属虚证。若里急而频频排便,便泻不爽者,多为气虚;后重因便后转甚者,多为气陷;时时欲便而大便不下者,谓之虚坐努责,多见于阴血不足患者。

2.治疗原则

肠中有滞,气血壅阻是痢疾一证的病机关键,故以导滞、调气、行血为基本治疗原则。

3.应急措施

(1)急性暴痢,高热者,用清开灵注射液 40 mL,加入 5%葡萄糖注射液 500 mL,静脉点滴,2 次/d。若神志昏迷者,加服至宝丹 1 粒,口禁不开者,采用鼻饲法。

(2)腹痛便脓血频繁者,以双黄连粉针 3～6 g,加入 5%葡萄糖注射液 500 mL,静脉点滴,2 次/d。

(3)面色苍白,手足厥冷,呼吸微弱,脉微欲绝者,急用参附注射液 40 mL,加入 25%葡萄糖注射液 40 mL 中,静脉推注,直至病情稳定后,改为 40 mL 参附注射液加入 5%葡萄糖注射液 400 mL 中,静脉滴注,生脉注射液 40 mL,加入 5%葡萄糖注射液 250 mL 中静脉滴注,2 次/d。

(4)痢下不止者,取白头翁汤煎液浓汁 100 mL 或用生理盐水 250 mL,加庆大霉素 16 万 U,保留灌肠。

4.分证论治

(1)湿热痢。

主证:腹痛,里急后重,痢下赤白黏液样脓血,肛门灼热,发热口渴,渴不多饮,小便短赤,舌红,苔黄腻,脉滑数。

治法:清热燥湿,调气行血。

方药:芍药汤加减。芍药 20 g,当归 12 g,黄连 6 g,黄芩 15 g,木香 9 g,槟榔9 g,制大黄 9 g,生甘草 6 g。

(2)寒湿痢。

主证:腹痛拘挛,里急后重,痢下色白清稀或纯为白色黏冻,伴头重身困,胸脘痞闷,纳差食少,口中黏腻;舌质淡,苔白腻,脉濡缓。

治法:温化寒湿,调气行血。

方药:胃苓汤为主方。苍术 15 g,白术 12 g,厚朴 12 g,茯苓 15 g,陈皮 12 g,猪苓 12 g,泽泻 12 g,桂枝 9 g,生姜 6 g,甘草 6 g。

(3)疫毒痢。

主证:发病急骤,腹痛剧烈,里急后重,痢下鲜紫脓血。可伴见呕恶腹满,壮热烦渴,躁扰不安,甚则神昏惊厥;舌红绛,苔黄燥,脉滑数。

治法：清热解毒，凉血止痢。

方药：白头翁汤化裁。白头翁 30 g，秦皮 15 g，黄柏 12 g，黄连 6 g，黄芩 12 g，赤芍 15 g，牡丹皮 12 g，金银花 30 g，地榆 15 g。

(4)虚寒痢。

主证：久痢迁延，缠绵难愈，腹冷痛绵绵，喜揉喜按喜温熨，下痢稀薄，带有白冻，甚至滑脱不禁，食少神疲，肢冷畏寒；舌淡苔白滑，脉迟弱或微细。

治法：脾阳虚者，温阳健脾为主；脾肾阳虚，滑脱不禁者，当温补脾肾，涩肠固脱。

方药：脾阳虚，以附子理中汤化裁。炮附子 15 g(先煎)，干姜 6 g，党参 15 g，白术 12 g，茯苓 15 g，肉豆蔻 6 g，炙甘草 6 g；脾肾阳虚者，用桃花汤合真人养脏汤加减。赤石脂 25 g，干姜 6 g，粳米 30 g，肉豆蔻 9 g，罂粟壳 12 g，诃子 4 g 或 5 g，党参 15 g，白术 12 g，当归 12 g，白芍 15 g，木香 6 g，炙甘草 6 g。

(5)阴虚痢。

主证：下痢赤白黏液脓血，或纯下鲜血黏稠，时作时止，日久不愈，腹部灼痛，虚坐努责，烦热口干；舌绛少苔，脉细数。

治法：养阴泄热，清肠止痢。

方药：驻车丸合黄连阿胶汤加减。黄连 6 g，阿胶 15 g(烊化)，黄芩 12 g，芍药 15 g，干姜 3 g，当归 12 g，沙参 15 g，石斛 12 g，鸡子黄 1 枚。

(6)休息痢。

主证：下痢时作时止，迁延不愈，腹痛，里急后重，下痢赤白黏冻，伴食少神疲，腹胀；舌淡苔腻，脉濡细。

治法：益气健脾，调气导滞。

方药：参苓白术散加减。党参 15 g，茯苓 15 g，白术 12 g，怀山药 15 g，薏苡仁 30 g，木香 12 g，地榆 12 g，扁豆 12 g，桔梗 9 g，陈皮 12 g，砂仁 6 g(后下)，莲子肉 15 g，黄连 6 g，炙甘草 6 g。

5.针灸疗法

主穴：天枢、合谷、足三里、上巨虚、关元、神厥等。湿热痢加内庭、曲池穴；寒湿痢加中脘、阴陵泉穴，并灸气海穴；疫毒痢配十宣、太冲、阳陵泉穴；虚寒痢配脾俞、肾俞穴；休息痢配脾俞、胃俞穴。实证用泻法，虚证用补法。

6.推拿疗法

以提拿和点按相结合为主要手法，湿热痢取神厥、关元、阴陵泉等穴；寒湿痢取神厥、气海、中脘穴；疫毒痢取脾俞、大肠俞、上巨虚、下巨虚穴；虚寒痢取神厥、脾俞、天枢、气海等穴；阴虚痢取神厥、大肠俞、三阴交、丰隆等穴；休息痢取脾俞、胃俞、肾俞等穴。

7.外治法

(1)苦参研末，以水调敷脐部，1 次/d，治疗湿热痢。

(2)大蒜捣泥，敷涌泉、神厥穴至灼痛时取掉，治疗寒湿痢。

8.单验方

(1)独头蒜捣碎取汁 100 mL 保留灌肠,1 次/d,7 日为 1 个疗程,治疗各种痢疾。

(2)鸦胆子仁 15 粒,饭后服用,3 次/d,治疗阿米巴痢疾。

四、预防

抓好爱国卫生工作,加强饮水、食物的管理,讲究个人卫生,饭前便后洗手,不吃生冷蔬菜瓜果及腐败变质食物,从源头上切断传播途径。对带菌者及初期患者,应实行隔离治疗,以防其进一步传播。在流行地区和好发季节,可常服生大蒜、马齿苋,有一定预防作用。

第十三节 便秘

便秘是指大肠传导失常粪便在肠内滞留过久,大便秘结不通,排便周期延长或周期不长但排出困难,或时欲大便,而艰涩不畅的病证。

《内经》认为大小便的病变与肾的关系密切。如《素问·金匮真言论》曰:"北方色黑,入通于肾,开窍于二阴。"汉代医家张仲景称本病为"脾约""阴结""阳结",并创制了麻子仁丸治疗本病,如《金匮要略·五脏风寒积聚病脉证并治》云:"趺阳脉浮而涩,浮则胃气强,涩则小便数,浮涩相搏,大便则坚,其脾为约,麻子仁丸主之。"除麻子仁丸外,还有蜜煎导、猪胆汁导等外用药纳入肛门以通便。宋代始有大便秘的病名,朱肱《类证活人书·卷四》曰:"手足冷而大便秘,小便赤,或大便黑色,脉沉而滑。"明代《景岳全书·秘结》曰:"盖阳结者邪有余,宜攻宜泻者也;阴结者正不足,宜补宜滋者也……有火者便是阳结,无火者便是阴结。"

本病患者日久不排便时,左下腹部可扪及条索状包块,甚则多处可扪及包块,均为粪块所致,此时应注意与肠结鉴别。鉴别点在于肠结多为急病,因大肠通降受阻所致,表现为腹部疼痛拒按,大便完全不通,且无矢气和肠鸣音,严重者可吐出粪便;便秘多为慢性久病,因大肠传导失常所致,表现为腹部胀满,大便干结难行,可有矢气和肠鸣音,或有恶心欲吐,纳食减少。

一、病因病机

便秘的形成主要由于饮食不节、情志失调、外邪侵袭、体质虚弱等导致肠道传导失常所致。

1.饮食不节

过食辛辣厚味,恣饮烈酒,导致肠胃积热,耗伤津液,肠道失濡,大便干结;或热病之后,肠胃燥热,肠道失润,亦可致大便干燥,排出困难。如《景岳全书·秘结》曰:"阳结证,必因邪火有余,以致津液干燥。"

2.情志内伤

忧愁思虑过度，或久卧少动，导致气机郁滞，不能宣达，则通降失常，传导失司，糟粕不得下行，大便排出不畅，形成便秘。正如《金匮翼·便秘》曰："气秘者，气内滞而物不行也。"

3.感受外邪

外感寒邪，侵及肠胃，或恣食生冷，凝滞胃肠，均可致阴寒内盛，凝滞肠胃，传导失常，糟粕不行，成为便秘。正如《金匮翼·便秘》所言："冷秘者，寒冷之气，横于肠胃，凝阴固结，阳气不行，津液不通。"

4.年老体虚

素体虚弱，阴亏血少，或病后、产后以及年老体弱，气血虚弱，气虚则大肠传导无力，血虚则肠道失润，而成本病。甚则阴阳俱虚，阴亏则肠道干涩，大便燥结，便下困难；阳虚肠失温煦，阴寒凝滞，便下无力，均可致大便艰涩，而成本病。

便秘的病位在大肠，与肺、脾、胃、肝、肾功能失调有关。其病机为邪滞大肠，腑气闭塞不通或肠失温煦濡养，导致大肠传导失常。病理性质有寒热虚实之分，热结、气郁、寒凝所致者属实，气血阴阳亏虚所致者属虚。

二、辨病思路

便秘以大便秘结，排出困难为主要表现，主要见于习惯性便秘、肠易激综合征、泻药性肠病、大肠癌、巨结肠、肠梗阻等引起的便秘。

1.习惯性便秘

多有偏食、不吃蔬菜或饮食过于精细的习惯，或自幼未养成按时排便的习惯。体格检查、X线钡剂造影或肠镜检查未发现器质性病变即可诊断为习惯性便秘。

2.肠易激综合征

慢性腹痛伴便秘，或腹泻便秘交替出现；在乙状结肠区常有间歇性绞痛，排气或排便后缓解；体格检查可在左下腹扪及充满粪便和痉挛的乙状结肠，有轻压痛。X线钡剂造影或肠镜检查无阳性发现，或仅有乙状结肠痉挛；除外其他原因引起的便秘即可确诊。

3.泻药性肠病

由于便秘，或直肠、肛门病变，导致排便困难患者，长期应用泻药，造成排便对泻药的依赖称为泻药性肠病。除外内分泌、直肠、肛门等器质性便秘后，可考虑为泻药性肠病。

4.大肠癌

大肠癌包括结肠癌和直肠癌。大肠癌的早期有大便习惯的改变，如便秘或腹泻，或两者交替出现。大肠癌多见于40岁以上的患者，尚有便血、腹部持续性隐痛、便秘、里急后重等，腹部检查或指肛检查可触及肿块。大便隐血持续阳性，钡剂造影及肠镜检查可确诊。

5.巨结肠

巨结肠患者常有结肠显著扩张伴有严重便秘或顽固性便秘。可发生于任何年龄，分为先天性和后天获得性。

先天性巨结肠：是一种肠道的先天性发育异常，由于神经节缺如所致，见于幼婴儿，男性多于女性，有家族史。X线腹平片可见扩张的结肠，钡剂灌肠在直肠、乙状结肠区域有段狭窄带，其上段结肠显著扩张积粪。确诊依赖于结肠活检组织化学染色显示无神经节细胞。

慢性特发性巨结肠：常在年长儿童起病，或发生于60岁以上的老年人，病因不明。患者常由于习惯性便秘，出现性格改变及大便失禁。指肛检查在直肠壶腹部可触及粪便；X线腹部平片，老年患者整个结肠扩张，右半结肠有气体和粪便相混，儿童患者钡剂灌肠整个结肠扩张，充满粪便，无狭窄段。

中毒性巨结肠：是暴发性溃疡性结肠炎的一个严重的并发症。发病急，有高热及严重的中毒症状；有鼓肠及腹部压痛；白细胞计数增高，可有低蛋白血症和电解质紊乱；X线腹平片显示结肠增宽、胀气。

三、辨证论治

便秘的辨证当分清寒热虚实，热秘、气秘和冷秘属实，气虚、血虚、阴虚和阳虚属虚。燥热内结于肠胃者，属热秘；气机郁滞者，属气秘；气血阴阳亏虚者，为虚秘；阴寒积滞者，为冷秘或寒秘。四者之中，又以虚实为纲，热秘、气秘、冷秘属实，阴阳气血不足的便秘属虚。而寒、热、虚、实之间，常又相互兼夹或相互转化。如热秘久延，津液渐耗，损及肾阴，病情由实转虚。气郁化火，则气滞与热结并存。气血不足者，易受饮食所伤或情志刺激，则虚实相兼。阳虚阴寒凝结者，如温燥太过，津液被耗，或病久阳损及阴，则可见阴阳俱虚之证。

治疗应以通下为主，但决不是单纯使用通下药。实秘以祛邪为主，据热、气、冷秘之不同，分别予以泄热、理气、温散之法，辅以导滞之品，使邪去便通；虚秘以扶正为先，依阴阳气血亏虚的不同，予以滋阴、养血、益气、温阳之法，酌用甘温润肠之药，使正盛便通。

（一）实秘

1.热秘

症状：大便干结，腹胀腹痛，面红身热，口干口臭或口舌生疮，小便短赤，舌红，苔黄燥，脉滑数。

治法：泄热导滞，润肠通便。

方药：麻子仁丸加减。若津伤较甚，口渴喜饮，舌红少苔者，加生地黄、麦冬、玄参以养阴生津，滋水行舟；兼见郁怒伤肝，目赤易怒，脉弦数者，可加服更衣丸。

2.气秘

症状：大便秘结，或大便不甚干结，欲便不得出，或便而不畅，腹中胀痛，胸胁痞满，嗳气频作，纳食减少，舌苔薄腻，脉弦。

治法：顺气散结，通便导滞。

方药:六磨汤加减。若七情郁结,忧郁寡欢者,加柴胡、白芍、香附以疏肝解郁;气郁化火,口苦咽干,舌红苔黄,脉弦数者,加山栀子、丹皮、龙胆草以清肝泻火。

3.冷秘

症状:大便艰涩,腹中拘急,胀满拒按,胁下偏痛,手足不温,呃逆呕吐,舌苔白,脉弦紧。

治法:温里散寒,导滞通便。

方药:大黄附子汤加减。若腹胀痛者,加枳实、厚朴以行气消胀;若手足不温,腹中冷痛者,加干姜、小茴香以温里散寒。

(二)虚秘

1.气虚证

症状:大便并不干硬,虽有便意,但临厕努挣乏力,挣则汗出短气,面白神疲,倦怠懒言,舌淡苔白,脉弱。

治法:益气健脾,润肠通便。

方药:黄芪汤加减。若气虚甚,汗出短气者,加党参、五味子以益气敛汗;气虚下陷,肛门坠胀者,可用补中益气汤以补气升提。

2.血虚证

症状:大便秘结,面色无华,头晕目眩,心悸气短,唇甲色淡,舌淡苔白,脉细或细弱。

治法:养血润肠,通便导滞。

方药:润肠丸加减。若兼气虚,症见气短,神疲乏力者,加黄芪、党参以益气;若血虚已复,大便仍干燥者,可用五仁丸以润肠通便。

3.阴虚证

症状:大便干结,状如羊屎,头晕耳鸣,形体消瘦,心烦少寐,两颧红赤,或潮热盗汗,腰膝酸软,舌红少苔或无苔,脉细数。

治法:滋阴润肠,通便导滞。

方药:增液汤加减。若便秘干结如羊屎状,加火麻仁、柏子仁、瓜蒌仁以增润肠通便之效;若胃阴不足,口干口渴者,可用益胃汤;若肾阴不足,腰膝酸软者,可用六味地黄丸;若阴亏燥结,热盛伤津者,可用增液承气汤以增水行舟。

4.阳虚证

症状:大便干或不干,排出困难,小便清长,面色皖白,四肢不温,腹中冷痛,喜温喜按,腰膝酸冷,舌淡苔白,脉沉迟。

治法:补肾温阳,润肠通便。

方药:济川煎加减。若老年人虚冷便秘,可用半硫丸;寒凝气滞,腹中冷痛者,可加木香、干姜温中行气止痛。

第二章 外科病证诊疗

第一节 疮疡

疮疡是各种致病因素侵袭人体后引起的体表化脓性疾病，包括急性和慢性两大类，是中医外科范围中最普遍最常见的疾病。其致病因素分外感和内伤两大类。外邪引发的疮疡，尤以热毒、火毒表现为最常见；内伤引起的疮疡，大多因虚致病，且属慢性者居多。临床常见病证有“痈”“疖”“瘰疬”“丹毒”“压疮”等。

一、痈

“痈”是气血为毒邪壅塞而不通的意思，有“内痈”与“外痈”之分。内痈生在脏腑，外痈生在体表。外痈是发生在皮肉之间的急性化脓性疾患，其特征是局部光软无头，红肿热痛（少数初起皮色不变），结块范围多在 6～9 cm，发病迅速，易肿、易脓、易溃、易敛，或有恶寒发热、口渴等全身症状，一般不会损伤筋骨。

【病因病机】

（一）外感六淫

六淫之邪侵袭人体，郁于肌表，经络之气失畅，乃至气血凝滞，不得复返，五气皆能化火化热，火热之邪腐肉为脓，痈证乃成。

（二）饮食不节

过食肥甘厚味，脾胃功能失调，传化失司，积滞在内，生湿生浊，郁结不散，化热化火，邪气留阻肌肤，则聚结而成痈肿。

（三）外来伤害

体表直接受到损伤，局部瘀阻络脉，气血失运，感染毒邪；或瘀血化火，乃成痈肿。

以上三者皆可使营卫不和，气血凝滞，经络壅遏而成痈。并且彼此之间又有关联，如内有湿热蕴结，再复感六淫之邪，或外来伤害者，多易发病。但五气皆能化热化火，痈之成，火热之毒是主要原因。

【辨证施护】

(一)初起期

1.证候表现

初起患部结块,形如鸡卵,皮色不变,肿胀,灼热,疼痛,活动度不大;或伴有恶寒发热,头痛,口渴,尿赤,便秘等。舌质红,苔黄燥,脉滑数。

2.护治法则

清热解毒,消肿散结,内、外治相结合(代表方:仙方活命饮)。

3.施护要点

(1)生活护理:发热口渴者,多饮开水。忌挤压疮面,疮口周围皮肤应经常保持清洁干燥。

(2)饮食调护:饮食宜清淡,多食水果、蔬菜;忌食肥甘、辛辣刺激性食物和海腥发物。可选用银花粥:将金银花 50 g 煎汤取汁再加入适量水烧开,将洗净的大米放入水中,文火煎成稀粥食用。

(3)情志护理:让病人了解痈发生的可能原因及防治措施,消除病人紧张情绪,避免急躁,保持良好的心态。

(4)药物方法:外敷金黄膏,或鲜蒲公英、马齿苋捣碎外敷。

(5)针灸方法:取委中穴,以三棱针点刺出血,1 次/d,或用大蒜捣烂摊于患处约 3 mm 厚,以艾条隔蒜灸 20～30 min,2 次/d,能促进痈的消散;高热者,可针刺合谷、曲池等穴。

(二)成脓期

1.证候表现

患处皮色转红,肿势高突,疼痛加剧如鸡啄状,按之中软而有波动感,常伴有壮热不退,头痛,食少,口渴,尿赤,便秘等。舌质红,苔黄厚,脉洪数。

2.护治法则

清热解毒,提脓祛腐;脓肿成熟,应切开排脓(代表方:透脓散)。

3.施护要点

(1)生活护理:密切注意痈形、肿势、色泽和疼痛的变化;若切开引流,应注意观察排脓是否通畅。

(2)饮食调护:可选用甘草三豆汤:将甘草 10 g 水煎后去渣加绿豆、赤小豆、黑大豆各 30 g,煮至豆烂,吃豆喝汤。忌食肥甘、辛辣刺激性食物和海腥发物。

(3)药物方法:切开排脓,保持引流通畅,如有袋脓,应作棉垫压迫疗法,外敷金黄膏或红油膏。

(三)溃后期

1.证候表现

患处脓出毒泄,红肿热痛明显减轻、消失。腐去新生,疮口收敛。亦有溃后脓水稀薄,创面肉芽不生,或四周根盘坚硬不消者。

2.护治法则

补益气血，调理脾胃(代表方：四物汤合四君子汤)。

3.施护要点

(1)生活护理：疮口周围皮肤保持清洁、干燥，以免并发湿疹。

(2)饮食调护：注意饮食调理，加强营养，多吃瘦肉和瓜果、蔬菜等；可选用黄芪乳鸽汤补益正气：乳鸽一只，黄芪 30 g，枸杞 15 g 同放碗中加水适量炖熟，吃鸽肉喝汤。忌食肥甘、辛辣食物和海腥发物。

(3)药物方法：局部创口可搽九一丹或二保丹，以提脓去腐；溃后脓尽改用生肌散或生肌玉红膏换药。

(4)针灸方法：取足三里，用补法，再用艾条直接灸患处，2 次/d，可促进疮口早期愈合。

二、疖

疖是指肌肤浅表部位感受火毒，致局部红肿热痛为主要表现的急性化脓性疾病。其特征是好发生于头面、颈、背、臀部，结肿色红，灼热疼痛，突起根浅，肿势局限，范围多在 3 cm 左右，易脓、易溃、易敛。疖有黄白色脓头的叫有头疖；结肿无头的叫无头疖。又依据发病原因的不同，有暑疖、蝼蛄疖和疖病等。

【病因病机】

(一)感受暑毒

夏秋季节，气候酷热干燥或在强烈的日光下曝晒，感受暑毒而成；或天气闷热，汗出不畅，热不外泄，暑湿热毒蕴蒸肌肤，生痒搔抓，破伤染毒而成。

(二)热毒蕴结

饮食不节，恣食膏粱厚味、煎炒辛辣之品，以致脾胃运化失常，湿热火毒内生，导致脏腑蕴毒，复因外感风邪，风湿火热之邪凝聚肌表所致。

(三)体虚毒恋

素体禀赋不足、体质虚弱者，由于皮毛不固，外邪易于侵袭肌肤而发病。若伴消渴、肾病、便秘等慢性病以致阴虚内热，或脾胃虚弱者，亦容易染毒发病，病久反复，耗气伤阴，正气益虚，更难托毒，毒又聚结，如此恶性循环，日久不愈。

【辨证施护】

(一)热毒蕴结

1.证候表现

初起局部皮肤潮红，次日发生肿痛，根脚很浅，范围局限，多在 3 cm 左右。轻者疖肿只有几个，较重者可多达数十个，可散发全身，或簇集一处，反复发作，缠绵不愈。可有发热，口渴，尿赤，便秘。苔黄，脉数。

2.护治法则

清热、利湿、解毒(代表方:五味消毒饮、黄连解毒汤加减)。

3.施护要点

(1)生活护理:作好皮肤护理,保持局部清洁卫生;疖肿溃破后,要观察并保持引流通畅;颜面部疖肿,切忌挤压、碰撞,以免脓毒扩散。

(2)饮食调护:宜进清淡、清凉解暑之品。选用绿豆苡仁汤:将绿豆、薏苡仁各 30 g 煮汤代茶饮。忌食肥甘、辛辣刺激性食物和海腥发物,以防助热生火,加重病情。

(3)情志护理:本病可反复缠绵,病人易产生烦躁情绪,应让病人了解本病的特点、性质及注意事项,以避免或减少本病的反复发作。

(4)药物方法:疖小者用千捶膏外贴或三黄洗剂外搽;大者用金黄散或玉露散,以金银花露或菊花露调成糊状敷于患处;亦可用鲜野菊花叶、马蓝头、丝瓜叶、金丝荷叶、芙蓉花叶任选一种,洗净捣烂敷于患处;若遍体发疮,破流脓水成片者,可用青黛散以麻油调搽。

(5)针灸方法:取合谷穴,用平补平泻法,或取灵台、委中穴,三棱针点刺出血,1 次/d;大蒜捣烂,摊涂患处,用艾条隔蒜灸,或直接用艾条灸患处。

(二)暑热浸淫

1.证候表现

夏秋季节,暑热汗湿郁于肌肤而生痱子,抓破染毒形成疖,可伴有发热,口渴,尿赤,便秘。苔薄腻,脉滑数。

2.护治法则

清暑化湿解毒(代表方:清暑汤或牛黄解毒丸、六神丸)。

3.施护要点

(1)生活护理:注意个人卫生,保持皮肤清洁,做好防暑降温,避免烈日曝晒;严禁挤压面部,以免脓毒弥散。

(2)饮食调护:多用清凉解毒饮料及食品,如西瓜、绿豆等。忌食肥甘、辛辣食物和海腥发物。可服用蒲公英粥:将蒲公英 50 g 煎汁去渣,再与粳米 50 g 同煮成粥服食。

(3)情志护理:参照热毒蕴结证。

(4)药物方法:初起同热毒蕴结证。若脓成则切开排脓,切口宜浅不宜深;溃后用九一丹掺太乙膏盖贴,2～3 次/d。

(5)针灸方法:针刺肺俞穴,后用拔罐法,轻症出血,重症流出黄水,症状立即减轻。

(三)体虚毒恋

1.证候表现

疖肿较大,易转变成有头疽,常伴口渴唇燥,舌红苔薄,脉细数。若脾胃虚弱染毒所致,散发全身各处,溃脓,收口时间均较长,脓水稀薄,常伴面色萎黄,神疲乏力,纳少便溏。舌淡或边有齿痕,苔薄,脉濡。

2.护治法则

阴虚内热证宜养阴清热解毒;脾胃虚弱证宜健脾和胃,清化湿热(代表方:防风通圣散合参苓白术散)。

3.施护要点

(1)生活护理:严密观察疖肿变化,保持疮口周围皮肤的清洁、干燥。居室应经常开窗通风,保持室内空气清新。鼓励病人积极锻炼身体,以增强体质。

(2)饮食调护:注意饮食调理,加强营养,多食瘦肉和瓜果、蔬菜等。少食辛辣刺激助火之物及肥甘厚腻之品。亦可用蒲公英 50 g 洗净切碎,水煎去渣取汁,加入赤小豆 30 g 同煮至豆烂熟,吃豆喝汤。

(3)情志护理:病人往往对疾病缺乏心理准备而忧虑重重,应对病人做耐心解释,使其对疾病有正确的认识,以积极配合治疗。

(4)药物方法:同暑热浸淫证。若脓尽用生肌散收口。内服可用生黄芪、当归、金银花各 30 g,生甘草 10 g,水煎服。

三、瘰疬

瘰疬是指多发生在颈部的慢性疾病,因其结核累累如贯珠之状,故名瘰疬。多见于体弱儿童或青年,好发于颈部及耳后。其特点是起病缓慢,初起时结核如豆,不红不痛,缓缓增大,融合成串,成脓时皮色暗红,溃后脓水清稀,挟有败絮样物,此愈彼溃,经久难敛,形成窦道,愈后形成凹陷性瘢痕。

【病因病机】

本病多因肝郁气滞、痰湿凝聚,或素因肺肾亏损,虚火内动,痰火凝结于颈项,累累成串则成瘰疬。日久痰湿化热,内燔,溃腐成脓,或染毒焮发,红、肿、灼、痛、肉腐成脓,破溃而成疮。脓水流溢,耗伤气血阴津,以致阴血亏虚,阴虚火旺,则见颧红盗汗,潮热乏力等症。

【辨证施护】

(一)初期

1.证候表现

颈部一侧或双侧结核如豆,孤立或成串状,质地坚实,推之活动,不热不痛,色正常,可延及数月不溃,一般无全身症状。

2.护治法则

疏肝解郁,化痰散结(代表方:逍遥丸合二陈丸,或内消瘰疬丸)。

3.施护要点

(1)生活护理:做好皮肤护理,勿挤压,注意适当休息。

(2)饮食调护:可选用牡蛎粥,将糯米加水适量烧开,待米粒稍熟,加入牡蛎肉、猪肉、米酒、盐、熟猪油煮成粥,加入蒜末、葱末、胡椒粉调匀即可食用。

(3)情志护理:指导病人保持乐观情绪,积极配合治疗。

(4)药物方法:外敷阳和解凝膏或冲和膏。

(二)中期

1.证候表现

结核增大与表皮粘连,或相互融合成块,推之不动,有隐痛或压痛。若液化成脓时,皮肤微红或紫暗发亮,按之有轻微波动感。部分病人有低热,食欲不振,乏力等症状。

2.护治法则

清热化痰,托里透脓(代表方:托里消毒散、夏枯草膏)。

3.施护要点

(1)生活护理:密切注意局部肿块变化,保持皮肤清洁。

(2)饮食调护:可选用芋头粥,先将芋头适量洗净,切成小块大火烧开,再将粳米适量洗净加入锅内,用文火煮熬,待米烂芋熟时,加入白糖适量煮成稠粥即可食用。

(3)药物方法:外敷冲和膏,如脓成未熟可用千捶膏;脓熟宜切开排脓。

(三)后期

1.证候表现

结核溃破,脓液稀薄,挟有絮样坏死组织,疮口呈潜行性空腔,肉芽苍白不鲜,疮周皮肤紫暗,疮口久不收敛,常此愈彼溃,并可形成窦道。部分病人出现低热,乏力,头晕,食欲不振,腹胀便溏等症;或出现盗汗,咳嗽,潮热等症。若脓水转稠,肉芽红润表示将趋收口愈合。

2.护治法则

益气养血、托里排脓(代表方:六味地黄丸或八珍丸)。

3.施护要点

(1)生活护理:嘱病人卧床休息,保持局部皮肤清洁,避免感染,注意观察疮口脓液引流情况及全身状况。

(2)饮食调护:可选用黄芪粥或当归炖鸡等营养之品.阴虚火旺者可食用海藻、海蜇皮、龟、鳖等滋阴散结之品。

(3)情志护理:因结核破溃成疮,经久难敛,加之出现全身症状,病人常出现焦虑、抑郁及绝望情绪,应及时给予鼓励、支持,帮助病人树立战胜疾病的信心,积极配合治疗。

(4)药物方法:已溃者先用五五丹或七三丹,再用八二丹药线引流,或药棉嵌入疮口,外敷红油膏或冲和膏。如肉芽鲜红,脓腐已尽时,改用生肌散、白玉膏。如有窦道,可用千金散药线去腐生肌或手术去除坏死组织。

四、压疮

压疮是指病人长期卧床,在躯体的受压部位与摩擦部位形成难愈性溃疡,又称为“席疮”。多见于昏迷、半身不遂、下肢瘫痪等长期卧床的病人,好发于易受压迫及摩擦的部位,如枕骨粗隆、肩胛部、肘部、骶尾部、背脊等处。病症初起由于局部组织受压过久,局部皮肤常由红色变为紫色,若不及时处理则可出现水泡,破溃后形成溃烂、坏死,溃后日久易伤及筋骨。护理人员认真做好病人的皮肤护理,则可避免压疮的发生。

【病因病机】

本病因病人长期卧床不起,久卧伤气,气虚而血行不畅,日久而气血亏虚,复因受压部位气血失于流通,不能营养肌肤,引起肌肤失养而坏死肉腐所致。若再揉擦摩破染毒,热盛肉腐,则会加重病情的发展。

【辨证施护】

(一)初期(气滞血瘀)

1.证候表现

压疮初期,因局部皮肤组织受压或受到潮湿刺激后,气血运行失畅,出现红、肿、热、痛、麻木或有触痛。如果红肿部位继续受压,血液循环仍得不到改善,局部静脉瘀血,受压皮肤渐呈紫红色。舌质暗红,苔黄,脉弦涩。

2.护治法则

行气活血化瘀(代表方:血府逐瘀汤)。

3.施护要点

(1)皮肤护理:注意床单整洁、松软,无渣屑,保持病人皮肤清洁干燥;及时除去致病因素,加强预防措施,如增加翻身次数,以防止局部继续受压;大小便失禁、出汗、呕吐病人应及时处理,更换衣被、布垫,用温水擦洗浸渍部位,洗净后局部用爽身粉或六一散外扑;初起,红斑未溃者可用10%当归、红花、川芎酒精浸液于局部轻轻按摩,每次10 min,3次/d,以促进气血通畅;有水泡形成者,应避免摩擦,防止破裂感染,小水泡可由其自行吸收,大水泡用无菌注射器抽出泡内液体,涂以消毒液,用无菌敷料包扎。

(2)饮食调护:加强营养,给予高维生素、高蛋白、易消化的食物,如西瓜汁、牛奶、豆浆、瘦肉等,以增强机体抵抗力和组织修补能力。

(3)情志护理:病人因长期卧床,活动受限,情绪低落,悲观失望,常常对治疗缺乏信心,护理人员要有责任感和同情心,多与病人交谈,解除病人顾虑,使其配合治疗。

(4)药物方法:黄金膏或黄连膏外敷。皮色紫滞、湿润者,每日用10%黄柏液清洗或用马勃粉敷于创面。

(5)针灸方法:在压疮周围或邻近部位取穴,每次留针15 min,用补法,每日1次;病人皮肤由红转紫,可用艾灸,开始行灸时距局部4 cm,以后逐渐远离,以病人能忍受为度,每次灸20 min,2次/d,以温通气血。

(二)溃疡期(蕴毒腐溃)

1.证候表现

局部持续受压或潮湿刺激,静脉回流严重障碍,组织缺血、缺氧,皮肤变成黑色腐肉,出现浅表性溃疡，若黑色腐肉蔓延不止，溃疡日渐深大，流出脓性分泌物，有臭味。溃腐日久伤筋损骨，秽气熏人，甚至引起败血症。

2.护治法则

内治以补益气血，扶正托毒；外治以清热解毒，活血化瘀（代表方：仙方活命饮）。

3.施护要点

（1）生活护理：应密切观察病人生命体征变化及脓液性质。保持疮面清洁，创面可用生理盐水冲洗，局部用湿敷料，保持湿润，但周围皮肤要保持干燥。病室保持安静、舒适，空气清新；注意床单清洁、松软；经常翻身，可使用气垫等避免溃疡处受压。

（2）饮食调护：加强营养，以增强机体抵抗力和组织修补能力。应给予高蛋白、高热量、高维生素膳食。

（3）药物方法：创面脓性分泌物多时，可用温热的 1∶1000 高锰酸钾溶液清洗创面，再敷以蛋黄油；如有坏死组织，可用红油膏掺九一丹外敷，每日换药 2 次；渗出液较多者，可用 0.5%黄连素溶液局部湿敷，渗液减少后再用红油膏掺九一丹外敷。

（三）收口期

1.证候表现

创面红活，有新鲜肉芽生长，溃疡逐渐变小、愈合。

2.护治法则

补益气血（代表方：四君子汤合四物汤）。

3.施护要点

（1）生活护理：保持床单清洁平整，勤翻身、勤擦洗、勤更换内衣，避免局部再受压。保持创面清洁卫生，避免感染。为病人创造整洁、安静、舒适、安全的休养环境，保持室内空气清新，温、湿度适宜。

（2）饮食调护：加强饮食调理，多吃高热量、高蛋白、高维生素膳食。可用莲肉糕或海参瘦肉汤，以补益气血，健脾和胃。

（3）情志护理：压疮将近愈合，重点给病人讲解压疮的发生原因及其预防措施，避免再次发生。同时，加强基础疾病的治疗，增强病人战胜疾病的信心，保持心情舒畅，积极配合，达到完全治愈。

（4）药物方法：用白玉膏掺生肌散外敷，每日 1～2 次。

第二节　肛肠疾病

肛肠疾病是指风、湿、热、燥、气虚、血虚等引起的与肛门肠道有关的一系列病证。其发生常与体质和劳累因素有关，六淫之邪乃引发肛肠疾病的主要原因。人体气血亏虚与发病关系密切。临床常见病证有“痔”“肛裂”“脱肛”“肠痈”等。

一、痔

痔是直肠末端黏膜下和肛管皮肤下的直肠静脉丛发生扩大、曲张所形成的柔软的静脉团。男女老幼皆可发病。根据发病部位的不同，又可分为内痔、外痔和混合痔。内痔生于齿线以上，好发于截石位的3、7、11点处。其症状是便血，痔核脱出，肛门不适感；外痔发于齿线以下，其症状是自觉肛门坠胀，疼痛，有异物感。

【病因病机】

内痔的发生主要是由于局部静脉壁薄弱，失去了正常的弹性，加之饮食不节，燥热内生，下迫大肠，以及久坐、远行、负重等，导致血行不畅，血液瘀滞，热与血相搏，结滞不散而成。外痔的发生多因湿热下注或肛门裂伤，毒邪外侵等，导致气血运行不畅，经脉阻滞，或热毒迫血下行，瘀结不散而成。混合痔多因内痔反复脱出，或经产、负重努力，致筋脉横解，瘀积不散而成。

【辨证施护】

（一）内痔

1.风伤肠络

（1）证候表现：大便带血、滴血或喷射状出血，血色鲜红，或有肛门瘙痒。舌红苔薄白，脉浮数。

（2）护治法则：清热解毒，凉血祛风（代表方：凉血地黄汤）。

（3）施护要点：

①生活护理：鼓励病人注意休息，多饮水。保持肛门清洁卫生，手纸、内裤要清洁柔软，每日用1：5000高锰酸钾溶液温水坐浴；养成定时排便的习惯；起床前自行腹部顺时针按摩10～15 min，以促进肠蠕动；大便秘结者可用番泻叶代茶饮，或用蜂蜜两匙睡前冲服。

②饮食调护：饮食宜清淡、易消化，多吃新鲜水果、蔬菜，忌食辛辣刺激食物。可多饮绿豆汤、西瓜水，亦可选用鸡冠花粥：先将鲜鸡冠花45 g洗净，水煎，去渣取汁加水与糯米同煮为粥服食。

③情志护理：关心、安慰病人，消除病人的紧张、恐惧心理，让病人了解痔疮形成原因，消除不良生活习惯，并养成定时排便的良好习惯。

④药物方法：可用五倍子汤、苦参汤水煎，先利用热气熏肛门，待药液稍凉后再坐浴，1～2次/d；或用药液作热湿敷，具有活血消肿、止痛止痒、收敛作用；可用消痔膏外敷患处；亦可用痔疮锭、九华锭，塞入肛门内，具有消肿、止痛、止血作用。

⑤针灸方法：取长强、承山、百会穴，用泻法。

2.湿热下注

（1）证候表现：便血颜色污浊，量或多或少，肛内肿物外脱，可自行回缩，肛门灼热。舌红，苔薄黄腻，脉弦数。

(2)护治法则:清热利湿,凉血止血(代表方:脏连丸)。

(3)施护要点:

①生活护理:卧床休息,保持肛门清洁卫生,手纸、内裤要清洁柔软;养成定时排便的习惯;起床前自行腹部顺时针按摩 10~15 min,以促进肠蠕动。

②饮食调护:饮食宜清淡,易消化,多吃新鲜水果、蔬菜,忌食辛辣刺激食物。可用鲜菊花、蒲公英、金银花煎水代茶饮。或常服绿豆粥:先煮绿豆至熟,再加入米熬成粥服用。

③药物方法:同风伤肠络证,亦可用痔疮锭塞入肛内。大便秘结者可用番泻叶代茶饮,或蜂蜜两匙睡前冲服;痔核不能回纳者可给予五倍子散、玉红膏外敷以活血消肿,收敛止痛。也可用清热解毒熏洗剂坐浴,每次用药 100 mL,加水至2000 mL,水温 40℃左右,坐浴时间20~30 min。

④针灸方法:取长强、二白、承山等穴,用泻法。

3.脾虚气陷

(1)证候表现:肛门下坠感,痔核脱出不能自行回纳,需手法复位,便血色鲜或淡,面色少华,神疲乏力,纳少便溏。舌淡胖边有齿痕,苔薄白,脉弱。

(2)护治法则:补气升提(代表方:补中益气汤)。

(3)施护要点:

①生活护理:避免久蹲久坐,保持肛门清洁卫生,手纸、内裤要柔软清洁;指导病人加强锻炼,增强体质,以促进气血畅通;指导病人作提肛运动,便后、睡前做深呼吸,做肛门上提的动作。

②饮食调护:饮食宜温热,忌生冷,以精、细、软为主;可服用人参汤、阿胶等补养之品;亦可选用僵蚕莲藕汤:将莲藕洗净,与僵蚕 10 g 同煮,加红糖调味,吃莲藕喝汤。

③药物方法:可用朴硝、花椒加开水泡后熏洗,再外敷消痔膏、五倍子散;痔核脱出者,可用五倍子汤煎剂,先熏后洗或用毛巾蘸药汁乘热敷于患处,熏洗后用手轻轻将痔核托上,回纳后,嘱病人静卧片刻。

④针灸方法:针刺承山、长强,艾灸百会穴。

4.气滞血瘀

(1)证候表现:肛内肿物呈灰暗色,易脱出,甚或嵌顿,肛管紧缩,坠胀疼痛,甚则肛缘有水肿,触痛明显。舌暗红,苔白或黄,脉弦细涩。

(2)护治法则:清热利湿,活血化瘀(代表方:萆薢化毒汤合活血散瘀汤)。

(3)施护要点:

①生活护理:卧床休息,保持肛周清洁卫生,手纸、内裤要清洁柔软。

②饮食调护:忌食辛辣刺激食物。可选用木耳粥:先将黑木耳浸泡清洗,与米同煮成粥服用。

③药物方法:用消痔散敷患处。痔核不能回纳者可给予五倍子散、玉红膏外敷以活血消

肿，收敛止痛；也可连续用中药热敷或25%硼酸甘油涂于肛门处，再加热敷，使其还纳；或用芒硝30 g，开水溶化，先熏后洗。必要时亦可考虑手术治疗。

④针灸方法：针刺长强、会阳、承山等穴。气血瘀积疼痛者，可用艾灸肛周止痛。

（二）外痔

1.湿热下注

(1)证候表现：便后肛缘肿物隆起不缩小，坠胀明显，甚则灼热疼痛或有滋水，便干或便溏。舌红，苔黄腻，脉滑数。

(2)护治法则：清热利湿(代表方：脏连丸)。

(3)施护要点：

①生活护理：保持肛门清洁干燥，内裤宜清洁柔软，避免对肛门不良刺激；保持大便通畅，以免排便时用力过猛，便后用温水冲洗，或用热水熏洗，以促进血液循环。

②饮食调护：多饮水，进食清淡多纤维食物，可选用绿豆汤、西瓜水，或以鲜菊花、车前草、蒲公英、金银花水煎代茶。忌食辛辣刺激性食物。

③药物方法：若局部肿胀明显，可用苦参煎汁先熏后洗患处，2～3次/d。也可用黄金膏或黄连膏外敷。或用马齿苋60 g或五倍子30 g、鱼腥草15 g、槐花9 g，煎水熏洗患处。

2.血热瘀阻

(1)证候表现：肛缘可见半月形肿物突起，其色暗紫，肿痛剧烈难忍，肛门坠胀，排便、坐下、走路时加重，局部可触及硬性结节，伴便秘、口渴、烦热。舌紫，苔淡黄，脉弦涩。

(2)护治法则：清热凉血化瘀(代表方：萆薢化毒汤合活血散瘀汤)。

(3)施护要点：

①生活护理：注意休息，避免久立、久蹲和腹部加压；保持大便通畅，避免排便时用力过猛。便后用热水熏洗，以促进血液循环；保持肛周清洁干燥，内裤宜柔软清洁。

②饮食调护：多饮水，进食清淡多纤维食物。可选用木耳柿饼汤：将黑木耳、柿饼去蒂，红糖适量同置锅中，加水适量煮汤饮用。忌食油腻、辛辣刺激性食物。

③情志护理：护理人员应多关心、安慰病人，消除病人紧张、恐惧心理，保持情绪平稳。讲解痔疮的形成原因，指导病人养成良好生活习惯，防止疾病复发。

④药物方法：用苦参汤熏洗，并外敷消痔膏或黄连膏，必要时可考虑手术治疗。

⑤针灸方法：可针刺长强、承山等穴。

二、肛裂

肛裂是指肛门的皮肤及皮下组织裂开，并形成溃疡的炎症性疾病。好发于肛管前后方，两侧极少，男性多见于后方，女性多见于前方。其特点是肛门周期性疼痛，出血，便秘。

【病因病机】

(一)外伤因素

干硬的粪便引起肛管皮肤的损伤,是产生肛裂的基础。

(二)感染因素

肛隐窝感染,炎症向肛管皮下部蔓延,致使皮下脓肿破溃而成。

(三)肛门内括约肌痉挛因素

由于肛管部位的慢性刺激,使肛门内括约肌处于痉挛状态,黏膜肌层和肛管皮肤弹性减弱,紧张力增强,致使肛管皮肤撕裂。

【辨证施护】

(一)血热肠燥

1.证候表现

大便几日一次,质干硬,便时肛门疼痛、滴血或手纸染血,裂口处色红,腹部胀满,小便黄。舌偏红,脉弦数。

2.护治法则

清热润肠通便(代表方:凉血地黄汤)。

3.施护要点

(1)生活护理:疼痛严重时嘱病人卧床休息,避免剧烈活动或用力排便,以免血络受损;大便后要清洗肛门,可用 1∶5000 高锰酸钾溶液坐浴,亦可用芒硝,开水溶化后坐浴;注意肛周卫生。

(2)饮食调护:多食蔬菜、水果,忌辛辣刺激性食物。可选用黄花菜木耳汤:先将黄花菜、木耳洗净,拣去杂质,加水煮 1 h,原汤加白糖调服。

(3)情志护理:病人对肛门反复疼痛、出血,会感到紧张、恐惧,护理人员应加强与病人之间的交流,关心、安慰病人,努力消除病人紧张、忧虑情绪,积极配合治疗。

(4)药物方法:可用朴硝或苦参煎汤坐浴,外用生肌玉红膏或生肌散。

(5)针灸方法:疼痛甚者,可针刺长强、承山等穴,或耳针神门穴、直肠下段穴以镇痛。

(6)其他方法:密切观察肛裂的三大特征,即疼痛、出血和便秘。及时询问病人疼痛、出血和便秘的情况。早期肛裂仅在肛管皮肤上有一个小的梭形溃疡,创面较浅,容易治愈;早期肛裂未经适当治疗,继续感染,裂口周围组织发炎、充血、水肿,致使裂口边缘不整齐,缺乏弹性,形成较大的溃疡而不易愈合者,应警惕并发肛痈,并向医生报告。

(二)阴虚津亏

1.证候表现

大便干结,数日一行,便时疼痛点滴下血,裂口深红。伴口干咽燥,五心烦热。舌红,苔少或无苔,脉细数。

2.护治法则

养阴清热，润肠通便(代表方：润肠丸)。

3.施护要点

(1)生活护理：嘱病人休息，多饮水，养成定时排便习惯，便时忌久蹲；便秘时，可给予缓泻剂或润下剂，以保持大便通畅。平时注意肛周卫生，保持局部清洁，减轻刺激。

(2)饮食调护：宜多进滋阴增液之品。可选用桑葚粥：桑葚 50 g，糯米 100 g 入砂锅熬粥，待快熟时加入冰糖。亦可每晚睡前服蜂蜜水 1 杯或每日清晨空腹喝淡盐水 1 杯。忌食辛辣刺激性食物。

(3)情志护理：护理人员要关心、同情病人疾苦，耐心做好解释工作，消除病人的思想顾虑，积极配合治疗。

(4)药物方法：每次便后，用 1∶5000 高锰酸钾溶液坐浴，促进血液循环；亦可用朴硝或苦参煎水坐浴后，用生肌玉红膏或黄连膏外敷。

(5)针灸方法：疼痛甚者，可针刺长强、承山等穴。

(三)气滞血瘀

1.证候表现

肛门刺痛明显，便后尤甚。肛门紧缩，裂口色紫暗。舌紫暗，脉弦或涩。

2.护治法则

行气活血通便(代表方：六磨汤)。

3.施护要点

(1)生活护理：保持大便通畅，便时勿久蹲太过用力；内裤宜宽松，手纸宜柔软、洁净，防止机械性损伤；注意肛周卫生，指导病人完成中药坐浴或局部外敷治疗。

(2)饮食调护：应多食蔬菜、水果，防止大便干燥，避免粗硬粪便擦伤肛门，忌辛辣刺激食物。可选用凌霄槐花糯米粥：凌霄花、槐花共研细末，将糯米煮粥，粥熟后调入药末 5 g 服用；若手术治疗，术后宜进流质或软食 2 天，控制大便 1～2 天。

(3)药物方法：可用七三丹或枯痔散等药搽于裂口，二三天腐脱后，改用生肌白玉膏生肌收口。亦可选用封闭、手术治疗。

(4)针灸方法：疼痛甚者，可针刺长强、承山等穴。

三、脱肛

脱肛是指直肠黏膜或直肠全层脱出肛外，少数可发生部分乙状结肠脱出，又称直肠脱垂。多见于体质虚弱者、小儿或老年人。

【病因病机】

多因体虚劳倦、房欲过度、产育用力、久泻久痢、小儿呼叫耗气或经常便秘而致大便努责，脾肾两虚，中气不足，气虚下陷。每当排便下蹲时即“脱肛”。

【辨证施护】

(一)脾虚气陷

1.证候表现

轻者直肠黏膜脱出,便后可自然回纳;长期反复脱出者,直肠黏膜可充血、水肿、糜烂;重者直肠和部分乙状结肠脱出,有时不易回复,须用手推回或卧床休息方能回纳。可伴有少气懒言,纳差乏力,腹胀,溏泻。舌淡、苔淡白,脉沉细。

2.护治法则

补气,升提,固摄(代表方:补中益气汤)。

3.施护要点

(1)生活护理:脱垂嵌顿病人应注意卧床休息,脱垂后应指导病人及时复位;复位方法:用温水或中药煎液坐浴,取侧卧位用黄连软膏纱布托住脱出物,轻轻还纳,并用敷料和“丁”字带压迫固定。保持大便通畅,大便时不宜采用蹲位,便秘时给予润下药。平时加强锻炼,增强体质,每日作提肛运动,避免过度劳累、长期负重。

(2)饮食调护:饮食宜偏温热,忌食生冷粗硬食品。可多食蔬菜、香蕉、芝麻、蜂蜜等食物。

(3)情志护理:病人反复脱肛,易出现焦虑紧张情绪,医护人员要多与病人交谈,指导病人作提肛运动,控制排便次数,消除紧张情绪。

(4)药物方法:可用五倍子散或马勃散外敷;亦可用苦参 30 g,五倍子 30 g、枯矾 15 g,石榴皮 60 g,煎水熏洗局部,2 次/d。

(5)针灸方法:针长强、承山、百会、足三里、提肛穴和肛周皮肤相应外括约肌部位之阿是穴,亦可艾灸或隔姜灸关元、气海。

(二)湿热下注

1.证候表现

脱出的直肠黏膜充血、水肿、糜烂,肛门有灼热感。舌红、苔黄,脉滑数。

2.护治法则

清热、利湿,固摄(代表方:脏连丸)。

3.施护要点

(1)生活护理:参见脾虚气陷证。

(2)饮食调护:多食西瓜、绿豆、赤小豆等清凉利湿食物,忌辛辣、助火之品。

(3)药物方法:五倍子散或马勃散外敷。苦参 20 g、五倍子 30 g、枯矾 15 g、石榴皮 60 g,煎水熏洗,2 次/d。

四、肠痈

发生于肠道的痈肿,称为肠痈,是最常见的外科急腹症之一。本病特点是:初期疼痛由中上腹或脐周向右下腹转移,右下腹阑尾点(脐至右髂前上棘连线中 1/3 和外 1/3 之交界处)有固定压痛、反跳痛，伴有发热、恶心、呕吐等全身症状。

【病因病机】

多因饮食不节、寒温失调、暴怒忧思、急奔暴走等导致肠道功能失调、传化不利、运化失职、糟粕积滞、湿热蕴结，遂致气血失和，败血浊气壅遏而成肠痈。

【辨证施护】

（一）瘀滞

1.证候表现

热象不明显，或仅有微热，脘腹胀闷，嗳气纳呆，气滞重则腹痛绕脐走窜，血瘀重则痛有定处，便秘或泄泻，尿清或黄。舌质正常或有紫斑，苔白，脉多弦紧或涩或细。

2.护治法则

以行气活血为主，辅以清热解毒（代表方：大黄牡丹汤）。

3.施护要点

（1）病情观察：密切观察脘腹部疼痛的部位、性质、程度、持续时间及伴随症状，对症处理。

（2）生活护理：嘱病人卧床休息，协助病人取舒适卧位。保持病室安静、舒适，温、湿度适宜。

（3）情志护理：关心、同情病人疾苦，耐心解释病人疑问，可通过分散注意力等方法使其消除紧张、恐惧心理，减轻对疼痛的关注。

（4）饮食调护：饮食宜半流质，忌辛辣、鱼虾腥发物。

（二）湿热

1.证候表现

湿重于热则微热，腹胀痛不剧，口渴不欲饮，大便溏而不爽，小便短少。舌质淡红，苔薄黄腻，脉弦滑略数。热重于湿则体温多在38℃以上，腹痛较剧，拒按明显，口干欲饮，大便秘结，小便短赤。舌质红，苔黄腻，脉弦滑数。

2.护治法则

通里攻下，清热利湿，辅以行气活血（代表方：阑尾化瘀汤）。

3.施护要点

（1）生活护理：病人应卧床休息，如右下腹有明显反跳痛及局限包块时可取半卧位。保持病房安静、舒适，温、湿度适宜。

（2）饮食调护：忌辛辣食物，进食流质或半流质，可给绿豆汤、银花露、荷叶粥以清热利湿。

（3）药物方法：若右下腹有局限肿物时，可用双柏散以水蜜调煮呈糊状，外敷右下腹，有止痛、消肿和局限炎症的作用。必要时行手术治疗。

（三）热毒

1.证候表现

腹痛剧烈，可遍及全腹。热毒伤阴者有高热或恶寒发热，体温多在39℃左右，持续不退，时时汗出,烦渴欲饮,面红目赤,唇干口臭,呕吐不食,两眼凹陷,大便多秘结,小便短赤。舌质红绛而干,苔黄厚干燥,脉弦数;热毒伤阴损阳者,发热不高或可无热,但精神萎靡,肢冷自汗,气促。舌质淡干,苔多黄糙或黄黑,脉沉细而数;肠结腑实者有全腹鼓胀,频频呕吐,无排气排便。舌苔黄厚腻,脉弦滑。

2.护治法则

通里攻下,清热解毒,辅以行气凉血(代表方:阑尾清解汤)。

3.施护要点

(1)病情观察:观察生命体征及腹部体征,如有面色苍白、四肢厥冷等现象,及时报告医生并作好抢救准备。

(2)生活护理:病人应绝对卧床休息,如无休克应取半坐位,以预防肠间或膈下脓肿发生。

(3)药物方法:右下腹部可用金黄散外敷。湿热证和热毒证肠痈,临床症状严重者,应配合输液,纠正水电解质失衡,并记录 24 h 出入液量。必要时行手术治疗。

第三节 乳房病证

乳房疾病是发生在乳房部各种疾病的总称。乳房病证的发生常与情绪因素有关,内伤七情乃引发乳房病证的主要原因,冲任失调,经络闭阻不畅是导致多种乳房病证的主要病机。临床常见病证有“乳痈”“乳癖”“乳岩”等。

一、乳痈

乳痈是由热毒侵入乳房所引起的一种急性化脓性疾病,又名“吹乳”。其特点是乳房局部结块,红肿热痛,伴有全身发热,且容易传囊。多见于产后哺乳期妇女,尤以初产妇多见,好发于产后 3～4 周,也可发生于怀孕期,或非哺乳期及非怀孕期。根据发病时期的不同,发生在哺乳期的称“外吹乳痈”,发生在怀孕期的称“内吹乳痈”,发生在非哺乳期和非怀孕期的称“不乳儿乳痈”。临床以外吹乳痈多见。

【病因病机】

(1)乳汁淤积:初产妇乳头较易破损,或见乳头畸形和内陷。乳头破损疼痛,影响充分哺乳,或哺乳方法不当,或乳汁多而少饮,或断乳不当,均可使乳汁淤积,引起乳络不畅,乳管阻塞,败乳蓄积,久而化热酿脓成痈肿。

(2)肝郁胃热:情志不畅,肝气郁积,厥阴之气失于疏泄;或产后饮食不节,脾胃运化失司,湿热蕴结于胃络,阳明胃热壅滞,使乳络闭阻不畅,气滞血瘀而成乳痈。

(3)感受外邪:产妇体虚汗出受风,或露胸哺乳外感风邪;或乳儿含乳而睡,口中热毒之气侵入乳孔,均可使乳络郁滞不通,化热而成痈。

(4)妊娠期间,胎气上冲,气机失于疏泄,与邪热结于阳明之络而成内吹乳痈。

(5)女子不在哺乳期给儿女假吸可诱发不乳儿乳痈。

【辨证施护】

1.初期

(1)证候表现:乳房肿胀触痛,乳汁淤积结块,皮色不变或微红,伴有恶寒发热,头痛,口渴,便秘。舌苔薄黄,脉弦浮数。

(2)护治法则:清热疏肝,通乳消肿(代表方:瓜蒌牛蒡汤)。

(3)施护要点。

①生活护理:注意休息,病情较重者,应卧床休息。保持患乳局部清洁;暂时停止患侧乳房哺乳,定时用吸乳器吸出乳汁,以免乳汁郁结,同时用乳罩或宽布托起乳房,以利于血液循环。

②饮食调护:饮食宜清淡,忌食肥甘、辛辣刺激性食物和海腥发物。

③情志护理:让病人了解乳痈的发生原因及预防、治疗的措施,避免情绪紧张,正确对待治疗与哺乳的关系,安心配合治疗。

④药物方法:局部皮色不红,胀而微痛,宜和营消肿,以冲和膏黄酒调敷;皮肿微红者,清热解毒,活血消肿,宜金黄膏或金黄散用仙人掌去刺捣汁调敷;色红而热盛者,用玉露膏外敷,也可用鲜蒲公英、鲜紫花地丁、鲜野菊花任选一种捣烂外敷,每日更换数次。也可用50%芒硝溶液湿敷。

⑤针灸方法:取足三里、膻中、肩井、乳根,用泻法。

⑥推拿方法:在患侧乳房上涂抹少许润滑剂,先用手轻提乳头数次,以扩张乳头的乳络,再用五指从乳房四周轻轻向乳头方向按摩,可促使乳汁排泄,但切忌挤压或旋转按压。

2.成脓期

(1)证候表现:肿块逐渐增大,硬块明显,皮肤焮红,疼痛加剧,常呈持续性搏动性疼痛,肿块中央变软,按之有波动感,高热不退,口渴喜饮,小便短赤,大便秘结。舌质红,苔黄腻,脉弦数。

(2)护治法则:清热解毒,托里透脓(代表方:透脓散)。

(3)施护要点。

①生活护理:嘱病人卧床休息,减少活动,卧位时应侧卧向切口,以利脓液流出;保持乳房卫生,暂停患侧乳房哺乳,定时用吸乳器抽吸,排尽乳房内积乳;乳房用胸罩托起,以减少疼痛。

②饮食调护:饮食宜清淡,易消化,少吃下奶的荤腥汤水,减少乳汁分泌,以利伤口愈合;如需要断奶,可用生麦芽60 g,生山楂60 g,煎水代茶。

③药物方法:脓肿小而浅者,可用针吸穿刺抽脓,并外敷金黄膏。脓肿大而深者,应及时切开排脓引流。切排方法:应循乳络方向做放射状切口,乳晕部脓肿,则沿乳晕作弧形切口;乳房深部较大脓肿或乳房后脓肿,可在乳房下缘作弧形切口;若有数个脓腔者,用戴无菌手套的手指将各脓腔间隔分开,再根据脓腔大小,决定用黄连油膏纱布或九一丹棉纸条引流。病人应侧

卧向切口,以利脓液流出。

3.溃后期

(1)证候表现:脓肿破溃出脓或切开引流后,则局部肿消痛减,寒热渐退,疮口逐渐愈合。体虚病人,溃后脓汁清稀,收口迟缓,伴有面色少华,倦怠无力。舌淡苔白,脉细无力。亦有传囊乳痈者,即脓出肿痛不减,发热不退,是由脓液波及其他乳络所致。

(2)护治法则:托毒排脓(代表方:四妙汤)。

(3)施护要点。

①生活护理:保持局部清洁,注意观察引流是否通畅;保持敷料清洁干燥,若有渗出或污染,应及时更换;引流术后并发乳瘘者,应终止乳汁分泌,常用方法有:生麦芽 60 g 煎水代茶,2 次/d。

②饮食调护:饮食宜清淡,易消化,多吃新鲜瓜果、蔬菜。可选用蒲金粥:先煎蒲公英、金银花、紫花地丁各 30 g,去渣取汁,再加入粳米适量煮粥,加白糖调味服用。

③药物方法:先用八二丹 3～5 天后,改用九一丹,提脓拔毒,并以药捻插入疮口引流,药捻逐日放短,以利生肌。外敷金黄膏,每日换药 1 次,至疮口脓液排尽为止。

二、乳癖

乳癖是一种乳腺组织的良性增生性疾病。其特点是单侧或双侧乳房疼痛并出现肿块。本病的发生常与月经周期及情志变化密切相关。往往好发于中青年妇女,其发病率占乳房疾病的首位,据研究资料发现,本病有一定的癌变危险,尤其对伴有乳腺癌家族史的病人,更应高度重视。

【病因病机】

1.肝郁痰凝

忧郁愤怒,则肝气郁结,气血运行失常;或思虑伤脾,或肝病犯脾,脾失健运,痰湿内蕴,以致气滞、血瘀、痰凝互结于乳房而成。

2.冲任失调

因肝肾不足,冲任失调,以致气血瘀滞,或阳虚痰湿内结,经脉阻塞,而见乳痛、结块,或月经紊乱等。《马培之医案》中亦提出:"乳头为肝肾二经之冲。"肾为五脏之本,肾气化生天癸,天癸激发冲任经脉通盛。若冲任失调,则下不能充胞宫,上无以滋乳房,经脉壅阻,气血不和,并可以影响肝气之疏泄条达;若情志内伤,肝气郁结不舒,气机阻滞则经隧不畅,亦可导致冲任二脉的气血失调,终因气滞、血瘀、痰凝互结于乳房,导致乳癖的发生。

【辨证施护】

1.肝郁痰凝

(1)证候表现:多见于青壮年妇女。乳房肿块随喜怒消长,伴有胸闷胁胀,善郁易怒,失眠多梦,心烦口苦。苔薄黄,脉滑。

(2)护治法则:疏肝解郁,化痰散结(代表方:逍遥瓜蒌散或六神全蝎丸加减)。

(3)施护要点。

①生活护理:生活起居应有规律,合理安排工作(学习)与休息,注意劳逸结合。

②饮食调护:多食富含维生素与膳食纤维的蔬菜、水果,适当控制高脂肪食物。可选用全蝎炒鸡蛋佐餐:将香油放铁锅内烧热,全蝎研细末与鸡蛋拌匀,一齐放入锅内煎炒,待蛋熟后即可食用。

③情志护理:保持心情舒畅,注意情绪稳定,避免精神刺激。

④药物方法:用阳和解凝膏掺黑退消外敷,或用生白附子或鲜蟾蜍皮外敷,或用大黄粉以醋调敷。若对外用药过敏者应忌用。

2.冲任失调

(1)证候表现:多见于中年妇女。乳房肿块月经前加重,经后缓减,伴有腰酸乏力,神疲倦怠,月经失调,量少色淡,或闭经。舌淡苔白,脉沉细。

(2)护治法则:调摄冲任,疏肝活血(代表方:二仙汤合四物汤加味)。

(3)施护要点。

①情志护理:指导病人了解疾病病因、预防及处理,避免过分紧张、担忧,以免加重病情。

②饮食调护:饮食宜清淡、易消化,忌辛辣、生冷、肥甘厚味的食物。多食含铁及蛋白质丰富的食物。亦可选用黑豆粥:先水煮黑豆 50 g 至烂,再入粳米 50 g 做粥,粥熟后加红糖适量服用。

③药物方法:同肝郁痰凝证。

三、乳岩

乳岩是乳房恶性肿瘤。其特点是初起乳房部位可触及无痛、无痒、无热、皮色不变而质地坚硬的肿块,常推之不移,表面不光滑,凹凸不平,部分病人可见乳头溢血;晚期乳房表面皮肤可见溃烂,凹似岩穴,凸似泛莲,疼痛连心。久则五脏俱衰,多致不救。本病好发于 40～60 岁妇女,尤以绝经期妇女多见,男性也有发生,但较少见。

【病因病机】

(1)乳岩多因六淫内侵,肝脾气郁,冲任失调,脏腑功能失调,以致气滞血瘀、痰凝、邪毒结于乳络而成。六淫乘虚内侵,毒邪内蕴与痰、瘀互结于乳络。

(2)忧思郁怒,七情内伤,则肝脾气逆,肝郁则气血瘀滞,脾伤则痰浊内生,痰瘀互结,阻塞经络,痰瘀结滞于乳房。

(3)冲任失调,脏腑及乳腺的生理功能紊乱,气滞、痰、瘀互结发为乳岩。

(4)肝肾阴虚,阴虚则火旺,火旺则灼津为痰,痰瘀互结乳房亦可成岩。

【辨证施护】

1.肝郁气滞

(1)证候表现:乳房内单发肿块,不痛不痒,皮色不变,坚硬如石,凹凸不平,与周围分界不清，不易推移，伴有精神忧郁，胸闷不舒，两胁作胀，有时窜痛，胃纳不香。舌质红，苔薄黄，脉沉弦。

(2)护治法则：疏肝解郁，化痰散结(代表方：逍遥散加味)。

(3)施护要点。

①生活护理：病室环境宜清静，空气清新，温、湿度适宜。注意劳逸结合，进行适当的活动，以增强体质。

②饮食调护：可给予益气养血、理气散结之品，如山药、薏苡仁、菠菜、大枣、山楂等；也可选择具有化痰、软坚、散结功能的食物，如海带、海藻、紫菜、牡蛎、芦笋、鲜猕猴桃等。忌辛辣刺激食物及胀气之品。

③情志护理：指导病人了解疾病知识、治疗过程，消除其思想顾虑；鼓励病人树立战胜疾病的信心，保持情绪稳定，心情舒畅，积极配合治疗。

④药物方法：乳岩初起可用阿魏膏外贴，乳岩未溃者可用红灵丹油膏外敷。必要时可行手术治疗。

2.冲任失调

(1)证候表现：乳房结块，伴有月经不调，或月经过早停止，或婚后未育或生育过多，胸闷不舒。舌质淡红，苔薄白，脉弦细。

(2)护治法则：调理冲任(代表方：二仙汤合逍遥散加减)。

(3)施护要点。

①生活护理：观察病人乳房肿块的大小及自觉症状。避风寒，慎起居，节房事，清心静养，劳逸结合。适当进行体育锻炼，改善病人的生理、心理状态，减少不良刺激，提高机体的抗病能力。

②饮食调护：饮食宜清淡、易消化，多吃新鲜蔬菜水果。

③情志护理：鼓励病人树立战胜疾病的信心，保持情绪稳定，心情舒畅，积极配合治疗。

3.肝郁化火

(1)证候表现：乳房肿块，状若堆栗，或似覆碗，坚硬灼痛，凹凸不平，边缘不清，推之不移，皮色青紫而暗，上布血丝，肿块溃烂，深者如岩穴，凸者若泛莲，渗液流津，腐臭，不能收口，伴心烦多怒，头痛失眠，面红目赤，便干溲赤。舌红，苔黄，脉弦数有力。

(2)护治法则：清肝解郁，降火解毒(代表方：清肝解郁汤合丹栀逍遥散加味)。

(3)施护要点。

①生活护理：病室宜安静舒适，病情严重者应绝对卧床休息，保持床铺清洁、干燥。密切观察乳房肿块变化及周围皮肤情况。

②饮食调护：给予营养丰富的食物，如鲫鱼、蚕蛹及新鲜蔬菜和水果。忌食辛辣刺激食物及助火生痰之品。

③情志护理：随着病灶向四周扩展，可引起乳房外形的改变，病人易出现悲哀、绝望、焦虑

等心理变化，护理人员应关心体贴，及时给予病人真诚的情感支持及精心的照料。

④药物方法：乳岩破溃者可用红油膏、海浮散外敷。坏死组织脱落后，更换生肌长肉药物，如白玉膏掺生肌散外敷，每日 1～2 次。局部忌重压、忌艾灸和针刺。

4.肝肾阴虚

(1)证候表现：乳房结块溃烂流津腐臭，久不收口，伴有身体消瘦，五心烦热，面赤颧红，或晦暗无华，午后潮热，心悸气短，腰膝酸软，月经不调，量少色暗，挟有瘀块。舌红，苔薄，脉细而数。

(2)护治法则：滋补肝肾，化痰逐瘀(代表方：知柏地黄汤加减)。

(3)施护要点。

①生活护理：病室通风，空气清新，温、湿度适宜，保持皮肤清洁、干燥，及时更换敷料。长期卧床者，做好皮肤护理，防止压疮的发生。

②饮食调护：宜多食滋阴补血食品，如甲鱼、牡蛎、羊血等。忌食辛辣刺激食物。

③情志护理：对情绪紧张恐惧或忧虑消极的病人，护理人员应鼓励其说出心中的感受，给予心理支持，避免各种不良的刺激。

④药物方法：乳岩溃后创面出血者，可用棉花蘸桃花散紧塞创口并予加压包扎以止血；创面愈合欠佳者，予以生肌散、白玉膏助其愈合。

5.气血两亏

(1)证候表现：晚期，肿块延及胸腋、锁骨上下等处，并伴有头晕目眩，心悸气短，面色苍白，疲乏无力，失眠盗汗，大便溏薄，小便清利。舌淡，苔白腻，脉沉细无力。

(2)护治法则：益气养血，化痰散结(代表方：香贝养荣汤加减)。

(3)施护要点。

①生活护理：病久者，因长期消耗，可见全身极度衰弱，应协助做好生活护理，促进病人舒适，提高生存质量。

②饮食调护：饮食宜清淡、易消化的益气养血食物，少食多餐。

③情志护理：病人因长期疾病折磨，常抑郁、悲观，对生活失去信心。护理人员要富于爱心和同情心，多与病人交流，从自己的语言、行为上给予鼓励和帮助，使其以乐观的态度对待人生。

第四节 皮肤病

皮肤病是指发生于人体皮肤、黏膜及皮肤附属器的疾病。皮肤病的病因有外因、内因之分。外因包括风、寒、暑、湿、燥、火、虫、毒。内因包括七情内伤、饮食劳倦伤及脏腑而发病。临床常见病证有“湿疹”“瘾疹”“白疕”等。

一、湿疹

湿疹是一种过敏性炎症性皮肤病。其特点是对称分布,多形损害,剧烈瘙痒,倾向湿润,反复发作,易成慢性等。男女老幼均可发病,无明显的季节性,但冬季常易复发。

【病因病机】

本病多由于禀赋不足,又外感风、湿、热毒,内因饮食不节,过食腥发、刺激之物而伤脾生湿,致内外风湿热邪阻滞、浸淫肌肤所致;或情志不遂,肝胆郁火而湿热内阻,发于皮肤而成。急性者多以湿热为主;亚急性者多与脾虚不运、湿邪留恋有关;慢性者多因久病伤血,血虚生风化燥,肌肤失去濡养而成。

【辨证施护】

1.湿热浸淫

(1)证候表现:发病急,常对称发生,皮肤很快出现红斑、丘疹、水疱,皮损潮红灼热,瘙痒无休,抓破后流有黏液,皮肤糜烂,最后结痂,脱屑而愈。可伴身热,心烦,口渴,大便秘结,小便短赤。舌红,苔黄腻,脉滑数。

(2)护治法则:清热利湿,祛风止痒(代表方:龙胆泻肝汤、萆薢渗湿汤合二妙丸)。

(3)施护要点。

①生活护理:居住处应通风、干燥;注意皮肤的清洁,勿用肥皂,避免热水烫洗、烈性药物刺激及搔抓。保持床铺衣物清洁、干燥,内衣应柔软,以棉织品为宜。

②饮食调护:合理搭配饮食,多吃蔬菜、水果,禁食肥甘、辛辣和海腥发物类饮食;保持大便通畅。可选用赤小豆粥:先煮赤小豆 30 g 至熟,再加入白米 50 g 煮粥,或赤小豆浸泡半日后用糯米煮粥服用。

③情志护理:因湿疹瘙痒无休,病人心烦、易怒、易躁。医护人员对病人要做耐心细致的解释工作,让病人积极配合治疗。

④药物方法:可用苦参、黄柏、地肤子、荆芥、野菊花各 10 g 煎水温洗,再用青黛散麻油调搽;亦可用黄连软膏外搽。

⑤针灸方法:针刺合谷、阴泉、大椎、丰隆穴,以清热疏风利湿止痒。也可在睡前用梅花针叩打风池、百会、四神聪穴,以镇静安神止痒。

2.脾虚湿蕴

(1)证候表现:发病较缓,皮损潮红,瘙痒,抓后糜烂渗出,可见鳞屑,伴有纳少,神疲,腹胀,便溏溲干,面色萎黄。舌淡胖,苔白腻,脉弦缓。

(2)护治法则:清热化湿,健脾止痒(代表方:消风导赤散)。

(3)施护要点。

①生活护理:保持室内清洁和适宜的温、湿度;注意皮肤卫生,避免刺激搔抓;保持床铺清洁,渗出较多者,要勤换床单、衣被;剧痒影响休息者,睡前服用镇静剂、止痒剂或针灸镇静

止痒。

②饮食调护:饮食宜清淡、易消化,多食蔬菜、水果,忌食辛辣及海腥发物等;注意发现能加重或诱发本病的食物,并避免再食用;选用赤小豆薏米粥:先用砂锅煮赤小豆 30 g 至烂,再加入薏苡仁 50 g 煮粥服用。

③情志护理:反复瘙痒给病人带来烦恼,导致情绪起伏不定。护理人员应主动向病人讲解本病的有关知识,如常见诱因、饮食禁忌、服药的方法、皮肤护理等,稳定病人的情绪,避免恼怒,增强病人治疗疾病的信心。

④药物方法:选用三黄洗剂或黄柏霜。糜烂渗出时,可用鲜马齿苋、鲜蒲公英、鲜紫花地丁、金银花、野菊花等任选一种,煎水湿敷。

⑤针灸方法:剧痒难以入睡时,可针刺合谷、曲池、神门等穴。

3.血虚风燥

(1)证候表现:病程日久,皮损色暗或色素沉着,剧痒,或皮损粗糙肥厚,呈苔藓样变。伴头昏乏力,腰酸肢软,口干不欲饮,纳差腹胀。舌淡,苔白,脉细弦。

(2)护治法则:养血祛风,清热利湿(代表方:四物汤合萆薢渗湿汤)。

(3)施护要点。

①生活护理:保持室内清洁,温、湿度适宜。注意个人卫生,穿着轻软棉质舒适衣裤。注意保持大便通畅。

②饮食调护:饮食宜清淡、易消化,多食蔬菜、水果,忌食辛辣及海腥发物等。可选用桑葚百合汤:将桑葚 15 g、百合 15 g、红枣 5 枚、青果 10 g 加水适量煎汤饮用。

③情志护理:由于病情反复发作,病人易产生急躁、忧虑心情,应多安慰病人,稳定情绪,解除病人思想顾虑,避免精神紧张,增强治愈疾病的信心。

④药物方法:可选用各种软膏剂、乳剂外搽,如青黛膏、5%硫黄软膏、5%～10%复方松馏油软膏、2%冰片软膏、10%～20%黑豆馏油软膏等。

⑤针灸方法:取合谷、曲池、血海、三阴交、大椎、足三里等穴,用平补平泻法,或用艾条烟熏患处止痒。

二、瘾疹

瘾疹是以皮肤出现鲜红色或苍白色风团,瘙痒剧烈,堆累成片,发无定处,时隐时现,退后不留痕迹为特征的过敏性皮肤病。

现代医学中的荨麻疹可按本病辨证施护。

【病因病机】

1.禀赋不对

素体先天不足,不耐鱼腥辛辣等食物之刺激,而致皮肤发疹瘙痒。

2.饮食失节

饮食不节，脾湿内生，复感风邪，风湿相搏于肌肤而发病。

3.情志失调

喜怒忧思失宜，导致心情郁闷，内灼血液，血热生风而发病。

4.六淫所伤

风、寒、湿邪侵袭皮腠，营卫失和，邪郁于肌表不出，从而致发本病。

【辨证施护】

1.风热犯表

(1)证候表现：风团色赤，遇热则加重，遇冷则减轻，多夏季发病。舌质红，苔薄黄，脉浮数。

(2)护治法则：疏风，清热，利湿(代表方：消风散)。

(3)施护要点。

①生活护理：保持室内温、湿度适宜，空气清新、流通。尽量避免搔抓，忌用热水或有刺激性的溶液洗浴，勿穿用化纤类内衣。

②饮食调护：饮食宜清淡，多饮水，多吃新鲜蔬菜、水果，以乌梅、柑、西瓜、冬瓜、苦瓜等清热之品为宜。

③情志护理：由于皮肤瘙痒，病人易烦躁、易怒，医护人员要有耐心，多给病人讲解有关本病发生及预防的知识，让病人对治疗充满信心，保持心情愉快，积极配合治疗，促进疾病早愈。

④药物方法：皮疹处用青蒿、滑石研末外用。皮疹剧痒者，局部可用止痒酊或1%薄荷油、冰片霜外搽；芒硝30 g，白矾30 g，开水溶化后洗疹，日数次。

⑤针灸方法：针刺曲池、足三里、三阴交、血海、风市、内关等穴，留针15～20 min；配合刺络拔罐，大椎常规消毒后，用三棱针点刺3～5点放血，用大号玻璃罐拔之。

2.风寒束表

(1)证候表现：疹块色白，瘙痒，遇冷风则加剧，遇热则减轻，冬季多发。舌苔薄白，脉浮紧或迟数。

(2)护治法则：祛风散寒，调和营卫(代表方：麻黄桂枝汤)。

(3)施护要点。

①生活护理：风寒束表在冬季多发，应注意保暖，避免受凉和接触冷水；注意皮肤清洁卫生，不穿化纤类内衣。

②饮食调护：饮食以清淡、易消化为宜，不宜过饱，可给予流质或半流质，忌食生冷，宜服热食；可服姜糖水或姜枣茶以疏风散寒。

③药物方法：皮疹剧痒者，局部可用止痒酊或1%薄荷油、冰片霜外搽；亦可用芒硝30 g、白矾30 g，开水溶化后洗疹，日数次。

3.胃肠湿热

(1)证候表现：发疹时伴有脘腹疼痛，偶尔恶心呕吐。神疲纳呆，发热，瘙痒，小便短赤，大便秘结。舌红，苔黄腻，脉滑数。

(2)护治法则：祛风解表，通里泻热(代表方：防风通圣散)。

(3)施护要点。

①生活护理：保持室内温、湿度适宜，避免潮湿；不穿化纤类内衣。

②饮食调护：饮食宜清淡，多食蔬菜、水果，禁食鱼、虾、酒、羊肉等辛辣刺激食物和鱼腥发物。可饮赤小豆、绿豆汤。禁食能引起过敏的食物。

③针灸方法：取穴足三里、三阴交、中脘、大都，以建中养血、清营止痒。

4.血虚风燥

(1)证候表现：风团反复发作，常迁延数月或数年不愈，瘙痒剧烈，寝食不安，劳累后发作或加重，伴有神疲乏力。舌质淡，苔薄，脉濡细。

(2)护治法则：养血祛风除湿(代表方：当归饮子)。

(3)施护要点。

①生活护理：生活要有规律，避免劳累及情绪激动。午后或夜间瘙痒加剧不能入睡时，可适当给予镇静剂或针刺止痒。

②饮食调护：多食新鲜蔬菜和大枣、核桃、桂圆、冰糖、梨等益阴养血之品。

③情志护理：皮疹多反复发作、迁延不愈，应使病人避免忧虑、烦躁，保持愉快心情，积极配合治疗。

④药物方法：芒硝 30 g，白矾 30 g，开水溶化后洗疹，日数次；荆芥穗 30 g，捣碎炒热，装布袋内擦患处。

⑤针灸方法：温灸足三里，每次 15～20 min，2 次/d。

三、白疕

白疕是一种皮损状如松皮，形如疹疥，搔起白皮的红斑鳞屑性皮肤病。亦称疕风、松皮癣。其特点是皮损覆盖有多层银白色鳞屑，抓去鳞屑可见点状出血，病程长，病情变化多，时轻时重，不易根治。

【病因病机】

本病多因情志内伤，气机壅滞，郁久化火，心火亢盛，毒热伏于营血；或因饮食失节，过食腥发动风之品，脾胃失和，气机不畅，郁久化热，复感风热毒邪而发病。若病久或反复发作，阴血被耗，气血失和，化燥生风或经脉阻滞，以致气血凝结，肌肤失养。

【辨证施护】

1.风热血燥

(1)证候表现：皮损鲜红，皮疹不断出现，红斑增多，刮去鳞屑可见发亮薄膜，点状出血。伴心烦，口渴，便秘，尿黄。舌红，苔黄或腻，脉弦滑或数。

(2)护治法则：清热解毒，凉血活血，祛风润燥(代表方：抗银片)。

(3)施护要点。

①饮食调护:可选用茯苓槐花粥。以水煮生槐花 15 g,土茯苓 30 g,去渣再与粳米 50 g,红糖适量煮成粥服用。若便秘者用番泻叶代茶饮。

②情志护理:保持生活有规律和心情舒畅,避免忧虑急躁,防止搔抓、外伤或其他不良刺激。

③药物方法:选用浓度低、性质温和的药膏,如黄连膏、润肌膏,亦可选用侧柏叶 10 g,薄荷 15 g 煎水外洗。

④针灸方法:取皮损局部阿是穴,按艾炷隔蒜泥灸法:取大蒜适量去皮,捣如泥膏状,敷于患处,厚约0.3 cm,上置艾炷点燃施灸,艾炷如蚕豆大或枣核大,以灸至局部热痒灼痛不可忍受为度。

2.血虚风燥

(1)证候表现:皮损色淡,部分消退,鳞屑较多。伴口干,便干。舌淡红,苔薄白,脉细缓。

(2)护治法则:养血、滋阴、润肤(代表方:青黛丸)。

(3)施护要点。

①饮食调护:选用乌梅膏。将乌梅加水适量煎煮,去核,浓缩成膏,装瓶贮存,加白糖调味服。

②药物方法:可用止痒合剂外搽。

3.瘀滞肌肤

(1)证候表现:皮损肥厚浸润,颜色暗红,经久不退。舌紫黯或有瘀斑、瘀点,脉涩或细缓。

(2)护治法则:活血化瘀行气(代表方:抗银片、雷公藤甙片)。

(3)施护要点。

①饮食调护:选用桂花薏米粥。将桂花 3 g,牛膝、杜仲各 15 g 同放锅内加水适量煎煮,去渣取药汁,用药汁煮薏苡仁 30 g 成粥。食用前加白糖调服。

②药物方法:选用 5%～10%硫磺软膏、雄黄膏外搽,亦可用牛皮癣膏或肤疾宁外贴。

四、粉刺

面生丘疹如刺,可挤出白色碎米样粉汁,故名粉刺。本病好发于青春发育期的男女,成年后的男子也可发病。

【病因病机】

(1)肺热血热:面鼻属肺,丘疹色红,乃肺热熏蒸,血热蕴阻肌肤。

(2)肠胃蕴热:由于过食辛辣油腻之品,生湿生热,结于肠内,不能下达,反而上逆,阻于肌肤而成。

(3)脾气不健,运化失调,水湿内停,日久成痰,湿郁化热,湿热夹痰,凝滞肌肤所致。

(4)腠理不密,外涂化妆品刺激皮肤等是本病的诱因。

【辨证施护】

1.肺经风热

(1)证候表现:丘疹色红,或有痒痛。舌红,苔薄黄,脉浮数。

(2)护治法则:清肺散风(代表方:枇杷清肺饮)。

(3)施护要点。

①皮肤护理:保持皮肤清洁,经常用硫黄肥皂洗涤颜面。不宜用碱性太大的药皂,以免发生刺激。禁止用手挤压皮疹。

②饮食调护:多吃新鲜蔬菜和水果,忌食油腻及辛辣食物。

③情志护理:避免急躁、焦虑情绪,保持心情愉快,注意劳逸结合。

2.湿热蕴结

(1)证候表现:皮疹红肿疼痛,或有脓疱,伴口臭,便秘,尿黄。舌红,苔黄腻,脉滑数。

(2)护治法则:清热化湿(代表方:枇杷清肺饮合黄连解毒汤)。

(3)施护要点。

①皮肤护理:注意个人卫生,保持局部皮肤的清洁。避免用刺激性大的肥皂及化妆品、护肤品等。

②饮食调护:不食或少食油腻、辛辣及糖类食品,多吃新鲜蔬菜及水果,保持大便通畅。

3.痰湿凝结

(1)证候表现:皮疹结成囊肿,或有纳呆,便溏。舌淡胖,苔薄,脉滑。

(2)护治法则:化痰健脾渗湿(代表方:海藻玉壶汤合参苓白术散)。

(3)施护要点。

①皮肤护理:病变部位应注意清洁,以防止感染。禁止用手挤压。

②饮食调护:饮食宜清淡、易消化,可给予流质或半流质饮食。

第三章　妇科病证诊疗

第一节　阴道炎

一、概述

阴道炎是阴道黏膜及黏膜下结缔组织的炎症，是妇科门诊常见的疾病。正常健康妇女，由于解剖学及生物化学特点，阴道对病原体的侵入有自然防御功能，当阴道的自然防御功能遭到破坏，则病原体易于侵入，导致阴道炎症。幼女及绝经后妇女由于雌激素缺乏，阴道上皮薄，细胞内糖原含量减少，阴道 pH 高达 7 左右，故阴道抵抗力低下，比青春期及育龄期女性更易受感染。阴道炎临床上以白带的性状发生改变以及外阴瘙痒灼痛为主要临床特点，性交痛也常见，感染累及尿道时，可有尿痛、尿急等症状。

常见的阴道炎有细菌性阴道炎、滴虫性阴道炎、外阴阴道假丝酵母菌病、老年性阴道炎。有学者等曾对 1181 例阴道炎进行研究，发现 41%为细菌性，27%为假丝酵母菌病，24%为滴虫性。老年性阴道炎发生于绝经以后、卵巢切除者或盆腔放射治疗后，其发病率据报道高达 98.5%。

阴道炎主要属于中医的“带下”“阴痒”的范畴。

二、辨证论治

(一)细菌性阴道炎

1.肝肾阴虚

主证：阴道干涩灼热或疼痛，潮红，带下量少或量多，色黄或淡红或赤白相间，质稀如水或黏稠，伴心烦少寐，手足心热，咽干口燥，腰酸耳鸣，或头晕眼花，烘热汗出，小便黄少或短赤涩痛，舌红少苔而干，脉细数。

治法：滋阴清热。

例方:知柏地黄汤(《小儿药证直诀》)加减。

用药:盐知母,盐黄柏,熟地黄,山药,山茱萸,茯苓,牡丹皮,泽泻。

加减:若头晕耳鸣、心烦,宜加鳖甲、龟甲胶以滋阴潜阳;若神疲、纳差、便溏,宜加人参、白术以健脾益气。

2.肝郁脾湿

主证:阴部胀痛或灼热,甚者痛连少腹、乳房,带下量多、色黄、质稠或有臭气,伴烦躁易怒,胸闷太息,口苦,纳差,舌红,苔薄白腻或黄腻,脉弦滑数。

治法:疏肝清热,健脾除湿。

例方:丹栀逍遥散(《太平惠民和剂局方》)加减。

用药:牡丹皮,栀子,当归,白芍,柴胡,白术,薄荷,甘草,车前子,茵陈。

加减:若伴大便溏薄,可加益智仁、怀山药以健脾止泻;带下黄稠味臭者,可加黄柏、金银花、连翘以燥湿清热解毒;胸闷纳呆者,加豆蔻、砂仁以醒脾化湿。

3.湿热下注

主证:带下量多,色黄,质黏稠,有臭气,阴道肿痛,潮红或有溃疡,尿黄或尿频、涩痛,口腻,纳呆,舌红,苔黄腻,脉滑数。

治法:清热利湿。

例方:龙胆泻肝汤(《医宗金鉴》)加减。

用药:龙胆草,栀子,茯苓,车前子,泽泻,生地黄,当归,甘草,柴胡。

加减:热盛伤阴出现口干、便结等症状者,去燥热之柴胡,加大生地黄用量,加白茅根、芦根以清热养阴生津;湿热蕴毒,阴道肿痛,带下腥臭者,可加金银花、连翘、野菊花等以清热解毒。

(二)滴虫性阴道炎

1.湿热下注

主证:带下量多、色黄、质稠或如泡沫状,其气腥臭,镜检可见滴虫,阴部灼热瘙痒,尿黄,大便溏而不爽,口腻而臭,舌质偏红,苔黄厚腻,脉滑数。

治法:清热利湿,杀虫止痒。

例方:四妙散(《验方新编》)加减。

用药:苍术,黄柏,薏苡仁,牛膝,白鲜皮,百部。

加减:伴见尿黄、尿痛、排尿淋漓不尽者,可加车前子、瞿麦以利湿通淋。

2.肝经湿热

主证:带下量多,色黄或黄绿如脓,质稠,如泡沫状,气味腥臭。头晕目胀,心烦口苦,胸胁、少腹胀痛,阴部瘙痒灼痛,尿黄便结,苔黄,脉弦数。

治法:泻肝清热,除湿杀虫。

例方:龙胆泻肝汤(《医宗金鉴》)加减。

用药:龙胆草,生地黄,当归,柴胡,甘草,泽泻,车前子,黄芩,栀子。

加减：热邪炽盛，大便干结者，可加大黄以泻热通便；口苦心烦，带下黏腻色黄味臭者，可加黄连、黄柏以清泻中下焦之热。

3.湿毒

主证：带下量多、色黄、如脓，混杂血丝，或浑浊如泔，夹下脓血，臭秽，阴痒，阴中灼热，小便短赤、涩痛，心烦口渴，或小腹胀痛，或兼身热，舌红苔黄，脉滑数。本证常见于滴虫性阴道炎之重症或合并其他病菌感染者。

治法：清热解毒，除湿祛邪。

例方：萆薢渗湿汤（《疡科心得集》）加减。

用药：萆薢，薏苡仁，黄柏，赤茯苓，牡丹皮，泽泻，滑石，百部，贯众。

加减：治疗过程中，若湿热未尽者禁用收涩止带之品，如乌贼骨、金樱子等，以免留邪；只纯清利，使湿去热清则带自止。用药时还应根据湿与热的偏盛，治疗亦有所不同，热盛者以清热为主，湿盛者则以利湿为主。若湿毒蕴热，热邪炽盛致身热，甚至寒战者，加用金银花、野菊花、蒲公英、紫花地丁等以清热解毒；阴中灼痛，小腹胀痛者用延胡索、香附以理气止痛。

（三）外阴阴道假丝酵母菌病

1.湿浊蕴结

主证：阴痒，坐卧不安，心烦失眠，带下量多或少，如豆渣样，色白或淡黄，脘腹胀满，舌质正常，苔薄白腻，脉濡缓。

治法：利湿，杀虫止痒。

例方：萆薢分清饮（《医学心悟》）加减。

用药：萆薢，石菖蒲，黄柏，茯苓，白术，丹参，车前子，鹤虱，白鲜皮，贯众。

加减：若兼神疲乏力，气短懒言，舌淡胖等脾虚之证者，加山药、太子参以健脾。

2.阴虚夹湿

主证：带下量或多或少，豆渣样或水样，或夹有血丝，阴痒或灼痛，反复发作，伴五心烦热，夜寐不安，口干不欲饮，尿赤涩频数，舌红，少苔或舌中根部有黄腻苔，少津，脉细数。

治法：滋阴清热，杀虫除湿。

例方：子淋汤（《女科正宗》）加减。

用药：生地黄，阿胶（烊化），黄芩，栀子，甘草，鹤虱，白鲜皮。

加减：若带下色赤，可加牡丹皮以凉血止血；五心烦热者，可加竹叶以清心火。

本病轻症者可单用外治法即能收效，待经净后宜巩固治疗，治疗期间应注意换洗内裤，防止反复感染。

（四）老年性阴道炎

1.肝肾阴虚

主证：带下色黄或赤，清稀如水或稠，量常不多，阴中灼热、疼痛、瘙痒、干涩，头晕，耳鸣，心烦易怒，腰膝酸软，咽干口燥，舌红，少苔，脉细数。

治法：滋补肝肾，清热止带。

例方：知柏地黄丸(《小儿药证直诀》)。

用药：熟地黄，山药，山茱萸，茯苓，牡丹皮，泽泻，黄柏，知母。

加减：若烘热汗出形寒，为阴阳两虚，加仙茅、淫羊藿以温补肾阳，阴阳并治；若心悸失眠烦躁，为心肾不交，加柏子仁、五味子以宁心安神；若带下量多不止者，加煅牡蛎(先煎)、芡实、莲须以固涩止带。

2.湿热下注

主证：带下量或多或少，色黄或黄赤，有臭味，有时为脓带，阴痒灼热，口苦口干，尿黄，苔黄腻，脉细滑或细弦。

治法：清热利湿止带。

例方：止带方(《世补斋》)加减。

用药：猪苓，车前子(包煎)，泽泻，茵陈，赤芍，黄柏，栀子，薏苡仁。

加减：若湿毒壅盛，阴道或宫腔积脓，身热者，宜加野菊花、蒲公英、紫花地丁、龙葵、败酱草以加强清热解毒之功。

三、单验方

(1)蛇床子 30 g，五倍子、花椒、白矾各 10 g，苦参 15 g，凤眼草 15 g，煎汤，洗阴部，2 次/d 或 3 次，用于湿热型。

(2)鹤虱 30 g，苦参 12 g，威灵仙 12 g，当归 12 g，蛇床子 12 g，狼毒 10 g，薄荷(后下)3 g，煎汤外洗，每晚 1 次。用于湿热型。

(3)苍术、黄柏、怀牛膝各 10 g，苦参 9 g，鱼腥草 30 g。煎水熏洗。用于湿热下注型。

(4)黄连、黄柏、片姜黄各 5 g，当归 9 g，金银花 15 g。焙干研末，用羊毛脂调敷成膏，以带线药棉球蘸药膏，纳入后穹窿部，每日 1 次，7～10 次为 1 个疗程，用于带下黄者。

(5)苦参 30 g，蚤休、黄柏、鹤虱各 15 g，土茯苓 20 g，生甘草 10 g，煎水坐浴。用于湿毒型。

四、中成药

1.龙胆泻肝丸

组成：龙胆草，黄芩，栀子，泽泻，木通，车前子，生地黄，当归，柴胡，甘草。

主治：清肝胆，利湿热。可用于湿热下注型细菌性阴道炎。

用法：口服，1 次 3～6 g，2 次/d。

规格：丸剂，每 100 粒重 6 g。

龙胆泻肝丸(大蜜丸)：口服，每次 1～2 丸，2 次/d。龙胆泻肝丸(浓缩丸)：口服，每次8 丸，2 次/d。龙胆泻肝颗粒(冲剂)：开水冲服，每次 6 g，2 次/d，糖尿病患者不宜。龙胆泻肝口服液：口服，每次 1 支，3 次/d，糖尿病患者不宜。龙胆泻肝片：口服，每次 4～6 片，2 次/d 或 3 次。

2.白带丸

组成：黄柏（酒炒），椿皮，白芍，当归，香附（醋制）。

主治：清湿热，止带下。可用于湿浊下注之细菌性阴道炎者。

用法：口服，1 次 6 g，2 次/d。

规格：每瓶装 60 g，丸剂。

3.加味（丹栀）逍遥丸

组成：柴胡，白芍，当归，白术（麸炒），牡丹皮，栀子（姜炙），茯苓，甘草，薄荷，生姜。

主治：疏肝清热，健脾养血。可用于属肝郁脾虚之细菌性阴道炎者。

用法：口服，1 次 6～9 g，2 次/d。

规格：水丸。每 100 粒重约 6 g，每袋装 6 g，9 g，18 g。

第二节　子宫颈炎

一、概述

子宫颈炎是生育年龄妇女的常见病。临床分急性和慢性两种，以慢性子宫颈炎为多见。急性子宫颈炎多因分娩、流产或手术损伤宫颈，病原体乘机侵入引起感染后而发生，临床表现为白带增多，常呈脓性，伴下腹部及腰骶部坠痛，可有膀胱刺激症状、发热等。妇科检查可见宫颈充血和水肿，有脓性分泌物自宫颈口流出，颈管内膜外翻，触痛，严重时组织坏死、破溃。慢性子宫颈炎多由急性子宫颈炎转变而来。其局部病理改变包括子宫颈糜烂、宫颈肥大、宫颈息肉、宫颈腺囊肿、宫颈黏膜炎。临床表现为白带增多，呈乳白色黏液或淡黄色脓性，可有血性白带或性交后出血。

因本病以带下增多为特征，故相当于中医学“带下病”之范畴。“带下病”一名首见于隋代《诸病源候论》。清代《傅青主女科》则论述了其病因病机，认为“带下俱是湿症”，湿邪是其主要病因。《女科经纶》进一步论曰：“带下如鸡子清者，脾肾虚极也。”指出其湿邪源于脾肾两虚，脾虚失运，水湿内停。其病主要因湿邪蕴结，影响任带，以致带脉失约，任脉不固而致病。

二、辨证论治

（一）急性子宫颈炎

1.湿热

主证：带下量多，多黄或黄绿，质黏腻或脓稠，有异味，伴有口苦、胸闷、纳差、心烦易怒，外阴瘙痒,舌苔黄腻或黄厚,脉弦滑或滑数。

治法:清利湿热。

例方:龙胆泻肝汤(《医宗金鉴》)加减。

用药:龙胆草,炒栀子,黄芩,车前子,川木通,泽泻,生地黄,当归,牡丹皮,赤芍,生甘草,柴胡。

加减:外阴瘙痒明显,加白鲜皮、蛇床子、苦参燥湿止痒。

2.毒热

主证:带下量多,或赤白相兼,或五色杂下,质多黏腻,或呈脓性,臭秽难闻,小腹作痛,烦热口干,午后尤甚,大便干结,小便黄少,舌红,苔黄而干,脉数。

治法:清热解毒。

例方:五味消毒饮(《医宗金鉴》)加减。

用药:蒲公英,金银花,野菊花,紫花地丁,天葵子,白花蛇舌草,牡丹皮,赤芍,白茅根,竹叶。

加减:大便秘结者,加大黄泻热通腹。

(二)慢性子宫颈炎

1.脾虚湿盛

主证:带下量多,色淡,质稀,连绵不断,气味不大,面色萎黄,疲倦乏力,纳差便溏,舌淡嫩或胖,苔白或腻,脉细缓或细滑。

治法:健脾益气,升阳除湿。

例方:完带汤(《傅青主女科》)加减。

用药:人参,白术,白芍,山药,苍术,陈皮,柴胡,荆芥,车前子(包),甘草。

加减:气虚重者,加黄芪;寒凝重而有腹痛者加香附、艾叶;纳差食少者加砂仁(后下)、厚朴。

2.肾阳虚衰

主证:带下清冷,量多,质稀不断,腰酸如折,小腹冷痛,小便频数,大便溏薄,舌淡,苔薄白,脉沉迟。

治法:温肾培元,固涩止带。

例方:内补丸(《女科切要》)加减。

用药:鹿茸,菟丝子,沙苑子,蒺藜,黄芪,肉桂,桑螵蛸,肉苁蓉,制附子,紫菀。

加减:大便溏薄者,去肉苁蓉,加补骨脂、肉豆蔻;小便清长或夜尿频多者,加覆盆子、益智仁。

3.阴虚夹湿

主证:带下量多,色黄或夹血,质稠厚有气味,阴部瘙痒,腰酸腿软,耳鸣目眩,五心烦热,或烘热汗出,咽燥口干,失眠多梦,舌红或淡红,苔薄少津或黄而腻,脉细数。

治法：滋阴益肾，清利湿热。

例方：知柏地黄丸（《小儿药证直诀》）加减。

用药：熟地黄，山茱萸，山药，泽泻，茯苓，牡丹皮，知母，黄柏。

加减：头晕目眩者，加女贞子、墨旱莲、杭菊花、钩藤；咽燥口干较重者，加沙参、麦冬；五心烦热者，加地骨皮、银柴胡；失眠多梦者，加酸枣仁、柏子仁。

4.湿热下注

主证：带下量多，色黄或呈脓状，质黏稠，气味臭秽，阴部瘙痒，小腹坠痛，胸闷纳差，口苦口腻，小便黄赤，舌红，苔黄腻，脉滑数。

治法：清热凉血，利湿止带。

例方：止带方（《世补斋》）加减。

用药：猪苓，茯苓，车前子（包），泽泻，茵陈，赤芍，牡丹皮，黄柏，栀子，牛膝。

加减：腹部坠痛者，加川楝子、延胡索；带下臭秽较重者，加土茯苓、苦参。

三、单验方

（1）马齿苋车前草汤：马齿苋、车前草各 30 g。加水 300 mL 浸泡 10 min，煎汤代茶饮，可连服。功能清热利湿。适用于湿热蕴盛型急性子宫颈炎。

（2）地肤子、苍耳子、蛇床子、苦参各等份，水煎过滤后坐浴。1 次/d，10 天为 1 个疗程。经期停用。

（3）枯矾、儿茶、五倍子、白及、硇砂、冰片，合研细末，每 5 日局部上药 1 次，5 次为 1 个疗程。经期停用。

（4）白果 1～2 个，放于鸡蛋内，糊口蒸熟后食用。2 次/d，10 天为 1 个疗程。

四、中成药

1.茸坤丸

组成：鹿茸，白术（土炒），香附（制），白芍（酒炒），黄芩（酒制），熟地黄，紫苏，生地黄，阿胶（炒），沉香，化橘红，益母草（酒制），琥珀，川牛膝，木香，党参，乌药（制），川芎（制），当归（制），茯苓，砂仁，甘草（蜜炙）。

主治：调经养血，理气止带。用于脾肾亏虚之子宫颈炎。

用法：口服，1 次 1～2 丸，1 次/d 或 2 次/d。

规格：每丸重 6 g。

2.温经白带丸

组成：鹿角霜（醋炒），白术（土炒），茯苓，牡蛎（煅），陈皮（制），苍术（麸炒），柴胡，赤芍，莲须，黄柏（盐炒），车前子（炒），龙骨（煅）。

主治：温经散寒，祛湿，固涩止带。

用法：口服，1次6～9 g，2次/d。

规格：每10丸重约1 g。

3.抗宫炎片

组成：广东紫珠，益母草，乌药干浸膏。

主治：清湿热，止带下。用于湿热带下之子宫颈炎。

用法：口服。1次6片，3次/d。

规格：100片/瓶。

第三节　子宫肌瘤

一、概述

子宫肌瘤是女性生殖器官中最常见的良性肿瘤。子宫肌瘤多见于30～50岁妇女，以40～50岁最多见。据大量尸体解剖发现，30岁以上妇女约20%患有子宫肌瘤。子宫肌瘤可以生长在子宫任何部位，绝大多数生长于肌组织丰富的子宫体部，称子宫体肌瘤；少数发生于子宫颈称子宫颈肌瘤。子宫体肌瘤又分为：①肌壁间肌瘤，占60%～70%；②浆膜下肌瘤，占20%～30%；③黏膜下肌瘤，约占10%，还有生长于子宫侧壁的阔韧带肌瘤。肌瘤可以是单个，但常为多个，其数目往往多少不一，有报道在一个子宫上取出225个肌瘤。肌瘤大小差别极为悬殊，小的直径仅在1cm以下，甚至在显微镜下才能发现，大的可达数十千克。子宫肌瘤的临床表现常随肌瘤生长部位、大小、生长速度、有无继发变性及合并症等而异，临床上不少患者无症状，仅于盆腔检查时偶被发现，有20%～50%的子宫肌瘤常见症状是子宫异常出血、腹部包块、疼痛、邻近器官压迫症状、白带增多、不孕、继发贫血等。

子宫肌瘤属于中医学"症瘕"范畴，《素问·骨空论》及《灵枢·水胀》篇中有"症聚""肠覃""石症"等症瘕疾患的较早记载。后世的中医书中，又有比较详细的记载，《景岳全书·妇人规》载有"瘀血留之作症，推妇人有之其证……总由血动之时，余血未净，而一有所逆，则留滞日积，而渐以成症矣。"症者，坚硬不移，痛有定处；瘕者，推之可移，痛无定处，大抵症属血病，瘕属气病，彼此密切相连，难于分割。中医学认为，本病的形成，多与正气虚弱，气血失调有关，常以气滞血瘀，痰湿内阻等因素结聚而成。且正气虚弱为形成本病的主要病机，一旦形成，邪气愈甚，正气愈伤，故后期则形成正气虚，邪气实，虚实错杂之痼疾。根据本病气血失调的特点，治疗时应辨清在气、在血，新病还是久病的不同。病在气则理气行滞为主，佐以理血；病在血则活血破瘀散结为主，佐以理气。新病正气尚盛，可攻可破；久病正衰，宜攻补兼施。大凡攻伐，宜"衰其大半而止"，不可猛攻峻伐，以免损伤元气。

二、辨证论治

1.气滞血瘀

主证:胞中有积块,较硬,月经量多,经期延长,经色紫黯、有块,小腹胀痛,血块下后痛减,经前乳房胀痛,胸胁胀闷,舌质紫黯或有瘀斑、瘀点,苔薄白,脉弦或弦涩。

治法:行气活血,化瘀消症。

例方:膈下逐瘀汤(《医林改错》)加减。

用药:当归,川芎,赤芍,枳壳,桃仁,红花,制香附,三棱,莪术,夏枯草,生牡蛎(先煎),炙甘草。

加减:若月经过多,加益母草,三七粉(分冲)、花蕊石祛瘀止血;乳房胀痛甚者,加郁金、橘络疏肝理气,通络消胀。

2.寒凝血瘀

主证:胞中积块坚硬,固定不移,小腹冷痛拒按,得温痛减,经期延后,或经期延长,畏寒,四肢不温,舌紫黯或边有瘀点,苔白,脉沉紧。

治法:温经散寒,化瘀消症。

例方:桂枝茯苓丸(《金匮要略》)加味。

用药:桂枝,茯苓,牡丹皮,赤芍,桃仁,三棱,莪术,海藻,昆布,炒小茴香,吴茱萸。

加减:小腹疼痛剧烈,可加延胡索、姜黄行气活血止痛;若积块牢者,加鳖甲、穿山甲软坚散结,化瘀消症。

3.气虚血瘀

主证:下腹部胞中有结块,经期、经后小腹疼痛拒按,月经量或多或少,神疲乏力,气短懒言,食少便溏,舌淡黯或有瘀斑瘀点,苔薄白,脉细涩。

治法:益气活血,祛瘀消症。

例方:益气消症汤(经验方)。

用药:党参,炙黄芪,炙甘草,当归,赤芍,丹参,三棱,莪术,水蛭,延胡索。

加减:若月经量多,去三棱、莪术、水蛭,加益母草、升麻炭、乌贼骨、艾叶升阳固冲止血。

4.痰瘀互结

主证:胞宫有结块,多年不孕,形体肥胖,月经后期或量少,带下量多、色白、质黏、不臭,头晕心悸,胸闷泛恶,倦怠乏力,舌黯,苔白腻,脉沉滑。

治法:理气化痰,化瘀散结。

例方:开郁二陈汤(《万氏女科》)加减。

用药:制半夏,茯苓,陈皮,制香附,川芎,苍术,白术,三棱,莪术,木香,夏枯草,海藻,昆布。

加减:月经后期或经闭者,加当归、川芎、鹿角片、淫羊藿、巴戟天温肾养血调经。

5.瘀血内停，郁而化热

主证：下腹部包块坚硬固定，小腹疼痛拒按，经血量多，经色紫黯夹块或块大而多；或见月经周期紊乱，经期延长或久漏不止，面色晦黯，口干不欲饮，大便干结，舌紫黯有瘀斑、瘀点，或舌下静脉瘀紫，苔厚而干，脉沉涩或沉弦。

治法：活血化瘀，凉血消症散结。

例方：大黄蛰虫丸。

用药：熟大黄，土鳖虫（炒），水蛭（制），桃仁，黄芩，生地黄，白芍，甘草。

加减：若月经过多可酌加炒蒲黄、炒五灵脂、茜草、三七粉等以化瘀止血；出血日久，气随血伤出现气阴两虚之象，可加生脉散（人参，麦冬，五味子）之属以益气养阴。

三、单验方

(1)水蛭胶囊：水蛭去杂质，以清水洗净，自然干燥（切不可用火烘烤，否则药效大失），轧成细粉，装入胶囊，每粒装水蛭粉 0.25 g，每次饭后服 4 粒，3 次/d，连续用药 40 天，配活血化瘀，消症散结之中药内服。

(2)瓦楞子 20～30 g，三棱、莪术各 5～10 g，桂枝 3～6 g，茯苓、桃仁、香附、炙鳖甲各 6～10 g，牡丹皮、赤芍、益母草各 6～12 g。第 1 个月每日 1 剂，第 2、3 个月隔日 1 剂，水煎服，疗程 1～3 个月。

(3)攻坚汤：王不留行 100 g，夏枯草、生牡蛎、苏子各 30 g，海螵蛸 20 g，茜草、丹参 18 g，当归尾 12 g，三棱、莪术各 6 g。每日或隔日 1 剂，水煎 3 次，口服 2 次，30 剂为 1 个疗程。

(4)加味山甲汤：炙穿山甲、当归、赤芍、牡丹皮、制香附、延胡索各 10 g，牡蛎 30 g（先煎），紫花地丁 30 g，川芎 6 g，桂枝 5 g，桑寄生 12 g。体虚者可加用阿胶珠、熟地黄、党参、白术、黄芪。每日 1 剂，早、晚各 1 次，30 剂为 1 个疗程。

(5)消症散：水蛭 150 g，桂枝、瓦楞子、三棱、赤芍、桃仁、茯苓各 30 g，泽泻40 g。均生用，研细末，装入 0.5 g 胶囊。每次 5 粒，饭后服，2 次/d，3 个月为 1 个疗程。经期停服。

四、中成药

1.桂枝茯苓胶囊

组成：桂枝，茯苓，芍药，牡丹皮，桃仁。

主治：通阳行水，化瘀消症。主治血瘀证，尤其是治疗妇科血瘀证；可用于子宫肌瘤属瘀血阻滞型。

用法：口服，1 次 3 粒，3 次/d，饭后服。经期停服，疗程 3 个月，或遵医嘱。

规格：每粒装 0.31 g；10 粒/板×5 板/袋×2 袋/盒，铝塑泡罩。

2.生化汤丸

组成：当归，川芎，桃仁，黑姜，炙甘草。

主治：养血化瘀，祛瘀生新。适用于血瘀型子宫肌瘤。

用法:口服,每次1丸,每日3次,温开水或黄酒送服。

规格:大蜜丸,每丸重9g。

3.大黄䗪虫丸

组成:熟大黄,土鳖虫(炒),水蛭(制),虻虫(去翅足,炒),蛴螬(炒),干漆(煅),桃仁,苦杏仁(炒),黄芩,地黄,白芍,甘草。

主治:活血破瘀,通经消痞。用于瘀血内停,腹部肿块,肌肤甲错,目眶黯黑,潮热羸瘦,经闭不行。

用法:大蜜丸,每丸重3g,每次1～2丸,每日1～3次,口服;小蜜丸,每次3～6g;水蜜丸,每次3g。

规格:每丸3g,每盒10丸。

第四节　子宫颈癌

一、概述

子宫颈癌是女性最常见的恶性肿瘤之一,多见于50岁以上中老年妇女,但近年来发现患者群趋年轻化,最小的患者年仅18岁。宫颈癌是全球妇女恶性肿瘤中仅次于乳腺癌的第二个最常见的恶性肿瘤,在发展中国家妇女中其发病率居第一位。据国际癌症研究中心近年估计,其5年患病例为1558000人,其中100余万在发展中国家,我国每年新病例为13.15万,约占总数的1/3;全世界每年有20多万妇女死于宫颈癌,我国20世纪70年代,宫颈癌的死亡率为9.98/10万,每年死亡人数为5.3万,占女性癌死亡人数的18.4%,仅次于胃癌。由于子宫颈的解剖位置,且有较长期癌前病变,所以宫颈癌得早期发现、早期治疗,存活率较高。宫颈癌早期症状是阴道流血及白带增多。

古籍中无“子宫颈癌”这一病名,属于中医“带下”“崩漏”“症瘕”“五色带”等范畴。此病多因冲任二脉受损或外受湿热、毒邪凝聚,阻塞胞络;或因肝气郁结,疏泄失调,气血凝滞,瘀血蕴结;或脾虚生湿,湿蕴化热,久则成毒,湿毒下注以致身体虚弱,脉络亏损所致。辨证当根据病理诊断分期及出血的量、色、质变化,伴随有腰腿痛,尿频、尿痛、血尿,头昏无力等症。

二、辨证论治

1.肝郁化热

主证:精神抑郁,小腹及胁肋疼痛,月经失调,年老者在断经后,忽然下血,白带量多,小便黄,大便秘结,舌质带紫,苔黄,脉弦滑带数。

治法：疏肝理脾，清利湿热。

例方：疏肝理脾散(经验方)加减。

用药：柴胡，白芍，枳壳，青木香，鲜地锦草，茯苓，三七，贯众，白花蛇舌草，姜厚朴，炒扁豆。

加减：小腹痛者加延胡索、香附以行气止痛；血崩大发者，加炒地榆、蒲黄以凉血止血；漏血者加桃仁、红花以活血止血；白带多者，加乌贼骨、瓦楞子以收敛固带；小便热黄者，加炒山栀子、车前草以清热利尿。

2.血虚肝郁

主证：脸色苍白，精神抑郁，经前腹痛，烦躁不安，白带绵绵不断，常带淡色，有时血多成崩，舌淡唇白，脉虚滑。

治法：养血疏肝，解毒固带。

例方：四物汤(《太平惠民和剂局方》)加味。

用药：柴胡，当归，川芎，白芍，熟地黄，椿皮，白果。

加减：血崩色淡者加阿胶膏以补血止血；子宫颈癌属瘀血Ⅲ期者加果上叶、三七(磨调)、半枝莲以抗癌止血。

3.脾虚毒结

主证：身疲乏力，面足浮肿，毒结于中故白带绵绵不断，有时红白相兼，大便稀溏，胃纳不佳，脘腹痞胀，舌苔厚腻，脉象虚弱。

治法：健脾益气，解毒固带。

例方：益气扶脾散(《寿世保元》)。

用药：西党参，茯苓，白术，陈皮，甘草，三七，墨旱莲，半枝莲，薏苡仁，白花蛇舌草，全蝎。

加减：子宫颈癌属Ⅲ期者，加三七、穿山甲、白石英以活血解毒抗癌。

4.肝肾阴虚

主证：头晕耳鸣，目视昏花，形体消瘦，口干咽燥。心悸少寐，腰膝酸软，手足心热，带下色赤，或阴道下血，甚或暴下不止，宫颈局部呈菜花样，或结节状，表面溃烂出血，面色晦暗，舌红少苔，脉细弦。

治法：滋补肝肾，解毒消瘤。

例方：河车大造丸(《扶寿精方》)加味。

用药：党参，熟地黄，杜仲，天冬，龟甲(先煎)，黄柏，麦冬，茯苓，怀牛膝。

三、单验方

(1)槐蕈 6 g，水煎服，长期服用。

(2)金银花、连翘、沙参各 12 g，蛇床子、熟地黄、生地黄、茯苓、白芍、鹿角胶、党参各 9 g，紫草、薏苡仁各 15 g，败酱草 30 g，甘草 3 g。水煎服，每日 1 剂。

(3)白花蛇舌草、爵床草、马齿苋、白茅根各 15 g，金银花、石斛各 9 g。水煎代茶饮，连服 1

个月为 1 个疗程。

(4)紫草、茜草炭、生龙骨、生牡蛎、海螵蛸各 15 g,当归 12 g,紫石英 30 g,丹参、牡丹皮、枸杞子各 10 g。水煎服。

(5)生白芍 12 g,柴胡、当归、海藻各 6 g,香附、白术、茯苓、昆布各 10 g,蜈蚣 2 条,全蝎 3 g。水煎服,每周 2～3 剂(可随症稍加减)。

四、中成药

1.茸坤丸

组成:鹿茸,白术(土炒),香附(制),白芍(酒炒),黄芩(酒制),熟地黄,紫苏,生地黄,阿胶(炒),沉香,化橘红,益母草(酒制),琥珀,川牛膝,木香,党参,乌药(制),川芎(制),当归(制),茯苓,砂仁,甘草(蜜炙)。

主治:调经养血,理气止带。用于脾肾亏虚之子宫颈癌。

用法:口服,1 次 1～2 丸,每日 1 次或 2 次。

规格:每丸重 6 g。

2.桂枝茯苓胶囊

组成:桂枝,茯苓,芍药,牡丹皮,桃仁。

主治:通阳行水,化瘀消症。主治血瘀证,尤其是治疗妇科血瘀证;可用于子宫颈癌属瘀血阻滞型。

用法:口服,1 次 3 粒,3 次/d,饭后服,经期停服,3 个月为 1 个疗程,或遵嘱。

规格:每粒装 0.31 g;10 粒/板×5 板/袋×2 袋/盒,铝塑泡罩。

3.少腹逐瘀丸

组成:当归,蒲黄,五灵脂(醋炒),赤芍,小茴香(盐炒),延胡索(醋制),没药(炒),川芎,肉桂,炮姜。

主治:活血祛瘀,温经止痛。可用于瘀血阻滞型子宫颈癌。

用法:口服,每服 1 丸,2 次/d,温黄酒送服。孕妇、气虚崩漏者忌服。

规格:每丸重 9 g,9 g×10 丸。

第五节　月经失调

一、概述

月经失调是指月经周期或出血量的异常,或是月经前、经期时的腹痛及全身症状,不是一独立的疾病，育龄妇女大多有月经失调病史，主要见于功能失调性子宫出血，亦可见于慢性盆腔炎、盆腔瘀血症、子宫肌瘤等。中医一般将月经失调称为月经不调，属于月经病的范畴，归纳为月经先期、月经后期、月经先后不定期、经期延长、月经过多、月经过少、经间期出血。崩漏、闭经后面章节介绍。

月经先期：月经周期提前 7 天以上，甚至十余日一行，连续 2 个周期以上者称为“月经先期”。亦称“经期超前”“经行先期”，或“经早”“经水不及期”等。虽以周期异常为主，但常与经量过多并见，进一步可发展为崩漏。

月经后期：月经周期延后 7 天以上，四五十日一至，甚或三五个月一行，连续出现二个周期以上者，称“月经后期”。亦称“经行后期”“经期错后”“经迟”“过期经行”。如仅延后三五天，且无其他不适者，不作月经后期病论。

月经先后无定期：月经周期时或提前，时或错后，超过 7 天，连续出现 3 个周期以上者，称“月经先后无定期”，亦称“经行先后无定期”“经水不定”“经行或前或后”“月经愆期”及“经乱”。

经期延长：月经周期基本正常，行经时间超过 7 天，甚或淋漓半月方净者，称为经期延长，亦称“月水不断”“月水不绝”“经事延长”等。

月经过多：月经周期不变，经量明显增多，称为“月经过多”，又称“经水过多”。亦可与月经先期同时并见。其增多量一般为本人既往月经量的 1 倍以上。

月经过少：月经周期基本正常，经量明显减少，甚或点滴即净；或经期缩短不足 2 天，经量亦少者，称为“月经过少”，亦称“经水涩少”“经量过少”“经行微少”。

经间期出血：月经周期基本正常，在 2 次月经中间，即氤氲之时，出现周期性的阴道出血，称为经间期出血，亦称“排卵期出血”。在中医学文献中没有专论，散在于月经先期、月经量少、经漏、赤白带下等有关记载中。

本病病位在冲任、胞宫，多属肝、脾、肾脏腑功能失常，气血不调，冲任二脉损伤，肾-天癸-冲任-胞宫生殖轴功能失调。具体治法有调理气血，疏肝，健脾，补肾，以达到调固冲任的目的。

二、辨证论治

（一）月经先期

1.气虚

(1)脾气虚。

主证：周期提前，经量增多，色淡，质稀；神疲乏力，小腹空坠；舌淡，脉弱。

治法：补气摄血调经。

例方：补中益气汤(《脾胃论》)。

用药：人参，黄芪，炙甘草，当归，陈皮，升麻，柴胡，白术。

加减：月经期间量多者去当归，加艾叶、阿胶，乌贼骨以止血固摄；经量过少，腰酸，大便溏稀者，去陈皮、升麻、柴胡，加鹿角胶、菟丝子、制附片、杜仲、益智仁以补肾阳；经行不畅，或夹有瘀块者，可酌加茜草、益母草、三七粉以活血化瘀；兼有胁痛、乳房胀痛者，可加栀子疏肝解郁。兼心气虚，可用归脾汤；兼肾气虚，可用归肾丸（熟地黄、山茱萸、山药、茯苓、当归、枸杞子、杜仲、菟丝子）。

(2)肾气虚。

主证：周期提前，经量增多，色淡，质稀；腰膝酸软，头晕耳鸣；舌淡，脉弱。

治法：补肾益气，固冲调经。

例方：固阴煎(《景岳全书》)。

用药：菟丝子，熟地黄，山茱萸，人参，山药，炙甘草，五味子，远志。

加减：腰痛甚者，酌加杜仲、川续断补肾止腰痛；偏肾阴亏者，去人参，加枸杞子、女贞子养阴退热。

2.血热

(1)阳盛血热。

主证：先期，量多，色深红或紫红，质稠；心胸烦躁，面红口干；舌红，苔黄，脉数。

治法：清热凉血调经。

例方：清经散(《傅青主女科》)。

用药：牡丹皮，地骨皮，青蒿，黄柏，熟地黄，白芍，茯苓。

加减：血热盛，生地黄易熟地黄；经量多，去茯苓，加墨旱莲、女贞子、地榆炭；伤阴明显，加玄参、知母、麦冬。

(2)肝郁血热。

主证：先期，量或多或少，色紫红有块；少腹或胸胁或乳房胀痛，心烦易怒；舌红，苔黄，脉弦数。

治法：疏肝清热调经。

例方：丹栀逍遥散(《女科撮要》)。

用药：牡丹皮，栀子，柴胡，芍药，当归，茯苓，白术，甘草。

加减：经量少而有块，加泽兰、益母草；腹痛加延胡索；乳胀甚加青皮、郁金；口苦加黄芩、龙胆草。

(3)虚热。

主证：先期，量或多或少，色红，质稠；手足心热；舌红，脉细数。

治法：养阴清热调经。

例方：两地汤(《傅青主女科》)。

用药：生地黄，地骨皮，玄参，麦冬，阿胶，白芍。

加减：头晕耳鸣者加女贞子、墨旱莲；夜寐不安者加酸枣仁、栀子；月经量少酌加淮山药、枸杞子、何首乌以滋肾生精血。

（二）月经后期

1.血虚

主证：月经延后，量少，色淡，质稀；面色萎黄或苍白无华，头晕眼花，心悸失眠，甚则小腹隐痛，绵绵不止而喜揉按；唇舌淡，苔薄白，脉细弱。

治法：益气补血调经。

例方：归地补血汤（《中医妇科治疗学》）。

用药：当归，熟地黄，枸杞子，山茱萸，桑寄生，鹿角霜，南沙参，白术，香附。

加减：若颧红潮热，五心烦热，酌加牡丹皮、地骨皮、知母之类。若血不养心，症见心悸、失眠者，加夜交藤、五味子或远志、酸枣仁。若久病及肾，兼有腰痛、畏寒、经色黯黑有块的，加艾叶、肉桂、续断。

2.肾虚

主证：周期延后，量少，色黯淡，质清稀；腰膝酸软，头晕耳鸣，面色晦暗，或面部黯斑；舌淡，苔薄，脉沉细。

治法：补肾养血调经。

例方：当归地黄饮（《景岳全书》）。

用药：当归，熟地黄，山茱萸，山药，杜仲，怀牛膝，甘草。

加减：兼溲清便溏者，加补骨脂、白术温肾健脾。

3.血寒

（1）实寒。

主证：经期延后，量少，色黯红有块；小腹冷痛，得热减轻，或面色青白，畏寒肢冷；苔白，脉沉弦或紧。

治法：温经散寒调经。

例方：温经汤（《校注妇人良方》）。

用药：人参，当归，川芎，白芍，肉桂，牡丹皮，甘草，莪术，牛膝。

加减：如经量多，则去莪术、牛膝活血祛瘀之品，酌加炮姜、焦艾叶温经止血。如腹痛拒按，时下血块，加蒲黄、五灵脂以化瘀止痛。

（2）虚寒。

主证：经期延后，量少，色淡红，质稀无块；小腹隐痛，喜温喜按，腰酸无力，小便清长，大便稀溏；舌淡，苔白，脉沉迟或细弱。

治法：扶阳祛寒调经。

例方：艾附暖宫丸（《沈氏尊生书》。

用药：艾叶，香附，当归，续断，吴茱萸，川芎，白芍，黄芪，生地黄，肉桂。

加减：如兼小便清长、便溏者加补骨脂、白术。

4.气滞

主证:月经延后,经量偏少,色正常或黯红有块,排出不畅;精神郁闷,或少腹胀痛,或乳胀胁痛;舌质或见稍黯,舌苔或见薄黄,脉弦或涩。

治法:行气开郁调经。

例方:乌药汤(《景岳全书》)加味。

用药:香附,乌药,木香,当归,甘草,砂仁,延胡索,槟榔,川芎。

加减:气郁化火者加牡丹皮、山栀子;两胁疼痛者加青皮、白芍。

5.痰阻

主证:月经后期,经色淡而呈黏液状,经行前后带下量多;形体肥胖,眩晕心悸,脘闷呕恶,咳吐痰涎,纳呆;舌胖,有齿痕,苔白腻,脉滑利。

治法:健脾化痰调经。

例方:黄连化痰汤(《丹溪心法》)。

用药:半夏,陈皮,黄连,吴茱萸,桃仁。

加减:痰湿化热显著者,加椿白皮、黄柏、鱼腥草之类:呕吐痰涎稀薄清冷者,加石菖蒲、生姜、制附子;经期后延日久,经量少的,加补益冲任之药,如仙茅、淫羊藿,并加理血行血药,如牛膝、红花、泽兰。

(三)月经先后无定期

1.肝气失调

主证:月经周期先后不定,经量或多或少,行而不畅,有块,色正常或紫红;可见经前少腹或乳房胀痛,连及两胁,易烦易怒,时欲叹息;舌质正常或红,苔薄白或薄黄,脉弦或弦数。

治法:疏肝解郁,养血调冲。

例方:逍遥散(《太平惠民和剂局方》)。

用药:柴胡,当归,白芍,白术,茯苓,甘草,煨姜,薄荷。

加减:如见肝郁致瘀之证,症见经血有块,涩滞不畅,小腹胀痛,可酌加丹参、益母草、泽兰叶等以活血化瘀;如见经量多,色红,质稠,口干苦,脉弦数,为肝郁化火之证,可去煨姜、当归等,加丹参、栀子、茜草炭等凉血活血之品。

2.肾气亏虚

主证:经来先后不定,量少色淡,质清稀;伴有精神不振,头晕耳鸣,腰膝酸软,小便清长,或夜尿频多;舌质淡,苔薄白,脉细弱。

治法:补益肾气,调固冲任。

例方:归肾丸(《景岳全书·新方八阵》)。

用药:熟地黄,山药,山茱萸,茯苓,当归,枸杞子,杜仲,菟丝子。

加减:若见小便清长,夜尿频多者可去茯苓加益智仁;月经量少延后者加鸡血藤、牛膝以加强活血行血之功。

(四)经期延长

1.气虚

主证:经血过期不尽,量多,色淡,质稀;神疲乏力,气短懒言,小腹空坠;舌淡,苔薄,脉弱。

治法:补气摄血,固冲调经。

例方:举元煎(《景岳全书》)。

用药:人参,炙黄芪,炙甘草,升麻,白术。

加减:如兼阳气虚者,加肉桂、附子、干姜。

2.阴虚血热

主证:经行时间延长,量少,色鲜红,质稠;咽干口燥,潮热颧红,手足心热,大便燥结;舌质红,苔少,脉细数。

治法:滋阴清热,调经止血。

例方:两地汤(《傅青主女科》)合二至丸(《医方集解》)加味。

用药:生地黄,玄参,地骨皮,麦冬,阿胶,白芍,女贞子,墨旱莲,茜草,乌贼骨,益母草。

加减:若月经量少者,加山药、枸杞子、丹参;若虚火盛者,可酌加黄柏清虚热。

3.湿热蕴结

主证:月经淋漓,过期不净,量少,色黯如败酱,混杂黏液,气味秽臭;腰酸胀痛,平素带下量多,色黄臭秽;舌质正常或偏红,苔黄腻,脉濡数。

治法:清热利湿,止血调经。

例方:四妙丸(《成方便读》)加味。

用药:黄柏,薏苡仁,苍术,怀牛膝,忍冬藤,炒贯众,炒地榆,茜草,益母草。

加减:若带下量多色黄者,加炒荆芥穗、淮山药;若经血气味秽臭者,宜加败酱草、白花蛇舌草。

4.气滞血瘀

主证:经行时间延长,量少或色正常或暗红有块,胸胁、乳房胀痛或小腹胀痛,舌质暗,有瘀点或瘀斑,苔正常或薄黄,脉沉弦无力。

治法:活血化瘀,止血调经。

例方:桃红四物汤(《医宗金鉴》)。

用药:当归,生地黄,赤芍,川芎,桃仁,红花。

加减:若腹痛不止,加失笑散;若经血量多者,加茜草、乌贼骨、牡蛎;若血少淋漓,佐以清补,加墨旱莲、蒲黄;若经行初血少,侧重于温经调经,加艾叶、香附炭、益母草。

(五)经间期出血

1.湿热

主证:经间期出血,色深红,量稍多,质黏腻无血块;平时带下量多色黄,小腹时痛,心烦口渴,口苦咽干;舌红,苔黄腻,脉滑数。

治法：清热除湿，凉血止血。

例方：清肝止淋汤(《傅青主女科》)加减。

用药：白芍，生地黄，当归，阿胶，牡丹皮，黄柏，牛膝，香附，大枣，小黑豆。

加减：若出血期间，去当归、香附、牛膝，酌加茜草根、乌贼骨；兼食欲不振或食后腹胀者，去生地黄、白芍，加厚朴、麦芽；兼大便不爽者，去当归、生地黄，加薏苡仁、白扁豆。

2.血瘀

主证：经间期出血，血色紫黯，夹有血块；小腹疼痛拒按，情志抑郁；舌紫黯或有瘀点，脉涩有力。

治法：活血化瘀，理血归经。

例方：逐瘀止血汤(《傅青主女科》)。

用药：大黄，生地黄，当归尾，赤芍，牡丹皮，枳壳，龟甲，桃仁。

加减：出血期间，去赤芍、当归，加三七、炒蒲黄，若腹痛较剧者，加延胡索、香附；兼夹热者，加知母、黄柏。

3.郁火

主证：经间期出血，量稍多，色红，或有小血块；胸闷烦热，头昏头痛，身热口渴，夜寐不佳，大便秘结，小便黄赤；舌质偏红，苔薄黄，脉弦数。

治法：清肝解郁，宁心安神。

例方：丹栀逍遥散(《女科撮要》)加减。

用药：牡丹皮，栀子，当归，白芍，柴胡，白术，茯苓，墨旱莲，合欢皮，远志。

4.肾阴虚

主证：经间期出血，量少或稍多，色红无血块；头昏腰酸，夜寐不熟，便艰溲黄；舌质偏红，脉细数。

治法：滋肾益阴，固冲止血。

例方：两地汤(《傅青主女科》)。

用药：大生地，玄参，白芍(酒炒)，麦冬，地骨皮，阿胶。

加减：心肝郁火者加醋柴胡、栀子炭、合欢皮。

(六)月经过多

1.气虚

主证：经量多，色淡，质清稀；面色皖白，气短懒言，或小腹空坠；舌淡。

治法：补气摄血固冲。

例方：举元煎(《景岳全书》)。

用药：人参，黄芪，白术，升麻，炙甘草。

加减：如正值经期量多，加阿胶养血止血；艾叶温经止血，炒炭更兼收敛止血。气虚进一步导致阳虚者，可加炮姜温经止血。

2.血热

主证：经来量多，色深红或紫红，质稠黏；心烦口渴，尿黄便结；舌红，苔黄，脉数。

治法：清热凉血止血。

例方：保阴煎（《景岳全书》）。

用药：生地黄，熟地黄，黄芩，黄柏，白芍，山药，续断，甘草。

加减：如既有以上血热主证，又见倦怠乏力，气短懒言，乃失血伤阴耗气，气虚血热之象。治宜益气养阴，凉血止血，方用安冲汤（白术、黄芪、生龙骨、生牡蛎、大生地、白芍、海螵蛸、茜草、川续断）。若因外感湿热之邪化火成毒，表现为经量多，色黯红，臭秽，少腹疼痛拒按，则宜清热解毒化瘀，凉血止血，方用解毒四物汤加味（鸡血藤、败酱草、桃仁、牡丹皮）。

3.血瘀

主证：经行量多，或持续不净，色紫黑，有血块，经期小腹疼痛拒按，舌质紫黯或有瘀点，脉细涩。

治法：活血化瘀止血。

例方：失笑散（《太平惠民和剂局方》）加味。

用药：蒲黄，五灵脂，血余炭，茜草，益母草，三七。

加减：若失血伤气，气短，乏力者，加党参、白术、升麻以益气；白带多者加茯苓、泽泻以健脾利湿。

（七）月经过少

1.血虚

主证：月经量少，或点滴即净，经色偏淡，清稀无块；或伴头晕眼花，心悸怔忡，面色萎黄，小腹空坠；舌质淡红，脉细。

治法：补血养血，佐以益气。

例方：滋血汤（《证治准绳·女科》）。

用药：人参，山药，黄芪，白茯苓（去皮），川芎，当归，白芍，熟地黄。

加减：如经来过少，点滴即止者，为精血亏虚将成闭经之象，加枸杞子、山茱萸以滋养肝肾，补精益血；如脾虚食少者，滋血汤加砂仁、陈皮以行气健脾。

2.肾虚

主证：经来量少，不日即净，或点滴即止，血色淡红或黯红，质薄；腰膝酸软，足跟痛，头晕耳鸣，或小腹冷，或夜尿多；舌淡，脉沉弱或沉迟。

治法：补肾气，益肾精，佐以养血调经。

例方：归肾丸（《景岳全书》）。

用药：菟丝子，杜仲，枸杞子，山茱萸，当归，熟地黄，山药，茯苓。

加减：如以经色黯红、小腹冷痛、夜尿多等肾阳虚证候为主者，选加温肾阳药，如淫羊藿、巴戟天、仙茅、补骨脂、益智仁等。如以经色红，手足心热，咽干口燥，舌红苔少，脉细数等血虚阴亏、肾阴不足为主证者，则加生地黄、玄参、女贞子等滋养肾阴药。阴虚火盛者去杜仲、菟丝子，加牡丹皮、知母。

3.痰湿

主证：经行量少，色紫黑，有血块，小腹刺痛拒按，血块排出后，刺痛减轻；舌紫黯，或有小瘀点，脉细涩或弦涩。

治法：化痰燥湿调经。

例方：二陈汤(《丹溪心法·妇人八十八》)加味。

用药：半夏，橘红，茯苓，炙甘草，生姜，乌梅，当归，川芎。

加减：如体质肥盛，喜食膏粱厚味者加苍术、香附以燥湿行气；兼热者加黄连。

4.血瘀

主证：经期正常，经量涩少，经色紫黑，口干夜甚，小腹胀痛拒按，血块排出后，其痛稍减，舌黯有小瘀点，脉沉涩。

治法：活血化瘀调经。

例方：桃红四物汤(《医宗金鉴》)。

用药：桃仁，红花，川芎，当归，白芍，熟地黄。

加减：如小腹胀痛以胀为甚，为气滞血瘀，原方加香附、乌药以理气行滞；如小腹冷痛，得热痛减，为寒凝血瘀，原方加桂枝、吴茱萸以温通血脉。

三、单验方

(1)太子参、山药、黄芪、乌贼骨各 15 g，白菊花 9 g，枸杞子 12 g，续断、石莲各 10 g。将上述药物用适量冷水浸泡，待浸透后煎煮，始煎温度应高，煎至沫少取适量药液，剩余药物用慢火煎 0.5 h 左右，将两次所煎之药液混匀，量以 1 茶杯(约 250 g)为宜。每日服 1 剂，每剂分 2 次服用，早饭前及晚饭后 1 h 各温服 1 次。适用于月经先期。

(2)当归、白芍、熟地黄、淮山药、枸杞子、山茱萸各 12 g，焦山楂 10 g，炙甘草8 g，水煎服。适用于月经后期。

(3)柴胡 300 g，香附 250 g，乌药 200 g，合欢花 150 g，川芎 100 g，木香 50 g。诸药烘干后研为粗末，装入枕芯即成。适用于因情志不遂致月经先后无定期。

(4)当归、熟地黄、川芎、桃仁、五灵脂、茜草各 15 g，白芍 20 g，蒲黄 30 g。水煎服。每日 1 剂，熬两煎，早、晚分服。适用于经期过长。

(5)益母草 20 g，当归炭、赤芍、白芍、山楂、五灵脂、续断、制香附、三七、花蕊石各 10 g，炒蒲黄、炒荆芥各 6 g，水煎，经前、经期服。适用于月经过多。

(6)党参、当归各 20 g，酸枣仁、楮实子、鹿角霜、巴戟天、川芎各 10 g。以上 7 味药，每日 1 剂，每剂加水煎 3 次，餐前服用。从月经来潮开始服用，连服 5 剂，下月照服，共服 3 个疗程。适用于月经过少。

四、中成药

1.逍遥丸

组成:柴胡,当归,白芍,白术(炒),茯苓,薄荷,生姜,甘草(炙)等。

主治:舒肝健脾,养血调经。用于肝气不舒,胸胁胀痛,头晕目眩,食欲减退,月经不调。治疗月经先期、月经过多、经行吐衄、崩漏。

用法:口服:每次 6~9 g,3 次/d,空腹温开水送服。

规格:水丸。每 100 粒重约 6 g。

2.归脾丸

组成:党参,白术,黄芪,龙眼肉,酸枣仁,木香,当归,远志,甘草,茯苓,大枣,生姜等。

主治:益气健脾,养血安神。用于心脾两虚,气短心悸,失眠多梦,头昏头晕,肢倦乏力,食欲不振,崩漏便血。可用于气血两虚的月经失调。

用法:用温开水或生姜汤送服,水蜜丸 1 次 6 g,小蜜丸 1 次 9 g,大蜜丸 1 次 1 丸,3 次/d。

规格:水丸,每 100 粒重约 6 g,每袋 6 g。蜜丸,每丸 9 g。

3.清经颗粒

组成:牡丹皮,黄柏,生地黄,赤芍,白芍,女贞子,墨旱莲,茜草,地榆,海螵蛸,地骨皮,枸杞子。

主治:清热凉血,滋肾养阴,调经止血。用于月经提前,经量过多,经色鲜红,质稠有块。

用法:口服,1 次 1 包,2 次/d;10 天为 1 个疗程。

规格:每包 5 g,每盒 15 包。

4.十全大补丸

组成:党参,白术(炒),茯苓,甘草(蜜炙),当归,川芎,白芍(酒炒),熟地黄,黄芪(蜜炙),肉桂。

主治:用于气血两虚,面色苍白,气短心悸,头晕自汗,体倦乏力,四肢不温,月经量少。

用法:口服,1 次 6 g(30 粒),2 次/d 或 3 次/d。

规格:360 粒/瓶。

5.艾附暖宫丸

组成:艾叶(炭),香附(醋制),吴茱萸(制),肉桂,当归,川芎,白芍(酒炒),生地黄,黄芪(蜜炙),续断。

主治:理气补血,暖宫调经。用于子宫虚寒,月经不调,经来腹痛,腰酸带下。

用法:口服,小蜜丸 1 次 9 g,大蜜丸 1 次 1 丸,2 次/d 或 3 次/d。

规格:大蜜丸,每丸重 9 g。

6.七制香附丸

组成:香附(醋制),生地黄,白芍,当归,熟地黄,川芎,艾叶炭,白术(麸炒),益母草,甘草,山茱萸(酒制),炒酸枣仁,茯苓(去皮),生阿胶,天冬,砂仁,人参(去芦),黄芩,延胡索(醋制)。

主治:开郁顺气,调经养血。用于月经错后,胸胁胀痛,小腹冷痛,白带量多。用于气滞血瘀型月经不调。

用法:口服,每次 6 g,2 次/d。

规格:每袋 6 g。

第六节 痛经

一、概述

痛经指经期前后或行经期间,出现下腹部疼痛、坠痛,伴有腰酸或其他不适,程度较重以致影响生活和工作质量者,是妇科最常见症状之一,约 50%妇女均有痛经,其中 10%痛经严重。痛经分原发性和继发性两类。原发性痛经指生殖器官无器质性病变的痛经;继发性痛经则指生殖器官有器质性病变,如子宫内膜异位症、盆腔炎、肿瘤等。原发性痛经占 36%左右,病因目前尚未完全明了,多属功能性痛经,亦有部分为生殖器官发育异常,如子宫过度倾屈等。原发性痛经多在生育后缓解。继发性痛经多见于生育后及中年妇女,多由于盆腔器质性病变(如子宫内膜异位、子宫肌瘤、盆腔炎、手术后宫颈狭窄、宫内异物等)所致。

痛经属中医学"经行腹痛"范畴。中医认为,本病的发生除了与七情所伤、经产不洁、起居不慎、多产房劳等因素有关外,与素体以及月经周期特殊的生理变化也有关。在经期或经期前后,血海满盈而致溢泻,气血变化急骤,此时致病因素乘虚而作,遂可发生痛经。其主要机理不外虚实二端,实者乃冲任瘀阻,气血运行不畅,胞宫经血流通受阻,以致"不通则痛";虚者则冲任虚损,胞宫失却濡养,而使"不荣则痛"。本病以实证居多,虚证较少,也有虚实夹杂者,以"急则治标,缓则治本"为治疗原则。

二、辨证论治

1.肾气亏损

主证:经期或经后小腹隐隐作痛,喜按,月经量少,色淡质稀,头晕耳鸣,腰酸腿软,小便清长,面色晦暗;舌淡,苔薄,脉沉细。

治法:补肾填精,养血止痛。

例方:调肝汤(《傅青主女科》)。

用药:当归,白芍,山茱萸,巴戟天,甘草,山药,阿胶。

加减:月经量少者,酌加鹿角胶、熟地黄、枸杞子;腰骶酸痛剧者,酌加桑寄生、杜仲、狗脊。

2.气血虚弱

主证:经期或经后小腹隐痛喜按,月经量少,色淡质稀,神疲乏力,头晕心悸,失眠多梦,面色苍白、舌淡,苔薄,脉细弱。

治法:补气养血,和中止痛。

例方:十全大补汤(《太平惠民和剂局方》)。

用药:人参,黄芪,白术,茯苓,甘草,肉桂,当归,川芎,白芍,熟地黄。

加减:症见头晕、心悸、睡眠差等,属血虚者,加枸杞子、夜交藤;症见腰腿酸软属肾虚者,加菟丝子、续断、桑寄生;畏冷喜热者,酌加附子、艾叶、仙茅。

3.气滞血瘀

主证:经前或经期小腹疼痛拒按,行经量少,淋漓不畅,血色紫黯有血块,或呈腐肉片样物,块下则疼痛减轻;经前乳房作胀,胸闷不舒;舌质紫黯,舌边或有瘀点,脉沉弦或弦紧。

治法:理气活血,逐瘀止痛。

例方:

(1)膈下逐瘀汤(《医林改错》)。

用药:当归,川芎,赤芍,桃仁,红花,枳壳,延胡索,五灵脂,牡丹皮,乌药,香附,甘草。

加减:若痛经剧烈伴有恶心呕吐者,酌加吴茱萸、半夏、莪术;若兼小腹胀坠或痛连肛门者,酌加姜黄、川楝子;兼寒者小腹冷痛,酌加艾叶、小茴香;若兼热者,症见经色深红而有块,苔黄脉数,治宜清热凉血,化瘀止痛,方用清热调血汤(《古今医鉴》)(牡丹皮,黄连,生地黄,当归,白芍,川芎,红花,桃仁,莪术,香附,延胡索)。

(2)八物汤(《医垒元戎》)。

用药:当归,芍药,川芎,熟地黄,川楝子,木香,槟榔,延胡索。

加减:若兼口苦,苔黄,月经持续时间延长,经色紫黯,经质稠黏者,为肝郁化热之象,当佐以清泄肝热之品,加栀子、夏枯草、仙鹤草。兼前后二阴坠胀者,宜用八物汤加柴胡、升麻。若症见食少、胸脘闷者,为肝郁伐脾,宜加炒白术、茯苓、陈皮。痛而见恶心呕吐者,为肝气挟冲气犯胃,当佐以和胃降逆之品,可于方中加黄连、吴茱萸、生姜。

4.寒凝胞中

(1)阳虚内寒。

主证:经期或经后小腹冷痛喜按,得热痛减,经量少,经色黯淡,腰腿酸软,小便清长,脉沉,苔白润。

治法:温经暖宫,调血止痛。

例方:温经汤(《金匮要略》)加味。

用药:吴茱萸,桂枝,当归,川芎,生姜,半夏,牡丹皮,麦冬,人参,阿胶,芍药,甘草,附子,艾叶,小茴香。

加减:若痛经发作时,酌加延胡索、小茴香;小腹冷凉,四肢不温者,酌加熟附子、巴戟天;人参益气，元气不虚者可去之；生姜、半夏温中和胃安冲气，疼痛而见恶心呕吐者用。若经行期间，小腹绵绵而痛，喜暖喜按，月经量少，色淡质稀，畏寒肢冷，腰骶冷痛，面色淡白，舌淡，苔白，脉沉细而迟或细涩，为虚寒所致痛经，治宜温经养血止痛，方用大营煎加小茴香、补骨脂。

(2)寒湿凝滞。

主证：经前或经期小腹冷痛，得热痛减，按之痛甚，月经后期，经量少，经色黯黑有块或黑豆汁样，畏寒，手足欠温，带下量多，苔白腻，脉沉紧。

治法：温经散寒除湿，活血理气止痛。

例方：少腹逐瘀汤(《医林改错》)加味。

用药：小茴香，干姜，延胡索，没药，当归，川芎，肉桂，赤芍，蒲黄，五灵脂，苍术，茯苓。

加减：若小腹冷痛者，加吴茱萸、法半夏、白芷；口干、便秘、苔黄者，去干姜，易生姜，加炒黄芩；白带多者加茯苓、泽泻。

5.湿热蕴结

主证：经前或经期，小腹灼痛拒按，痛连腰骶，或平时小腹痛，至经前疼痛加剧，量多或经期长，经色紫红，质稠或有血块，平素带下量多，黄稠臭秽，或伴低热，小便黄赤，舌红，苔黄腻，脉滑数或濡数。

治法：清热除湿，化瘀止痛。

例方：清热调血汤(《古今医鉴》)加味。

用药：牡丹皮，黄连，生地黄，当归，白芍，川芎，红花，桃仁，莪术，香附，延胡索，鸡血藤，败酱草，薏苡仁。

加减：若月经过多或经期延长者，酌加槐花、地榆、马齿苋；带下量多者，酌加黄柏、臭椿皮。

三、单验方

(1)化瘀消膜汤：三棱、莪术、炒五灵脂、炒蒲黄、穿山甲、王不留行、香附、菟丝子各10 g，当归、山楂、党参各15 g，血竭2 g。有行气化瘀消结之功。适用于气滞血瘀型重证痛经。

(2)没竭失笑散：蒲黄30 g，五灵脂、白术、山楂各12 g，没药、川楝子各10 g，血竭、青皮各5 g。有化瘀消膜的功效。适用于膜样痛经。

(3)加味没竭汤：生蒲黄30 g，炒五灵脂、三棱、莪术各15 g，青皮6 g、生山楂12 g、乳香、没药各3 g，血竭粉2 g。经前2周开始服用，连用15天。行气化瘀，适用于各型痛经。

(4)生蒲黄，生五灵脂，炒当归，炒白芍，制香附，乌药，延胡索，九香虫，肉桂。温经散寒，活血化瘀，理气止痛，适用于寒凝胞中型痛经。

(5)加味黑逍遥散：生地黄，当归，延胡索，贯众，柴胡，刘寄奴，月季花，巴戟天。松弛子宫平滑肌，解痉止痛，适用于各型痛经。

(6)药醋蛋：鸡蛋、食醋、黑大豆、生黄芪、香附等组成药醋蛋。补气养血，调经止痛，治疗原发性痛经。

四、中成药

1.田七痛经胶囊

组成:三七,延胡索,小茴香,五灵脂,冰片,蒲黄,木香。

主治:通调气血,止痛调经。用于经期腹痛及因寒所致的月经失调。

用法:口服,经期或经前5天服用,1次3～5粒,3次/d,经后可继续服用,1次3～5粒,2次/d或3次/d。

规格:每粒装0.4 g,12粒/板×2板/盒。

2.七制香附丸

组成:香附,当归,川芎,白芍,熟地黄,白术,陈皮,砂仁,黄芩等。

主治:疏肝养血,行气止痛。用于肝郁气滞,经血运行不畅,阻于胞宫而引起痛经者。

用法:口服,每次6 g,2次/d。

规格:丸剂。每袋6 g。

3.艾附暖宫丸

组成:艾叶(炭),香附(醋制),吴茱萸(制),肉桂,当归,川芎,白芍(酒炒),生地黄,黄芪(蜜炙),续断。

主治:理气补血,暖宫调经。用于寒凝胞宫痛经者。

用法:口服,小蜜丸1次9 g,大蜜丸1次1丸,2次/d或3次/d。

规格:大蜜丸,每丸重9 g。

4.左归丸

组成:熟地黄,山药,山茱萸,鹿角胶,龟甲胶,枸杞子,菟丝子,怀牛膝等。

主治:滋养肝肾,填精益髓。适宜治疗肝肾不足、精血亏虚、冲任失濡、胞脉失养而引起痛经者。

用法:口服,1次9 g,2次/d。

规格:每10粒重1 g,60 g/瓶。

5.乌鸡白凤丸

组成:乌鸡,人参,黄芪,丹参,当归,白芍,川芎,生地黄,熟地黄,甘草,制香附,鹿角胶,鹿角霜,银柴胡,牡蛎,鳖甲,桑螵蛸,芡实,山药,天冬。

主治:补气养血,调经止痛。用于气血虚弱型痛经。

用法:口服,温黄酒或温开水送服,1次1丸,2次/d。孕妇忌服。

规格:每丸重9 g。每盒装6丸。

第七节　围绝经期综合征

一、概述

围绝经期是从绝经前，出现与绝经相关的内分泌、生物学和临床特征起，至绝经1年，是妇女从生育能力旺盛和性生活正常逐渐衰退到老年的一段过渡时期。围绝经期可分为绝经前期、绝经期及绝经后期，这三个阶段统称为围绝经期。一般认为这一时期发生在40～60岁。绝经提示卵巢功能衰退、生殖能力终止。城市妇女平均绝经年龄49.5岁，农村妇女为47.5岁。约1/3的妇女可以平稳过渡，没有明显不适，约2/3的妇女出现程度不同的低雌激素血症引发的一系列症状，称之"围绝经期综合征"。围绝经期综合征是指妇女在绝经前后的一段时期内出现月经紊乱、烘热汗出、五心烦热、头晕耳鸣、心悸失眠、烦躁易怒、记忆力减退、情志异常等与绝经有关的症状。本病是围绝经期妇女的常见病，其发病率为85%左右，其中60%的患者有潮红潮热感，70%～80%的患者有月经不调，并伴有不同程度的以自主神经系统功能紊乱为主的症状，但症状较轻，一般不影响日常生活和工作，只有10%～30%的人可出现严重症状，不能坚持正常的工作和生活，生活质量明显降低，需要积极治疗。

围绝经期综合征属于中医学"经断前后诸证"的范畴。既往历代医籍中未见有关本病的专题论述，也无这一病名，其症状散见于"年老血崩""老年经断复来""脏躁""百合病"等病证中。对妇女在绝经前后出现的诸类症状，依其临床表现的侧重不同，将其归属于中医学的"心悸""失眠""眩晕""头痛""脏躁""浮肿""崩漏""月经过多"等范畴进行辨证施治。1964年修订全国高等医药院校教材时才将绝经前后各类症状在《中医妇科学》中归属于"经断前后诸证"这一病证之下。辨证以肾阴阳之虚为主，治疗以调治肾阴阳为大法，若涉及他脏者，则兼而治之。

二、辨证论治

1.肾阴虚证

(1)阴虚内热。

主证：绝经前后妇女，腰膝酸软，头晕耳鸣，烘热汗出，潮热面红，或手足心热，或尿少便干，月经紊乱，先期量少或量多，或崩或漏；舌红少苔，脉细数。

治法：养阴清热。

例方：知柏地黄汤(《证因脉治》)加减。

用药：生地黄，熟地黄，枸杞子，山茱萸，山药，茯苓，炙甘草，盐知母，盐黄柏，地骨皮，牡丹皮。

加减：若烘热汗出明显，加生龙牡（先煎）、五味子、淮小麦，以增滋阴潜阳、收敛止汗之功；若月经先期量多，或崩或漏者，加墨旱莲、地榆炭、茜草炭，以增清热凉血止血之功。

（2）精亏血少。

主证：绝经前后，腰膝酸软，骨节酸痛，头晕健忘，耳鸣耳聋，甚则齿摇发脱，月经后期量少，甚至过早停闭；舌淡，苔薄，脉细弱。

治法：滋肾填精。

例方：左归丸（《景岳全书》）加减。

用药：熟地黄，山茱萸，枸杞子，山药，菟丝子，川牛膝，龟甲胶（烊化），制首乌，阿胶（烊化）。

加减：若腰膝酸软，骨节酸痛明显，加桑寄生、狗脊以增补肝肾、强筋骨之功。

（3）阴虚血燥。

主证：经断之年，腰膝酸软，头晕耳鸣，肢体麻木、瘙痒，或有蚁行感，或皮肤干燥，或阴部干涩瘙痒，大便干燥，舌红少苔，脉虚细数。

治法：滋阴养血，润燥祛风。

例方：归肾丸（《景岳全书》）加减。

用药：生地黄，熟地黄，山药，山茱萸，枸杞子，菟丝子，牡丹皮，当归，赤芍，生首乌，炒荆芥，蝉衣。

加减：若瘙痒不堪，入夜尤甚，加全蝎粉（冲）、凌霄花，以增祛风止痒的功效。

（4）阴虚肝旺。

主证：经断前后，腰膝酸软，头晕头痛，烦躁易怒，烘热汗出，双目干涩，舌红少苔，脉弦细数。

治法：滋肾养肝，平肝潜阳。

例方：杞菊地黄丸（《医级》）加减。

用药：熟地黄，山茱萸，山药，枸杞子，牡丹皮，茯苓，菊花，白芍，夏枯草，石决明，鳖甲，生龙牡。

加减：若头痛、眩晕较甚者，加天麻、钩藤以增平肝息风之效。

（5）心肾不交。

主证：经断前后，腰膝酸软，头晕耳鸣，烘热汗出，心悸怔忡，心烦不宁，失眠多梦，甚至情志异常，舌尖红，苔薄，脉细数。

治法：滋阴降火，交通心肾。

例方：六味地黄丸（《小儿药证直诀》）合黄连阿胶汤（《伤寒论》）加减。

用药：生地黄，熟地黄，山茱萸，山药，麦冬，五味子，牡丹皮，黄连，莲子心，阿胶（烊化），白芍，百合，远志。

加减：若彻夜难眠，加紫贝齿（先煎）、珍珠母（先煎），以镇静安神；情志异常，加炙甘草、淮小麦、大枣，以甘润养心神。

2.肾阳虚

主证:经断前后,腰背冷痛,肢冷畏寒,倦怠乏力,纳呆便溏,甚至五更泄泻,面浮肢肿,或经行量多,崩中漏下,舌淡嫩,苔白润,脉沉迟。

治法:温肾扶阳。

例方:右归丸(《景岳全书》)加减。

用药:熟地黄,山药,山茱萸,枸杞子,鹿角胶(烊化),菟丝子,杜仲,仙茅,淫羊藿,肉桂,覆盆子。

加减:若月经量多或崩中漏下者,加赤石脂、补骨脂,以增温肾固冲止崩之功效;若腰背冷痛明显者,加川椒、附子,以增补肾扶阳,温补督脉之效。

3.肾阴阳俱虚

主证:绝经前后,头晕耳鸣,健忘,乍寒乍热,颜面烘热,汗出恶风,腰背冷痛,舌淡,苔薄,脉沉弱。

治法:阴阳双补。

例方:二至丸(《医方集解》)合二仙汤(《中医方剂临床手册》)加减。

用药:仙茅,淫羊藿,巴戟天,当归,墨旱莲,女贞子,菟丝子,何首乌,生龙牡,盐知母,盐黄柏。

加减:若便溏者,去润肠之当归,加茯苓、炒白术以健脾止泻;腰背冷痛较重者,加川椒、桑寄生、川续断、杜仲以温肾强腰。

三、单验方

1.竹皮大丸汤

竹茹、桂枝各 9 g,石膏 20 g,白薇 15 g,甘草 6 g,大枣 10 枚。水煎服,6 剂为 1 个疗程。水蜜丸,每次 30 粒,2 次/d,2 个月为 1 个疗程。

2.桃红四物汤加减

红花、川芎、三七粉各 10 g,当归、赤芍、白芍、蒲黄、制首乌、香附各 15 g,熟地黄、生地黄、丹参、阿胶、党参各 20 g,功能活血养血理气。适用于围绝经期综合征属血瘀型者。

3.更年一号、二号

一号:生地黄、女贞子、墨旱莲、炒酸枣仁、赤茯苓各 12 g,煅紫贝齿 20 g,钩藤、合欢皮各 10 g,莲子心 1 g,合欢皮 10 g,紫草 9 g。二号:淫羊藿、仙茅、炒酸枣仁、防己、茯苓皮、川续断、合欢皮各 10 g,黄芪、党参各 12 g,莲子心 1 g。将两方各制成 200 mL/瓶的浓缩合剂,每次每方服 50 mL,2 次/d,连服 8 周。适用于围绝经期综合征属心肾不交型者。

4.清心平肝汤

黄连 3 g,麦冬、白芍、白薇、丹参、酸枣仁各 9 g,龙骨 15 g。水煎服,每日服 2 次。适用于围绝经期综合征属心肝火旺型者,症见烘热汗出,心烦易怒,口干失眠,心悸心慌。

5.更年期除躁汤

当归15 g,炒栀子12 g,生龙牡各15 g,珍珠母30 g,青葙子15 g,香附10 g。水煎服,每日服2次。适用于围绝经期躁证。对心烦、躁扰不宁或哭笑无常、失眠头晕、烘热耳鸣者效果好。

6.更年平冲汤

生地黄、熟地黄、牡丹皮、地骨皮、牛膝各10 g,白芍、生牡蛎各15 g,夏枯草15 g,黄连5 g。水煎服,2次/d。适用于肝肾阴虚致绝经前后面红潮热、汗出、眩晕等症。

四、中成药

1.逍遥丸

组成:柴胡,白芍,当归,茯苓,白术,甘草(炙),薄荷,生姜。

主治:疏肝解郁,健脾养血。主治因肝郁、血虚、脾弱所引起的围绝经期综合征。

用法:口服,每次6~9 g,3次/d,空腹温开水送服。

规格:水丸,50粒,重3 g。

2.归脾丸

组成:党参,白术,黄芪,龙眼肉,酸枣仁,木香,当归,远志,甘草,茯苓,大枣,生姜。

主治:健脾养心,益气补血。主治食少体倦、面色萎黄、健忘失眠、心悸及各种出血等症。适用于心脾两虚的围绝经期综合征。

用法:每次6~9 g,3次/d,1个月为1个疗程。

规格:水丸。每100粒重约6 g,每袋6 g。蜜丸每丸9 g。

3.六味地黄丸

组成:熟地黄,山茱萸,山药,泽泻,茯苓,牡丹皮。

主治:滋阴补肾。适用于阴虚火旺型围绝经期综合征。

用法:口服,水蜜丸1次6 g,小蜜丸1次9 g,大蜜丸1次1丸,2次/d。

规格:大蜜丸每丸重9 g。

4.八珍丸

组成:党参,白术(炒),茯苓,甘草,当归,白芍,川芎,熟地黄。

主治:补气益血。适用于气血两虚型围绝经期综合征。

用法:口服。蜜丸:1次1丸,1次/d或2次/d;浓缩丸:1次8丸,3次/d。

规格:大蜜丸每丸重9 g;浓缩丸每8丸相当于原生药3 g。

5.二陈丸

组成:陈皮,半夏(制),茯苓,甘草。

主治:燥湿化痰,理气和胃。适用于痰湿型围绝经期综合征。

用法:口服,1次9~15 g,2次/d。

规格:丸剂,每袋6 g。

第四章 儿科病证诊疗

第一节 小儿感冒

一、概说

小儿感冒，其原因主要为外感时邪病毒。由于小儿冷暖不知调节，加以肌肤嫩弱，腠理空疏，卫外功能不固，故特别容易罹患。受病以后，因脏腑嫩弱，故传变迅速。且神气怯弱，脾肺不足，故最易兼夹痰、食滞、惊吓等因素，因而证候变化，往往与成人有所不同。如夹痰的，则兼见痰鸣喘嗽，并易变为肺气壅滞的闭证；夹食滞的，则兼见胸腹满痛，呕吐泄泻，甚则可致气液耗损；夹惊吓的，则神志不安，惊惕叫扰，甚则抽搐神迷。这是小儿感冒较为特异之处。

治疗原则，主要为疏风解表。证见风寒者，治以辛温解表；证见风热者，治以辛凉解表。若兼夹痰者，则佐以宣肺化痰；夹食滞者，则佐以消食导滞；夹惊吓者，则佐以安神镇惊，甚则加平肝息风之品。

二、病因病机

感冒的病因，主要为外感时邪病毒。小儿形气未充，肌腠疏薄，卫外功能未固，加以对气候的变化，尚未能很好地适应，故易为外邪所侵，致成感冒。邪客肌表，开合失司，肺卫受邪，故症见发热、恶风寒、鼻塞、流涕、喷嚏、咳嗽等。根据其临床表现，一般可分为风寒、风热两个主要类型。

小儿由于脏腑娇嫩，感冒以后，容易出现较为严重之肺经症状，如咳嗽剧烈，痰鸣气喘，甚则呼吸困难，鼻翼翕动，胸高气促，面色爪甲发绀等。此因外邪犯肺，气机不利，肺气不宣，津气壅滞，液化为痰，风火痰热，闭郁不通，故容易导致肺炎喘嗽。

小儿脾常不足，胃气薄弱，感冒以后，往往影响运化功能，每易兼夹食滞。乳食停滞不化，留于脘腹，阻聚中焦，因而出现胸腹胀满、不思乳食等症。升降失职，运化无权，上则呕吐酸腐，下则泄泻酸臭；若呕吐泄泻剧烈，可导致气液亏耗的危重证候。

小儿神气怯弱，易受惊吓。感冒以后，精神体力较差，则更易受惊，因而兼见睡卧不宁、惊恐叫扰等症；甚则内动心火，或惹动肝阳，而壮热、昏睡、瘛疭、面赤兼青等重症随之出现。

小儿感冒夹痰、夹滞、夹惊等证，病情复杂多变，临证时应加注意。

三、辨证施治

现主要分为风寒、风热两型加以讨论。夹痰、夹滞、夹惊等则于兼证中分别叙述。

（一）风寒感冒

1.主证

发热，恶寒，头痛，鼻塞，流涕，喷嚏，咳嗽，喉痒，无汗，舌苔薄白，脉浮紧，指纹浮红。

2.证候分析

感冒时邪，风寒外束，故症见发热、恶寒、无汗，邪郁太阳经脉，故症见头痛。肺卫受邪，故出现一系列鼻塞、流涕、喷嚏、咳嗽、喉痒等症状。舌苔薄白，脉浮紧，指纹浮红，均为风寒感冒之证。

3.治法

以辛温解表为主。

4.方药

可根据证情轻重而选用葱豉汤、杏苏散等方剂。如发热恶寒较轻者，可用葱豉汤以辛平解表；咳嗽痰多者，用杏苏散以辛温解表，降气除痰。

（二）风热感冒

1.主证

发热较重，恶寒较轻，微有汗出，头痛鼻塞，咽部干红，喷嚏，咳嗽，唇色较红，舌苔薄白微黄，脉浮数，指纹浮露，色较红赤。

2.证候分析

感冒风热，邪在卫表，故症见发热较重，恶寒较轻，微有汗出。邪犯太阳经脉，故症见头痛。肺卫受风热时邪所侵，故见鼻塞、咳嗽、喷嚏、咽部干红等偏于热性的肺系症状，与风寒感冒有所不同。唇色较红、舌苔薄白微黄、脉浮数、指纹浮露色较红赤等，则均属风热感冒的表现。

3.治法

以辛凉解表为主。

4.方药

若咳嗽较重者，可选用桑菊饮；发热较高者，可选用银翘散等方剂。

兼证：风寒、风热感冒，皆可同样出现夹痰、夹滞、夹惊等兼证，现综述如下。

(1)若症见咳嗽较剧，咳声重浊，痰鸣气逆，脉象浮滑而数，则为感冒夹痰，可用杏苏饮以疏风解热，宣肺化痰；痰涎壅盛者，可兼服回春丹。

(2)若症见脘腹胀满，不思乳食，呕吐酸腐，口气秽浊，大便酸臭，或腹痛泄泻，舌苔厚腻，或白或黄，脉象滑实，指纹紫滞，则为感冒兼夹食滞，可加用藿香、神曲、枳壳、麦芽、山楂之类以消食导滞，或兼服保和丸。若症见大便秘结，壮热口渴，舌燥黄垢，则为郁滞化热，可用凉膈散加减以清热导滞。

(3)若症见惊惕啼叫，睡卧不宁，龄齿，舌尖红赤，脉象弦散，指纹青紫，则为感冒夹惊，可加入钩藤、僵蚕、地龙、龙齿之类以安神镇惊。若症见壮热昏睡，惊搐痰鸣，则为心火炽盛，痰涎燔扰清窍，可兼服凉惊丸以祛风清热，除痰开窍。

第二节　小儿肺炎喘嗽

一、概说

本病以发热、咳嗽、气急、鼻煽为其临床主症，是小儿肺系疾病中所常见，尤多见于 3 岁以下的婴幼儿。

本病一年四季都可发生，尤以冬春两季为多。主要由于外感风邪，内蕴痰热所致。邪郁肺经，闭阻肺络，清肃失令，这是肺炎喘嗽的主要病理机制。其他如麻疹、感冒，或在其他疾病过程中，由于正气薄弱，亦可并发或续发本病。

肺炎喘嗽的命名，首见于谢玉琼《麻科活人全书》，是对于麻疹期中，出现肺闭喘嗽症状时所立的证候病名。至于历代文献所述的“肺风痰喘”“火热喘急”“马脾风”等，均属肺炎喘嗽中的一种症状，但未能包括本病的全部证候。

本病治疗，以宣肺定喘、清热化痰为主。但婴幼儿时期，及由于正气不足所续发者，每易出现伤阴、伤阳，或阴阳两伤的危重证候，应随证施治。

二、病因病机

本病的发病原因，以感受外邪为主，或由其他疾病所传变；其由于本身正气不足而诱发者，亦不在少数。感受外邪，有风寒、风温的不同，其中以风温最为常见。产生肺炎喘嗽证候的机制，为肺被邪束，闭郁不宣，化热烁津，炼液成痰，阻于气道，肃降无权，从而出现咳嗽、气急、鼻煽、痰鸣等一系列肺气闭塞的症状。病因虽有不同，而导致肺闭的机制则一。

肺为娇脏，司呼吸，主气，为水之上源。肺又司皮毛之开合，而主一身之气化，通调水道，下输膀胱，其正常的生理功能以下降为顺，上升为逆。心主营血，而气为血帅，气行则血行，气滞则血滞，故严重的肺炎喘嗽，可影响血流不畅，出现颜面、口唇、指甲发绀，并可迅速导致心气不足、心阳不振的厥脱证候。

三、辨证施治

本病的临床表现，为发热、咳嗽、气急、鼻煽，较大的儿童可出现寒战胸痛、痰中带血等症状。病情严重者，可伴见面色苍白、唇口发绀、涕泪俱无、痰鸣喘促、烦躁谵妄，以及惊厥抽风等恶候。患儿如属婴幼儿或先后天不足、痟证体质等，一旦罹患本病，易致迁延难愈；且常突然出现呼吸无力、汗出肢冷、脉来数疾而细等虚脱征象。由于本病有风寒、风温的不同，发病有缓急，病情有轻重，以及年龄体质等因素，故临床症状亦有异，其中以“风寒闭肺”“风温闭肺”“痰热闭肺”为本病的主证，其他如邪陷厥阴、心阳虚衰等，则皆属本病的变证。

（一）风寒闭肺

1.主证

发热无汗，呛咳气急，不渴，舌苔薄白或白腻，舌质不红，脉象浮紧。年龄较长的儿童，常自诉恶寒体痛。此证多见于本病的早期，或气候严寒季节。但典型的风寒证候较少，因风寒外束、邪热内郁而出现的外寒里热证，则较为多见。

2.证候分析

肺主皮毛，寒邪外袭，由皮毛而入。肺为邪侵，肃降无权，气上逆则呛咳不爽，并见呼吸急促。卫阳为寒邪所遏，阳气不能敷布周身，故恶寒发热无汗。如暴暖暴冷，先受温邪，继为寒束者，则见风寒外束、邪热内郁之证。

3.治法

宣肺解表为主。

4.方药

三拗汤合葱豉汤以解表散寒。如寒邪外束，里有伏热者，则宜大青龙汤表里双解。

（二）风温闭肺

1.主证

发热恶风，咳嗽气促，微有汗出，口渴咽红，舌苔薄白微黄，脉浮数。此属风温闭肺的轻证。重证则见高热不退，咳嗽频频，气急鼻煽，涕泪俱无，鼻孔烟霉，喉中痰鸣，口渴烦躁，面色红赤，舌苔黄，舌质红而干，脉象滑数。

2.证候分析

风温轻证，乃肺受温邪尚轻，故临床症状轻微；而重证则属温邪夹毒，邪毒炽盛，肺受炎迫，故烦躁口渴，高热不退。肺为邪热蒸郁，化源欲绝，津液不得上承清窍，所以啼哭不见涕泪，鼻孔出现烟霉。热烁肺津，炼液为痰，故气急鼻煽，咳喘时喉间伴有痰声。面色红赤，舌苔黄，舌质红而干，脉象滑数，亦属热证。本证多由麻疹传变所致。

3.治法

轻证治以辛凉清解；重证则以辛寒或苦寒泄热解毒，佐以化痰定喘。

4.方药

轻证用银翘散以解肌肃肺。重证可选用麻杏甘石汤或五虎汤、清气化毒饮等。邪热伤阴者，可用黄连解毒汤加鲜沙参、鲜石斛、鲜生地黄，并佐以莱菔汁或荸荠汁等以化痰热。邪浊壅闭的，加用玉枢丹以辟秽化浊。

（三）痰热闭肺

1.主证

发病急暴，壮热烦躁，气急鼻煽明显，喉鸣痰涌，声如拉锯，为其主证。面色发绀，小便黄赤，大便闭结，舌苔黄厚，脉来洪数，甚则出现两胁煽动，胸高肩抬，摇身撷肚的严重证候，此即古人所称的“马脾风”。

2.证候分析

本证的发生，先因暴受外邪，闭郁肺经，气机不通，聚液为痰，痰壅气道，窒塞不通，故气上喘逆而喉鸣痰涌。气闭则血滞，血流不畅，故面色发绀。两胁为肺之分野，故见两胁煽动。胸高肩抬，摇身撷肚，为极度的呼吸困难。病情属实、属热、属痰、属火，故见溲黄、便闭等症。

3.治法

泻肺定喘，涤痰通腑。

4.方药

用葶苈大枣泻肺汤合保赤散，或牛黄夺命散，以泻肺气之壅，荡涤痰热而通腑气。盖实邪壅肺，肺气胀满，肺与大肠为表里，通利大肠以疏通肺之壅实，亦即“上病下取”之意。痰涎上涌，可急用鲜竹沥频频灌服，以化痰热。

以上为肺炎喘嗽的常见证候和一般的治疗法则。其中痰热闭肺一证，由于发病急暴严重，痰涌气急特别明显，尤须及时处理，以免贻误时机。

5.变证

本病由于患者年龄的大小、体质的强弱、病情的轻重等各有不同，所以在疾病发生和发展的过程中，其病机的转归亦不一致。临床常见的，有下列各种变证。

(1)心阳虚衰：本候常出现于婴幼儿，或素体虚弱，突患肺炎喘嗽者。其主要症状为：突然面色苍白而青，呼吸浅促，额汗不温，四肢厥冷，并可出现右胁下瘕块；脉象微弱而数，舌苔白，舌质淡红。

产生心阳虚衰的机制是：肺为邪闭，气机不利，气为血之帅，气郁则血滞，心主血，血流不畅，则心阳不振，不能温养分肉，故出现四肢清冷，面色苍白而青。肝为藏血之脏，右胁为肝脏之位，血滞则瘀郁，肝必胀大，故右胁下出现瘕块。脉通于心，心阳虚衰，不能尽其输运血液的功能，故脉呈微弱而数。

治疗方法，以回阳固脱为主，可先以人参、附子煎汤灌服，继予四逆汤加龙齿、牡蛎、磁石以回阳救逆。如青紫瘀血症状明显，瘕块肿大的，可酌加当归、红花、丹参等活血通瘀，以助血行畅利。

(2)内陷厥阴：肺炎喘嗽的病因，以风温为多。温者热之渐，故化热化火亦速，容易内陷厥阴。如邪热内陷心包，则症见烦躁、狂乱、神志不清。邪扰肝经，则风动惊搐，项强口噤，两目窜视。因邪热内迫肝经，必陷心包，故昏迷、抽搐可同时并见。其治法可按温邪所致的急惊风证处理，选用牛黄清心丸、紫雪丹、羚角钩藤汤等以清心开窍，平肝息风，并结合肺炎喘嗽所见的证候，随证施治。

(3)正虚邪恋：本证多出现于体质虚弱的患者，或肺炎喘嗽的后期。病情迁延不愈，患者面色不华，容易出汗，汗出不温，动则尤甚，常伴有不规则的发热，精神不振，食欲欠佳，喉中痰鸣，咳嗽不利，气喘症状不明显，舌苔薄净，舌质淡，脉细无力。临床表现为气阳不足，留邪未解，营虚卫弱。治法以调和营卫、扶正护阳为主，佐以肃肺化痰，可用桂枝加龙骨牡蛎汤，再加茯苓、紫菀、款冬花。若正气阳气不足而伴有痰多者，可酌用竹节白附子、陈胆南星、蛇胆陈皮等化其痰浊。

正虚邪恋的另一种表现，为肺阴亏损的症状，亦多出现于疾病的后期。病由久热久咳，耗伤肺阴，而余热尚留肺经。患儿潮热盗汗，面唇樱红，干咳无痰，舌苔光剥，舌质红而干，治宜养阴清肺，方用沙参麦冬汤加地骨皮。本候如迁延不愈，可导致阴虚痨瘵。

此外，肺炎喘嗽的治疗，当随证施治。如痰多应化痰；喘甚应定喘；肺热症状明显的，则宜清肺泄热。若几个证候同时并见者，当分清主次，综合施治。

第三节　小儿惊风

一、概说

惊风是一个证候，凡临床上具有频繁的抽风和意识不清的，就叫作惊风。是儿童时期多见的证候。

本证可由多种原因所引起，以外感时邪，内蕴痰热，及久吐久利，脾虚肝盛为其主要发病因素。任何季节都可发生，年龄在1～5岁者最为常见。由于发病有缓有急，证候有虚有实，故有急惊风和慢惊风两大类别。其病来急暴，实象皆具者，为急惊风；病来缓慢，虚证明显者，为慢惊风。若慢惊风进一步发展而致出现阳气衰败，纯阴无阳者，则谓之“慢脾风”，是慢惊风中的危重证候。至于癫痫、脐风、小儿暑温等病所引起的抽搐，另有专篇论述，这里从略。

惊风，在宋以前无此独立病名，一般都与痫证混淆，如《千金》《外台秘要》均以“惊痫”“风痫”“食痫”为名。至北宋《小儿药证直诀》中，始创急惊和慢惊病名，其由于热甚风生的称为急惊，由于脾虚木旺的称为慢惊。并明确地指出了惊风和痫证的区别。其后历代医家在临床实践中。根据了惊风证的轻重和演变，又另立了“真搐”“假搐”和“天钓”“内钓”“慢脾风”等各种名称，特别在明代《幼科发挥》中，列举了惊风的各种变证，如“变痫”“变瘫”，对本证的认识更有了进一步的发展。由于惊风的主要症状为强直和痉挛，与痉病相似，故有些学者把痉和惊作为通用名称，如清代吴鞠通和吴锡璜氏就有“惊风即痉”“痉即惊风”的说法。近代习用上将惊厥出现于成人的称为“痉病”，出现于儿童时期的则称为“惊风”。

惊风的治疗，急惊风以疏风清热，开窍豁痰，平肝镇惊为主；慢惊风以温中健脾为主，如兼有阴虚者，治以益阳护阴；慢脾风则以温阳救逆，固本逐寒为主。此为惊风病治疗的基本大法。

二、急惊风

【病因病机】

1.外感时邪

其中以风寒和温邪为多。尤其在寒暖不调季节，最易发生。小儿肌腠不密，极易感受风寒邪毒，侵犯太阳之表，循经脉由表入里，郁极则化热化火。小儿经脉未盛，肝常有余，初期虽有风寒见证，继即引动肝木，内风鼙动，火助风威，故临床出现头痛、项强、抽风、神昏等症状。在口鼻吸受温热厉毒之气后，邪热闭塞经络孔窍，亦可见突然壮热、昏迷、抽风。温本阳邪，化火最速，最易内陷厥阴，逆传心包，或热甚炼液成痰，蒙闭清窍，同样可以产生神昏、惊厥等临床症状。

2.痰火积滞

幼儿时期，由于乳食不节，郁结肠胃，积从内生，气机为之阻塞。气有余便是火，火能生痰、生风，故亦可酿成本证，即世俗所称的“食厥证”。

3.大惊猝恐

小儿神气怯弱，尤多痰热，偶受外界强烈的刺激，如乍见异物，乍闻异声，或不慎跌仆等，暴受惊恐，都可以引起惊厥的发生。恐则气下，惊则神无所依，神志不宁，精神紊乱，肝风煽动，致筋络拘急而出现惊厥。

综上所述，急惊风发生的原因虽有不同，但其病理机制则皆由郁极生热，热甚生火，火甚生痰，是一致的。而热甚也能生风，所谓“热极则生风”；风火相煽，亦可炼液成痰。是彼此关联，互为因果的。

【辨证施治】

由于发生急惊风的原因不同，体质的禀赋各异，以及受邪浅深不一，所以，其表现的临床症状是不尽一致的。故病情有轻有重，与预后的良好与否，均有密切的关系。

急惊风虽来势急暴，但在惊厥发作之前，一般都有呕吐，发热，烦躁不宁，睡卧惊惕，或摇头弄舌，咬牙切齿，时发惊啼等先兆症状。不过为时短暂，常不易察觉。

急惊风的主要临床症状是：起病急，神志昏迷，两目窜视，牙关紧闭，颈项强直，四肢抽搐。具体表现热、痰、风、惊四证，为急惊风的临床特征。

(一)外感时邪

1.因于风寒

(1)主证:较大儿童先有头痛,恶寒,背脊颈项牵引酸痛等感觉。幼小儿童常有神情不宁,呕吐乳食,壮热无汗。继则颈项强,神志昏迷,四肢抽搐,舌苔薄白或白腻,脉象浮紧,指纹浮而青紫。但上述表寒证,均在初期出现,继即化热化火,而出现里热证候。

(2)证候分析:头痛恶寒,项强拘急,壮热无汗,舌苔白腻,病在初期,为风寒外袭太阳肌表的共有证候。因足太阳经从目内眦上额,交巅,入络脑,还出别下项,循肩膊内,挟脊,抵腰中,为一身卫外的藩篱,故风寒邪毒外袭,必有剧烈头痛和颈项强直等主要症状出现。邪毒化火,内传心包,则神志昏迷。脉浮紧,指纹浮而青紫,亦属外感风寒之征。

本证如表寒重者,则壮热无汗;如风多寒少者,则壮热有汗,两者有别。

(3)治法:祛风解肌,佐以开窍镇痉。

(4)方药:葛根汤为主方,开泄腠理,发汗祛邪,舒缓经脉,可佐石菖蒲、天麻、钩藤等以开窍镇痉。如症见汗出、发热、恶风者,则宜栝楼桂枝汤,重在解肌,方中栝楼根具有滋养津液的作用。

2.因于温邪

(1)主证:初期,发热、咳嗽和恶风、头痛等肺经症状较为明显。在表证未解时,皮肤灼热无汗,食欲不振,精神不宁,口渴饮水,舌苔多薄白,脉象浮数。化热化火之后,可迅即出现神昏抽搐,烦躁谵妄,舌苔转为黄糙或焦黑,舌质绛红生刺,呈津伤液劫的伤阴症状。

(2)证候分析:温为阳邪,初犯肺经,化热化火最速。火动风煽,内扰厥阴,热蒙心包。叶天士所谓:"温邪上受,首先犯肺,逆传心包。"即指本证而言。心包代心用事,故温邪一经化热,邪热内陷心包,即见神识不清,烦躁谵妄。热极则激动肝风,而为抽风惊厥。温邪化热,津液被劫,所以可伴见明显的伤阴证候。

(3)治法:平肝息风、凉血解毒、养阴清心,为本证的主要治疗法则。

(4)方药:可用羚角钩藤汤以平肝息风;清瘟败毒饮以凉血解毒;犀角地黄汤加入鲜沙参、鲜石斛等,具有清热养阴的作用。若表证未解,可以银翘散、桑菊饮解肌透表。昏迷、抽风明显者,可选用牛黄清心丸、紫雪丹等清心开窍。若出现烦躁,彻夜不眠,舌苔干灰,口舌红赤碎腐,乃阴伤而火热尚盛,可用黄连阿胶汤,泻壮火,坚真阴。

(二)痰热食厥

1.主证

纳呆、呕吐、腹痛、便闭,以及痰多,为本证发生的前驱证候。继而发热神呆,迅即出现昏迷惊厥,喉响痰鸣,腹部胀满,呼吸气粗,舌苔黄厚而腻。

2.证候分析

纳呆、呕吐,腹痛、便闭,舌苔厚腻,为伤食证的主要见证。乳食郁积胃肠,谷反为滞,气机不利,故腹部胀满,呼吸气粗,又复郁而生热。小儿肝本有余,脾常不足,易于生痰。痰热上涌,则激动肝风,故昏迷惊厥。

3.治法

以消食导滞为主，佐以镇痉息风。

4.方药

可用玉枢丹合保和丸以辟秽消导，加小儿回春丹以镇痉息风。痰多者可用礞石滚痰丸化痰通腑。如痰滞交结，腑气不通，可酌用保赤散以荡涤之。

（三）惊恐惊厥

1.主证

由于惊恐发生的惊厥，其症状除同样具有发热、昏迷、抽风等现象外，其面色时青时赤，频作惊惕，发热较轻，大便色青，舌苔亦无异常变化，脉象多见数乱。

2.证候分析

婴幼儿神怯胆虚，故最易受惊受吓。心气受损，则真火不安本位，上越于面而现赤色。肝主全身的筋脉，又主青色，故出现筋惕肉瞤，面泛青色，大便色青。由于本候主要病变为精神因素，因此舌苔一般无特殊的变化。惊则气乱，故脉呈数乱之象。

3.治法

镇惊安神为主。

4.方药

抱龙丸、安神丸为主要治疗方药。因惊风多具痰证、风证，抱龙丸既能镇惊安神，又有息风化痰的作用。如出现心阴不足时，亦可酌用复脉汤去参、桂、姜、枣，加入丹参、酸枣仁以补心气。

急惊风的治疗较为复杂，如能正确地进行审证求因，掌握每一证候的突出点，分清主次，把握时机，则疗效较显。但必须明确，急惊风来势急暴，临床可同时出现热、痰、风、惊的四大证象。因此，在治疗上不能侧重于某一症状，而忽视伴见的其他症状，既要面面照顾，又要区分主次缓急。在审证求因时，尤须详辨热、痰、风、惊的不同点。如高热的引起，就有寒与温、表和里的区别；痰有痰火和痰浊的不同；风有外风、内风的差异；惊证既可出现恐惧、惊惕的虚证，亦可出现惊跳、嚎叫的实证。

急惊风是实证、热证。化火、伤阴、劫液，是本证转归的主要规律。但惊风是儿童时期的特有病证，小儿体禀“稚阴稚阳”，病情变化迅速，故在病理上有“易虚易实”的特点；因此，本证在实象、热象充斥的同时，忽然出现虚象、寒象的，临床上也是屡见不鲜，必须加以注意。

三、慢惊风

【病因病机】

1.脾阳虚弱

凡因长期吐泻，或攻伐太过，并失于及时治疗，皆足以损伤脾胃之气，致脾胃虚弱，脾阳内亏，肝脏无制，而产生慢惊风证候。

2.脾肾阳衰

由于脾气先伤，损及肾阳，或平素体禀不足，脾肾本亏，再因泻利，重伤其阳。脾之阳根于肾中之命火，命火为肾之真阳，亦称元阳，乃生命之本。阳衰则阴霾四布，纯阴而无阳。故脾肾阳衰，是导致慢脾风的根本原因。

3.气阴两虚

慢惊风出现气阴两虚证，一般由于急惊风证转变者为多。急惊风时期的高热，是耗损阴津的主要原因；而久病不复，正气必伤，气虚则气阳式微，虚风不得平息。故临床上仍有频繁的抽搐和昏迷，出现气阴两虚的慢惊风证候。

【辨证施治】

慢惊风的主要症状，除有抽风、昏迷等与急惊风的共同症状外，患儿形神疲惫嗜睡，面色皖白萎黄，体温低下，四肢厥冷，呼吸微弱，囟门低陷，摇头拭目，似搐非搐，脉象见沉细无力，但慢惊风由于成因不同，故临床亦有其不同的特点。

（一）脾阳虚弱

1.主证

形神疲惫，面色萎黄，不欲饮水，嗜睡露睛，大便稀薄，色带青绿，时有腹鸣，四肢不温，足跗及面部有轻度水肿，神志不清，时或抽搐，舌苔白，舌质淡，脉象濡弱。

2.证候分析

暴泻伤阴，久泻则伤阳。脾阳伤则形神疲惫，色萎黄。阳衰则寒湿内生，脾弱则肝盛，故大便稀薄，色见青绿，腹中鸣响，并出现浮肿、肢冷等一系列脾阳虚弱的临床证候。

3.治法

以温中健脾为主要治则。

4.方药

理中汤为主方，以温中散寒，健运脾阳。

（二）脾肾阳衰

1.主证

面色皖白或灰滞，囟门低陷，四肢厥冷，额汗涔涔，抚之不温，精神极度萎顿，沉睡昏迷，口鼻气凉，手足蠕蠕震颤，或痰涎上潮，舌苔白滑无华，舌质淡白，脉见沉细无力，大便澄澈而清。

2.证候分析

脾之阳气，赖于肾之命火，故脾阳损伤至一定程度时，必殃及肾之真阳。肾阳衰微，则火不生土，寒水上泛，故面色皖白或灰滞，痰涎上潮，舌苔白滑不渴。阳气不运，故口鼻气冷，四肢厥逆，额汗涔涔，抚之不温，甚至沉睡昏迷。脉见沉细无力，亦属脾肾阳虚之象。此所谓“纯阴无阳”的慢脾风证。

3.治法

温阳救逆，固本逐寒，为本证的主要治则。

4.方药

固真汤、逐寒荡惊汤为主。可加入龙骨、牡蛎、磁石等味，以温阳救逆，固本培元。

(三)气阴两虚

1.主证

神倦而伴有虚烦，面色皖白，有时潮红，舌光无苔，质淡而干，脉细而小数，小便时清时黄，大便亦稀亦干，容易出汗，惊厥时急时缓，肢体微呈拘挛强直。

2.证候分析

久经发热抽风，真阴已亏。阴虚则生内热，故见虚烦自汗，面色有时潮红，舌苔光而干，脉细而带小数。人体之真阴，必赖阳气之温煦。阴伤不复，久必及阳，所谓阴无阳则不长，阳无阴则不生。久病不复，导致气阴两虚，从而出现既有阴伤又有阳气不足的见证。

3.治法

益阳护阴，为治疗本证的基本法则。

4.方药

地黄饮子为主，以滋阴温阳。如偏于阴虚者，可加鳖甲、地骨皮；气虚不足者，可加黄芪、党参。

慢惊风的病因和症状较为复杂，上述仅为一般慢惊风的常见证候。如久病后出现似搐非搐、似抽非抽、皮肤枯槁不泽、筋脉拘急、屈伸不利的气血两亏证，且有明显的血不濡筋症状者，临床上亦属常见。治疗方法，则以大补气血为主，用可保立苏汤加入鸡血藤、桑寄生等以补气养血、活络舒筋。

此外，如由于跌仆伤脑，以及颅脑内伤等各种病变所引起的惊厥，因病程长，故亦属慢惊风的范围。在治疗上，与上述法则基本相同。但如出现强直性的抽搐，关节变形，而表现极为痛苦现象者，则非一般镇惊息风所能胜任，必须配合全蝎、地龙、蜈蚣、蕲蛇、僵蚕、当归、红花、络石藤等搜风定痛，活血通络。

慢惊风虽来势缓慢，但病情较深，且较复杂，疗效不及急惊风显著，故预后不良者多。特别是慢脾风证的预后，最为恶劣。同时，某些慢惊风患者由于长期昏迷、抽搐，神志、筋脉均受损害，故往往留有失语、失聪、痴呆、瘫痪等后遗症，造成终身残疾。但如病情尚浅，能及时结合各种有效的治疗措施，如针灸、推拿等疗法，亦有不少患儿可以获得恢复的。

第四节　小儿呕吐

一、概说

呕吐是小儿常见的一种证候，很多疾病都可以出现。小儿脾胃较弱，呕吐容易直接伤害脾胃，影响受纳运化的功能。

根据小儿的特点,以乳食停滞、脾胃虚寒、脾胃蕴热、蛔虫动扰、感受惊吓等,最易导致呕吐,但总属胃气受损,失于和降。治疗原则,如因乳食停滞的,应加消导;脾胃虚寒的,加以温中;脾胃蕴热的,加以清热;蛔虫动扰的,加以驱虫安蛔;惊吓所致的,则宜镇惊息风。

呕吐在某些急性传染病中,往往是一种先兆症状,应加注意。此种全身疾病所出现的呕吐症状,其治疗方法,不在于单纯止呕,而主要是消除病因。

此外,婴儿哺乳后,乳汁自口角溢出,称为"溢乳",亦属呕吐范围。多由哺乳方法不当所致。只要纠正哺乳方法,即能自愈,无须药物治疗。

二、病因病机

1.伤乳、伤食吐

乳儿由于乳食过饱,或因乳母过食膏粱厚味,致乳汁过于浓厚,易引起呕吐。小儿饮食不节,或过食肥腻,以致胃不受纳,脾不运化,积滞中脘,升降机制失调,致上逆而出,遂成呕吐。由于哺乳不当而致的,称为伤乳吐;由于饮食不当而致的,称为伤食吐。

2.寒吐

主要由于脾胃素虚,或因乳母过食寒凉生冷,致乳汁寒薄,儿吃其乳,致脾胃受寒,易引起呕吐。小儿过食瓜果生冷之品,凝滞中脘,或因过服苦寒攻伐之药,致脾胃虚寒,或因风冷之气客于胃肠,寒邪上逆,形成呕吐。

3.热吐

主要由于脾胃蕴热,或乳母过食炙煿辛辣之品,以致乳汁蕴热,儿吮其乳,热毒蕴积脾胃;或小儿过食辛热炙煿,热积胃中;或感温热时气,蕴伏肠胃,邪气上逆,都能形成呕吐。

三、辨证施治

(一)伤乳、伤食吐

1.主证

身发微热,或不发热,不思乳食,恶心,吐出酸臭乳片和不消化食物,口气臭秽,腹胀不舒,大便闭结,或泻下酸臭,舌苔白而厚腻,脉沉滑,指纹暗滞。

2.证候分析

乳食停滞,郁热内蒸,故身发微热。运化失职,浊气上攻,故呕吐酸臭乳片或食物,口气臭秽。脾不运化,故泻下酸臭。有形之食,阻滞于中,气机不畅,故肚腹胀满不舒。脾为食困,故不思乳食。脉沉主里,滑为邪实之征。食停气滞,血络不畅,故指纹暗滞。

3.治法

消食导滞,和中降逆。

4.方药

伤乳的用消乳丸以消乳行滞,安胃和中。伤食的用保和丸以消食和胃,降逆止呕。若大便闭结，亦可兼用导便法，以通利肠道。

本证除药物治疗外，应节制乳食。如乳婴可延长授乳时间，小儿则给予稀粥，并限制食量，使肠胃通畅，则运化功能易于恢复。

（二）寒吐

1.主证

往往是乳食后经过一段时间才呕吐，呕出物多为痰水乳食，不酸不臭，面色苍白，精神疲倦，四肢不温，大便溏薄，小便清和，唇色淡，舌淡苔白，脉沉而迟，指纹淡青。

2.证候分析

脾胃虚寒，不能运化水谷，故食后经过一定时间始吐。胃阳不足，寒邪凝滞，食下之物未经腐熟，故吐出不酸不臭。脾不健运，故大便溏薄。中阳不足，不能布达四肢，故四肢不温，面色苍白，精神疲倦。舌淡苔白，脉沉迟，指纹淡青，皆虚寒之征。

3.治法

温中散寒，益脾安胃。

4.方药

用理中汤加丁香、吴茱萸，以温运脾阳，散寒和胃，降逆止呕。

（三）热吐

1.主证

食入即吐，口干渴，呕吐酸臭，身热烦躁，唇舌干红，舌有黄苔，大便臭秽，或闭结不通，小便黄赤，脉数，指纹色紫。

2.证候分析

胃火冲逆，故食入即吐，呕吐酸臭。里热内蒸，故身热烦躁，口渴，舌红苔黄，小便黄赤，大便臭秽。热灼胃津，大便多闭结不通。脉数纹紫，皆内热的证候。

3.治法

清热和胃，降逆止呕。

4.方药

加味温胆汤，以清热调中、辛开苦降而止呕吐。

第五节 小儿泄泻

一、概说

凡脾胃失调，排便次数增多，粪便稀薄，或如水样，称为泄泻。小儿脾胃薄弱，无论外感邪气、内伤乳食或脾肾虚寒等，均易引起泄泻，故为小儿常见的疾病。本病最易耗伤气液，发病之后，若不及时治疗，可以转成慢惊风，甚或气脱液竭而死亡。临证时应特别注意。

治疗原则，以调理脾胃为主，方法大致与成年人相同。但根据小儿的特点，应时刻照顾气液的存亡，以免发生意外。

二、病因病机

1.感受外邪

凡暑热、湿困、感寒等，均足以引起脾胃功能紊乱，形成泄泻。

泄泻与天时气候有着密切的关系，尤其是夏季气候暑热湿重，出汗多，身体容易疲乏，抵抗力较差，偶一不慎，影响脾胃运化功能，更易酿成暴泻。

2.内伤饮食

凡饮食不节或不洁，易致脾胃受损，运化失职，不能腐熟水谷，水谷不分，并走大肠，则成泄泻。《素问·痹论》谓“饮食自倍，肠胃乃伤”，故内伤饮食是形成泄泻的一个重要因素。

3.脾胃虚弱

脾属土而恶寒湿，脾阳不足，不能温运水谷，致水反成湿，谷反成滞，水湿滞留，形成泄泻。如张景岳所说：“泄泻之本，无不由于脾胃。盖胃为水谷之海，而脾主运化，使脾健胃和，则水谷腐熟而化气化血，以行营卫；如脾胃虚弱，则水反为湿，谷反为滞，精华之气不能输化，乃至合污下降，而泻痢作矣。”这说明脾胃虚弱为形成泄泻的主要机制。

此外，脾胃虚弱而兼肾阳虚冷，命门火衰，脾肾阳虚，无以化湿祛寒，以致完谷不化，泄泻无度；甚则澄澈清冷，洞泻不禁。

泄泻的病理机制，主要责诸脾胃。胃主容纳水谷，脾主运化精微，脾胃失职，则受纳运化水谷之功能失调，这是构成本病的基本因素。若加上感受外邪，或内伤饮食等，影响脾胃的功能，致水谷不分，并走大肠，而成泄泻。

三、辨证施治

（一）湿热泻

1.主证

泻下稀薄，色黄而臭，身微发热，口渴，腹部微痛，肢体倦怠，小便短少，舌苔白腻微黄，脉滑略数。

2.证候分析

此证湿热俱盛，内蕴肠胃，或兼感外邪，湿热相合，脾受其困，故泻下稀薄，腹部微痛，肢体倦怠。湿热郁蒸，故身微热，口渴。水趋大肠，故小便短少。苔白腻微黄，脉滑略数，俱为湿热内蕴之征。

3.治法

清热利湿。

4.方药

可用蚕矢汤以分清别浊，化湿泄热。

本证如湿热有所偏胜的，则治法应予区别。如症见泻下稀薄，淡黄不臭，口不渴，倦怠，溲少，舌苔白腻，脉濡的，此属湿胜于热。治宜芳香化浊，燥脾化湿，方药宜藿香正气散合四苓散。

如症见泻下水样，色黄褐而臭秽，烦躁，口渴，发热较高，小便短黄，舌质红，苔黄而干，脉滑数的，此属热胜于湿。治宜苦泄清热，佐以淡渗去湿，方药宜葛根芩连汤调服益元散。

此外，夏秋之间，小儿肠胃易为湿热所困滞，若更兼外感暑邪，每易酿成暴泻。症见泻下黄色混浊水样，暴注下迫，气味臭秽，日下一二十次，壮热烦躁，大渴引饮，牙龈干涸，目眶下陷，小便短赤，舌绛，苔干而焦，脉象细数等候。治宜王氏清暑益气汤加生石膏、生白扁豆、木瓜、谷芽等味，以清暑解热，益气生津，和中养阴；并可用生葛根煎水，代作饮料。

（二）伤食泻

1.主证

腹痛胀满，痛则欲泻，泻后痛减，泻下粪便臭如败卵，不思乳食，嗳秽腐浊，舌苔黄垢，脉滑而实，指纹多见紫滞。

2.证候分析

乳食为有形之物，停滞不化，致腐浊壅积肠中，故腹痛胀满，痛则欲泻；泻出以后，腐积之物稍去，故泻后痛减。食物不化而腐败，故泻下臭如败卵。脾为食困，则不思乳食。腐浊上蒸，则嗳秽，舌苔黄垢。饮食内停，故脉滑实，指纹紫滞。

3.治法

以消食导滞为主。

4.方药

用保和丸消食导滞，继以藿香正气散加减，化浊除湿。

（三）脾虚泻

1.主证

大便稀溏，水谷不化，其色淡白，每于食后作泻，脘闷不舒，不思饮食，面色萎黄，神疲倦怠，舌淡苔白，脉缓而弱。

2.证候分析

脾胃虚寒，清阳不升，故大便稀溏，水谷不化，食后作泻。脾胃运纳无权，故不思饮食，食后脘闷不舒。气血来源不足，故见面色萎黄，神疲倦怠，舌淡苔白，脉缓而弱等虚证。

3.治法

以健脾益胃为主。

4.方药

用参苓白术散以补脾健胃。

小儿脾胃虚弱,偶因惊吓,也能导致脾胃失调,发生泄泻。治法仍以补益脾胃,可佐安神镇惊之品,如益脾镇惊散之类。若脾肾阳虚,症见下利清谷,洞泻不止,四肢厥冷,则应温补脾肾,宜附子理中汤;如滑泄不止,可兼用四神丸或赤石脂禹余粮丸,以固涩止泻。如引动肝风,症见抽搐、惊厥,可按慢惊风治疗。

第六节 小儿积滞

一、概说

积滞是指小儿因内伤乳食过久,停聚不化,气滞不行所形成的一种慢性胃肠疾患。是由于乳食不节,伤及脾胃所引起。其证候以不思乳食、食而不化、腹部胀满、形体消瘦、大便不调等为特征。

积滞与伤乳、伤食、疳证等有密切的关系。伤于乳食,经久不愈,病情增进,可变成积;积久不消,迁延失治,日渐羸弱,可转化成疳。三者名虽异而源则一,唯病情证候,则有轻重深浅之不同,应互相参考。

本病的治疗原则,应以消导为主。然体质有强弱,病情有寒热,证候有虚实,临床时应结合具体情况,辨证施治。同时应注意饮食调护,以配合治疗。

二、病因病机

1.乳食壅积

小儿乳食无度,或过食肥甘生冷和一切难消化的食物,均能伤害脾胃。胃主受纳,为水谷之海,属阳主气;脾主运化,为化生之源,属阴主血。如脾胃有病,受纳运化失职,升降不调,乃成积滞。《素问·痹论》中说:"饮食自倍,肠胃乃伤。"故乳食不节,是本病的主要因素。积滞不除,每易积久化热,上蒸肺胃,灼烁津液,下结大肠,进一步可以发展成为疳证。

2.脾胃虚寒

小儿脾胃薄弱,饮食稍有不当,则难于腐熟,停蓄不消,每多形成虚中夹实的积滞。《赤水玄珠》中说:"脾胃虚,则停积。再如过食生冷小儿,寒伤中阳,脾运失调,寒积留滞于中,而气不利,故亦易形成寒积。"所以脾胃虚弱的积滞,多见虚寒证候。

三、辨证施治

本证根据不同的病因病机,大致上可分为实和虚两大证候。

(一)乳食壅积

1.主证

伤乳的积滞,则呕吐乳片,口中有乳酸味,不欲吮乳,腹部胀满。伤食的则呕吐酸馊残渣,腹痛拒按,夜睡不安,啼哭,伴有低热,不思食,大便臭秽,腹疼欲泻,泻后疼减。舌苔厚腻,脉滑,指纹多见紫滞。

2.证候分析

乳食停滞,郁结胃肠不化,致胃气上逆,则呕吐乳片和食物残渣,味带酸腐。积滞蓄积中焦,故腹痛胀满而拒按。胃肠不适,甚或腹痛,故夜睡不安,时时啼哭。食滞结于阳明,郁积化火,故发热。乳食壅滞中州,故不思乳食。腐秽内结,故大便臭秽;泻后邪气下泄,则痛减。舌苔厚腻,为食滞脘腹,秽浊之邪不化之象。乳食滞留不去,则脉滑。指纹多见紫滞,这是乳食积滞的实证。

3.治法

消导攻积,佐以和中。

4.方药

伤乳的宜消乳丸,伤食的宜保和丸,以消食导滞。热盛的加入黄连。便秘的加入玄明粉,或以小承气汤荡涤肠胃之邪。

(二)脾胃虚寒

1.主证

面色萎黄,困倦无力,呕逆不化,不思饮食,食则胀饱,腹满喜按,大便不化,唇舌淡白,苔白腻,脉沉细而滑,指纹多见青淡。

2.证候分析

脾胃虚寒,中气不运,不能化生精微,气血俱虚,故面黄唇淡,困倦无力。脾阳不振,则呕逆厌食,食则胀满,便溏不化;但属虚证,故腹满喜按。气虚则舌质淡。阳虚不能腐熟水谷,温化湿邪,故舌苔白腻。脉沉细而滑,指纹青淡,是气虚有滞之征。

3.治法

以健脾益气为主,佐以消导。

4.方药

脾虚有滞的,宜健脾丸健脾胃而兼消导。脾虚的,用香砂六君子汤以补脾、行气、和中。寒甚者,用理中汤以温中散寒。

第七节　小儿水痘

一、概说

水痘又名水疱，是一种具有传染性的急性发疹性疾病。症见发热，皮肤出现疱疹，其形椭圆，色明亮如水，内无浑浊痘浆，故名水痘。主要由于外感时邪病毒，内因湿热蕴郁，留于脾肺二经，邪从气泄，发于肌表所致。临床上根据发病，分为轻重两型。轻者一般只需注意饮食护理，可不药而愈；重证患者则应以透表清热、除湿解毒为治。

远在宋代钱乙的《小儿药证直诀》中，已认识到水痘具有特征性的水疱，在《疮疹候》一节中加以叙述。明代鲁伯嗣在其所著的《婴童百问》中，明确地提出“发热一二日，出水疱即消者，名为水痘”，对水痘的临床特征，有了更充分的了解。清代陈复正在《幼幼集成》一书中，更专门列有《水痘露丹》一章，对水痘的发病经过，临床症状，更有详细之描述，并提出须与正痘（天花）加以鉴别。

本病多流行于冬春季节，以1～4岁的小儿患之最多，预后多属良好。一般发病1次以后，终身不再感染。

二、病因病机

本病致病因素，以外感时邪病毒为主。传染性颇强，小儿一经感染，极易发病。体质的强弱，或是否素有湿热蕴郁等，与病情轻重有较密切的关系。

水痘病邪，多自口鼻感受。口鼻为肺系通道，肺主皮毛，故初期多见肺卫症状。若素有湿热蕴郁，或病邪深入，则见气分诸证。根据临床经验，邪毒一般只伤及卫分、气分，其窜入营、血者甚少，故见证较天花、麻疹为轻。

三、辨证施治

本病的发病过程，初起时一般症状与感冒相似，如发热、头痛、咳嗽、喷嚏，略见烦躁、不思饮食等。发热大多不高，在发热的同时或发热一二日后，即于头面发际出现似米粒大小的红疹，摸之稍觉碍手，继则躯干、四肢等处亦渐次出现，但以头面及躯干部较多，四肢部分较少，手掌足底则更少。疹点出现后，疹的中央有一小水疱，迅速扩大，大者如豌豆，小者如米粒，大小不一致，略呈圆形或椭圆形，内含澄清液体，根脚围有红晕；以后疱疹渐干，中央部分先行凹陷，然后结成痂盖，经数日至二三周方尽脱落。

水痘出疹的一个特点是出疹程序先后不一，在起病三五日内，皮疹陆续出现，此起彼落，因此,皮肤上的红疹、疱疹、干痂,往往同时并见,可作为与天花鉴别的要点。

现分轻重两型,叙述如下。

(一)轻型

1.主证

发热头痛,鼻塞流涕,偶有喷嚏及咳嗽。疹色红润,疱浆清亮。舌苔白薄,脉象略见浮数。一般神色清爽,二便如常。

2.证候分析

外感时邪病毒,伤及肺卫,故见发热头痛、鼻塞流涕、咳嗽喷嚏等症。疹色红润,疱浆清亮,为透邪达表之征。舌苔白薄,脉浮数,乃表热之象。从神色清爽、二便如常来看,说明正气充沛,抗邪能力良好。

3.治法

疏风、清热、解毒。

4.方药

以银翘散为主方。

(二)重型

1.主证

壮热烦渴,唇红面赤,口舌生疮,小便短赤。痘形过大过密,痘色紫暗,疱浆晦浊。舌苔干黄而厚,脉象洪数。

2.证候分析

痘形过大过密,壮热烦渴,唇红面赤,口舌生疮,小便短赤等,均为内热炽盛之征。病邪内犯,未能外达,故痘色见紫暗,疱浆晦浊。舌苔干黄而厚,脉象洪数,均属热盛之象。

3.治法

透表清热,养阴解毒。

4.方药

以蜡梅解毒汤为主方。并注意饮食及护理,如用胡萝卜、荸荠、竹叶卷心等煎水以代饮料。

第五章　骨伤科病证诊疗

第一节　颈椎病

颈椎病又称颈椎综合征，是中老年人的常见病、多发病。本病是由于颈椎椎体增生刺激或压迫颈神经根、颈部脊髓、椎动脉或交感神经而引起的综合征。轻者头、颈、肩臂麻木疼痛，重者可致肢体酸软无力，甚至大小便失禁，瘫痪。病变累及椎动脉及交感神经时则可出现头晕、心慌等相应的临床表现。目前对本病的治疗多采用非手术疗法，而在各种非手术疗法中，又以推拿疗法最为有效，也容易为患者接受。

颈椎共有 7 个，椎间盘 6 个，椎管和椎间孔由椎体和椎弓组成。8 对颈神经和部分第 1 胸神经分别从椎间孔穿出。在枕骨与第 1 颈椎之间，第 1 和第 2 颈椎之间既无椎间盘，又无椎间孔，第 1、2 颈神经根离开脊髓后并不通过椎间孔，而直接沿椎体进入分布区。因此第 1、2 颈神经根容易遭受直接外伤。同样第 1、2 颈神经也不存在受椎间孔压迫的可能性。其他 6 个颈神经均通过椎间孔。椎体关节互相连接，这些关节包括 2 个关节突间关节，1 个椎间盘和 2 个滑膜关节。颈椎的关节突间关节的位置接近水平，故稳定性差，一旦椎间盘发生萎缩性退变，椎间隙变窄，关节突间关节囊松弛，就容易发生椎体滑脱，从而使椎间孔变窄而产生神经根刺激症状。

滑膜关节是由下椎体上缘向上突起部与上椎体下缘的两侧缺陷部构成的关节。这 2 个关节从两侧把椎间盘与椎间孔相互隔绝，阻挡了破裂的纤维环直接突入椎间孔。颈椎的椎弓根较短而细，因此椎骨的上、下切迹较为狭窄，两者深浅也近似。相邻椎骨的上、下切迹组合形成椎间孔，颈椎的椎间孔为斜位的骨性管，呈卵圆形，其纵径大于横径。经过椎间孔内的神经根仅占椎间孔的一半，故椎间盘萎缩的病例如不并发椎体滑脱而仅有椎间孔纵径变小时，神经根并不受任何压迫。如果患者并发椎体滑脱，椎间孔横径变小或椎间孔内骨赘增生，韧带肥厚，关节囊肿胀，神经根鞘袖肿胀时则可出现神经根压迫症状。

颈椎横突由椎弓和椎体相连合成。其根部有一圆孔，称横突孔或椎动脉孔。椎动脉从颈总动脉的后方上升，进入第 6 颈椎的横突孔，向上于寰椎横突孔上方穿出，在其侧块部拐弯向后方，经枕骨大孔的外缘进入颅腔，穿透硬膜后，走行很短一段即汇合成基底动脉，分支至小脑、脑桥、延髓、大脑枕叶及内耳。当头转向右侧时，右侧的寰椎关节为肌肉所固定，而左侧的寰椎下关节面则向前下滑动。故当头向右侧转动时，左侧的椎动脉可发生扭曲，致使管腔变窄，甚至完全闭塞而引起一系列临床症状，如头晕、恶心、猝倒等。

一、病因病机

1.外因

各种急、慢性外伤可造成椎间盘、韧带、后关节囊损伤，从而使脊柱稳定性下降，促使颈椎发生代偿性增生，增生物如直接或间接压迫神经、血管，就产生症状。

2.内因

椎间盘退变是本病普遍的内因。颈椎间盘一般从30岁后开始退变。椎间盘的病变从软骨板开始，软骨板逐渐骨化，其通透性逐渐降低，这样造成髓核逐渐脱水，以致纤维化，椎间盘厚度减小，椎间隙变窄，脊柱稳定性下降，因此使后关节囊松弛，关节腔减小，关节面易发生磨损而导致增生；同时钩椎关节面也因间隙变小而易发生磨损，造成关节突增生；由于前纵韧带、后纵韧带的松弛，使椎体稳定性下降，从而使椎体发生代偿性增生；因椎间盘厚度下降，使椎间孔上下径变窄，使各增生部位更易压迫神经、血管而产生症状。

颈椎增生可发生在后关节、钩椎关节和椎体。由于增生部位的不同，可发生各种不同的症状。椎体前缘增生，一般无特殊症状，少数病例可出现对食管、气管的颈前刺激症状；椎体后缘增生，使椎管前后径变窄，可出现脊髓压迫症状，称脊髓型颈椎病；钩椎关节侧方增生，使椎动脉受到压迫，称椎动脉型颈椎病；椎体侧后方、后关节前缘或钩椎关节后方增生，使椎间孔变小，可出现颈丛或臂丛的神经根症状，称神经根型颈椎病；后关节增生伴半脱位对椎动脉的刺激，可出现交感神经症状，称交感神经型颈椎病。

颈椎增生而产生症状，有两种情况，一是增生物直接压迫神经、血管；二是增生物间接压迫神经、血管。后一类占颈椎病的绝大部分。

增生物对神经、血管的间接压迫，是因为颈部过度不协调的活动，使增生物对其周围软组织过度刺激而发生局部的损伤性炎症，因炎症水肿而发生间接压迫；颈项部受寒，使局部肌肉痉挛，血供减少，造成增生物对其周围软组织的过度刺激而发生局部的损伤性炎症，而出现症状。

二、临床表现

1.颈型

以颈项僵硬、疼痛、颈椎活动障碍为主要症状。颈椎(正侧位)片显示：椎体边缘骨质增生，椎间隙变窄，或有韧带钙化，生理曲度变直等。

2.神经根型

病变在 C_5 以上者可见颈肩痛和颈枕痛及枕部感觉障碍等;在 C_5 以下者可见颈僵,活动受限,有一侧或两侧颈、肩、臂放射痛并伴有手指麻木,肢冷,上肢发沉、无力、持物坠落等症状。椎间孔挤压试验阳性,臂丛神经牵拉试验阳性。

3.脊髓型

脊髓受压者,可出现上肢或下肢、一侧或两侧的麻木、酸软无力、颈颤臂抖,甚者可表现为不同程度的不全痉挛性瘫痪,如活动不便,步态笨拙,走路不稳,以致卧床不起,甚至呼吸困难,四肢肌张力高,腱反射亢进,浅反射减弱或消失,出现病理反射等感觉或运动障碍。

4.椎动脉型

椎动脉型颈椎病可表现为颈肩痛或颈枕痛、头晕、恶心、呕吐、位置性眩晕、猝倒、持物落地、耳鸣耳聋、视物不清等临床症状。上述诸症常因头部转动或侧弯到某一位置而诱发或加重。旋颈试验阳性。TCD(经颅多普勒)提示供血不足等。

5.交感神经型

由于交感神经受刺激而出现枕部痛、头沉、头晕或偏头痛、心慌、胸闷、肢凉、肤温低或手足发热、四肢酸胀等症状,一般无上肢放射痛或麻木感。个别患者也可出现听觉、视觉异常。

6.混合型

在临床上,以上各型很少单独出现,最为常见的是同时存在 2 型或 2 型以上的各种症状,即为混合型颈椎病。

对颈椎病患者进行 X 线检查时,可以发现大多数患者在正位片上有椎间隙变窄、钩椎关节增生等病变;侧位片上可见到颈椎生理前凸消失、变直或呈轻度角弓反张,椎体排列异常,椎体和关节突向前滑脱,受累椎间隙变窄,相邻两椎体的前缘或后缘有唇样增生,项韧带钙化等;斜位片上可见到唇形骨刺伸入椎间孔,椎间孔前后变窄等。部分病例可见有小关节半脱位。此外,约有 90%的 50 岁以上的正常人都有不同程度的颈椎椎体增生,这是正常的退变现象,如无典型的临床症状,一般不属颈椎病。因此 X 线片所反映的阳性改变必须结合临床症状才有诊断价值。

三、推拿治疗

治疗原则:舒筋活血,理筋整复。

取穴及部位:阿是穴、风池、风府、肩井、肩中俞、肩外俞、肩髃、曲池、手三里、外关、内关、小海、合谷、神门等穴及斜方肌、冈上肌等。

主要手法:㨰法、按法、揉法、拿法、捏法、拔伸(牵引)法、拔伸旋转、搓法、抖法、擦法等手法。

操作方法:

(1)患者坐位,医者位于其背后,用㨰法、揉法放松锁肩部、上背部及患者上肢的肌肉约6~

10 min。用拿法、捏法、指揉法作用于颈项部并配合推桥弓、推肩臂部。按揉以上腧穴，“得气”为度。

(2)做颈项部拔伸法。临床常用的拔伸法有2种，一种是医者站在患者背后，两前臂尺侧放于患者两侧肩部，向下用力，双手大拇指顶在“风池”穴上方，切勿用力过猛，以免引起患者头晕。其余四指及手掌托其下颌部，并向上用力，前臂与手同时向相反方向用力，把颈椎牵开，边牵引边使头颈部前屈、后伸及向左右旋转。另一种拔伸法是嘱患者正坐，医者站于患侧，右肘关节屈曲并托住患者下颌，手扶健侧颞枕部，向上缓缓用力拔伸，并作颈部左右旋转运动；另一手拇指置于患处相应椎旁，随颈部的活动在压痛点上施行按揉法。

(3)搓、揉法于患侧上肢施术各1～2遍，拿肩井3～5次结束治疗。若椎动脉型颈椎病患者，应在头面部与颈项部施术。头面部常采用抹法、分推法、按揉法、扫散法、五指抓拿法；颈项部常采用㨰法、揉法、按法、拿法及拔伸法等。

临床上治疗本病手法繁多，根据病情不同表现，各地医者可自行运用不同的治疗手法。施术后可配合祛风散寒，活血化瘀，化痰通络，补益气血，滋补肝肾等中药内服。垫枕要高低适宜，勿过高也不要过低。颈部功能锻炼，如颈部前屈、后伸、左前伸、右前伸、左侧屈、右侧屈及环转等主动运动。其他疗法中，颈椎吊带牵引是一种十分有效的疗法，常可配合推拿同时应用。

第二节　肩关节周围炎

肩关节周围炎简称肩周炎，是以发生于肩关节周围软组织(肌肉、肌腱、筋膜、滑膜和关节囊)的无菌性炎症为基础，表现为肩部疼痛和肩关节运动功能障碍综合征的一种疾病。由于风寒是本病的重要诱因，故中医称为“漏肩风”；因本病多发于50岁左右的成人，故俗称“五十肩”。确切而言，肩周炎并非单一病因的疾病，其发生与组织退行性变、慢性劳损、外伤及风寒湿的侵袭有关。广义的肩周炎包括肩峰下滑囊炎、冈上肌腱炎、肩袖病变、肱二头肌长头腱炎及其腱鞘炎、喙突或喙肱韧带炎、冻结肩、肩锁关节炎、肩峰下撞击综合征等多种疾病。狭义的肩周炎也就是所谓的冻结肩或粘连性关节囊炎。病理表现为肩肱关节腔内的纤维素样渗出，晚期出现关节腔粘连，容量缩小。因患肩局部常畏寒怕冷，尤其后期常出现肩关节的粘连，肩部呈现固结状，活动明显受限，故又称“肩凝症”“冻结肩”等。早期其痛可向颈部和上臂放散，呈弥散性疼痛、静止痛为其特征，表现为日轻夜重，晚间常可痛醒，晨起肩关节稍活动后疼痛可减轻。由于疼痛，肩关节活动明显受限。局部按压出现广泛性压痛。后期病变组织产生粘连，功能障碍加重，而疼痛程度减轻。因此，本病早期以疼痛为主，后期以功能障碍为主。

本病中医称“漏肩风”，认为因体虚、劳损、风寒侵袭肩部，使经气不利所致。肩部感受风寒，阻痹气血；或劳作过度、外伤，损及筋脉，气滞血瘀；或年老气血不足，筋骨失养，皆可使肩部脉络气血不利,不通则痛。肩部主要归手三阳所主,内外因素导致肩部经络阻滞不通或失养,是本病的主要病机。

一、辨病与辨经

(一)辨病

1.特点

老年人、妇女多发,多数人为单侧发病,起病缓慢,不一定或回忆不起来是否有外伤史,部分患者有肩部受凉史。

2.症状

(1)疼痛:逐渐发生并加重的肩周疼痛,其特点是活动后加重,夜间加重,影响睡眠,可半夜痛醒。疼痛可向颈、背及上臂放散,但多数不超过肘关节,疼痛呈持续性。

(2)功能障碍:患侧肩关节活动度逐渐减少。患者自觉肩部僵硬,以至于梳头、穿衣、脱衣或系腰带等日常活动均感困难。

3.体征

(1)患肩外展、外旋及手臂上举明显受限并使疼痛加重,病史长者可因神经营养障碍及肌废用导致三角肌萎缩。

(2)肩关节周围压痛点较多,主要是肌腱与骨组织的附着点及滑囊、肌腱等处,如喙突、结节间沟、肩峰下、三角肌止点、冈下肌群及其联合腱等。

4.特殊试验

肌肉抗阻力试验,使欲检查的肌肉主动做功,并被动施加阻力,引起该肌起止点的疼痛为阳性,并可证实其病变之所在。如检查三角肌时,嘱患者主动将肩关节外展,术者同时施以一定阻力加以对抗,若出现疼痛加重,表示该肌受累。

5.X 线片

可摄肩部正位片,部分患者可显示肌腱钙化影像、骨质疏松或肋骨头骨质增生等改变,但大多数为正常影像。若同时摄颈部正侧位像,则可能有不同程度颈椎退变征象。

(二)辨经

1.手阳明经证

以肩前部疼痛为主,且压痛明显。

2.手少阳经证

以肩外侧疼痛为主,且压痛明显。

3.手太阳证

以肩后部疼痛为主,且压痛明显。

4.手太阴经证

以肩前近腋部疼痛为主,且压痛明显。

二、针灸治疗及选穴原则

(一)治疗原则

本病以祛风散寒、疏通经络、活血止痛为基本治疗原则。西医以急性期消炎止痛,慢性期松解粘连、改善功能为基本治疗原则。总体而言,早期(疼痛期)治疗主要是以解除疼痛、预防关节功能障碍为目的。冻结期治疗以解除粘连、扩大肩关节运动范围、恢复正常关节活动功能为目的,在这一阶段,除了被动运动之外,主动运动是整个治疗过程中极为重要的一环。恢复期则以继续加强功能锻炼为原则,以达到全面康复和预防复发的目的。

(二)选穴原则

选穴主要以局部选穴配合远端穴位,以手太阳、手阳明、手少阳经穴为主。具体选穴原则如下。

1.局部选穴

可选阿是穴和局部经穴。如患者疼痛以肩前及三角肌部位为主,应选该部位的压痛点及肩前、肩贞、臂臑、臑俞、膈俞;如疼痛以肩后或肩胛骨上部为主,应在该部选压痛点及肩井、巨骨、肩髎、秉风、天宗等。另外,肩髃是局部选穴的重点穴位。

2.辨经选穴

以肩外侧肩髃、肩髎处疼痛为主,三角肌压痛、外展疼痛加剧者,证属阳明、少阳经证,加曲池、合谷、足三里、阳陵泉;以肩后侧疼痛为主,肩内收时疼痛加剧者,证属太阳经证,加后溪、条口透承山。

手阳明经“上肩,出髃骨之前廉”,络脉“其别者,上循臂,乘肩髃”,经别“别于肩髃”,经筋“上臑,结于髃;其支者,绕肩胛,挟脊;其直者从肩髃上颈”,“手阳明之筋,其病……肩不举”,因此,肩胛部疾患可选大肠经穴如曲池、合谷等。

手少阳经“循臑外上肩”,经筋“上绕臑外廉,上肩走颈”,故肩胛部病患而风邪较胜者,可选手少阳经穴外关等。

手太阳经“上循臑外后廉,出肩解,绕肩胛,交肩上”,其病“肩似拔”;络脉“其别者,上走肘,络肩髃”,经别“别于肩解”,经筋“其支者,后走腋后廉,上绕肩胛”,故后溪治疗肩胛部疾患,具有调理经气、止痛的效果。

足太阳经经筋“其支者,从腋后外廉,结于肩髃”“足太阳之筋,其病……肩不举”,另外,膀胱经与小肠经为手足同名经,经气相通。故对膀胱经穴承山进行透刺可治疗肩胛痛。

足少阳“循颈,行手少阳之前,至肩上”,同时,阳陵泉又为“筋之会”,故取阳陵泉治疗漏肩风,风胜者可选风池以祛风。

胃经与大肠经为手足同名经,经气相通,故可取胃经腧穴条口调理阳明经经气以治疗肩胛部疼痛。

3.病因选穴

漏肩风又属痹证范畴，风胜者多伤于筋，肩痛可牵涉项背手指；寒胜者多伤于骨，肩痛较剧，深按乃得，得热则舒；湿胜者多伤于肉，肩痛固定不移，局部肿胀拒按。根据所属证型不同选取相应的腧穴，如风胜者，加风池、外关、列缺；寒胜者，加温针灸或隔姜灸肩髎、臑俞；湿胜者，加阴陵泉、足三里；气血虚弱者，可选足三里、膈俞补益气血。

三、推荐针灸处方

（一）推荐处方1

治法：疏通经络，通痹止痛。

主穴：阿是穴、肩髃、肩前、肩贞、曲池、阳陵泉。

配穴：手太阳经证，加小海、后溪；手阳明经证，加手三里、合谷；手少阳经证，加天井、外关。

操作：先刺远端的阳陵泉穴，用1.5～2寸长毫针刺入条口，徐徐进针，做较长时间的捻转泻法，在行针得气时鼓励患者运动肩关节，动作由慢到快，用力不宜过猛，以防引起剧痛。肩部穴位行提插泻法，使肩部产生较强的酸胀感，也可点刺拔罐或艾灸法。肩部穴位也可应用电针、灸法。余穴常规操作。

（二）推荐处方2

治法：通经除痹。

主穴：条口、承山。

配穴：肩髃、肩髎。

操作：从条口向承山透刺2～4寸，行捻转泻法1～3 min，行针时鼓励患者运动肩关节。肩部穴位可针刺泻法，针感要强烈，或进行刺络拔罐。肩部穴位也可应用电针、灸法。

（三）推荐处方3

治法：疏通手阳明、太阳经脉，通经止痛。

穴位：①肩髃、肩内陵、肩外陵、曲池。②肩贞、臑俞、天宗、秉风、曲垣、肩外俞、肩中俞。③阿是穴（疼痛最明显处）。

操作：肩髃直刺，令麻电感到达肘部；曲池直刺，令麻电感达手指。阿是穴点刺3～5点，用大号火罐拔罐，出血5～10 mL，可行电针、灸法。余穴可常规操作，应用电针、灸法。

四、针灸疗效及影响因素

（一）病程

肩周炎的病程直接关系到针灸的疗效，病程越短，疗效越好。一般肩关节的活动受限发生在疼痛症状明显后的3～4周，早期的肩关节功能活动限制因素主要是疼痛、肌肉痉挛等。因此，针灸在此时介入可获得优越的疗效。肩周炎也常被分为3个期，即早期（即疼痛期）、冻结期及恢复期。

疼痛期是本病的初期，主要表现为软组织的无菌性炎症，以疼痛为主，初始疼痛症状往往较轻，且呈阵发性，常因天气变化或劳累而引发；早期病理表现为肩肱关节腔内的纤维素样渗出，是针灸介入的最佳时机，可获得临床治愈，属于针灸Ⅰ级病谱，针灸疗效优越。伴随时间的推移，逐渐发展为持续性疼痛，尤其是在肩关节内旋、后伸、上举、外展等运动时更为明显，甚至剧痛难忍。此时，患者往往会采用限制上肢运动的方法来缓解疼痛。除了肩关节运动时疼痛症状加重外，在休息时疼痛症状也会加重，尤其是夜间睡眠时，严重者可夜不能寐，不能向患侧压肩侧卧，有时甚至还会感到任何姿势都不能舒适地搁置患肩。失眠又可进一步产生抑郁和烦躁而加重病情。肩周炎的疼痛部位一般局限于三角肌及邻近区域，但是一旦疼痛诱发了肌肉痉挛，疼痛范围可较为广泛，有时还可沿上臂后侧放射至肘部。此外，患者还可因为邻近的肌肉过多代偿而造成上背部和颈部等邻近部位的疼痛。疼痛的性质一般是不明确的，但也有部分患者可对疼痛十分敏感。此时仍然是针灸治疗的好时机，针灸具有良好效果，但比初期的阵发性疼痛的治疗需要更长的时间。

病程中后期，肩周组织广泛粘连、挛缩、肩关节功能活动明显障碍，甚至关节僵硬强直，称之为“粘连性肩周炎”或“冻结肩”。冻结期的早期可出现关节的部分粘连，肩关节活动范围受限，此时针灸也有较好疗效，但疗效不及初期，需要更长的治疗时间。当本病进入冻结肩的后期时，将出现关节广泛的粘连和肌肉萎缩，以功能障碍为主，而疼痛减轻，肩关节呈不同程度僵直，手臂上举、外旋、后伸等动作均受限制，呈现典型的“扛肩”现象，此时针灸也有较好的疗效。但由于粘连严重，要在麻醉条件下采用被动外力强行拉开肩关节粘连的组织，因此，此时并非针灸独立治疗所能，针灸作为主要治疗方法疗效显著，但此期必须配合肩关节的松解术，推拿、功能锻炼是必不可少的，单靠针灸疗效有限。所以，后期的严重粘连期以针灸为主的综合疗法是必要的。

晚期的病理变化，除肩肱关节囊的严重收缩外，关节囊还有纤维化、增厚，关节周围的其他软组织也受到波及，呈现普遍的胶原纤维退行性变，受累的组织都呈进行性的纤维化。有的部分血管分布增加，软组织失去弹性、短缩与硬化，软组织变脆易在肱骨外展时造成撕裂。最后关节囊和周围的肌腱、韧带均发生粘连，关节腔内滑膜增厚，肩盂下滑膜峰壁间隙闭锁，滑膜与关节软骨粘连，关节腔容量明显减少。尤其是因长时间缺乏运动萎缩严重，又有骨质疏松，这样的患者治疗方法将更局限，针灸能缓解症状，但疗效较差。

（二）病性

单纯性肩周炎的针灸疗效要优于患有高血压、糖尿病、脑卒中、颈椎病肩部放射痛等合并症者；局部无红肿者的针灸疗效要优于局部明显红肿者。广义的肩周炎包括肩峰下滑囊炎、冈上肌腱炎、肩袖病变、肱二头肌长头腱炎及其腱鞘炎、喙突或喙肱韧带炎、冻结肩、肩锁关节炎、肩峰下撞击综合征等多种疾病，它们在疗效和预后上具有较大差异。一般而言，单纯的肌腱炎针灸疗效要好于单一的小关节炎；单一小关节炎针灸疗效要好于大关节炎、滑囊炎；韧带炎的针灸疗效较差。针灸疗效可排列为冈上肌腱炎＞肱二头肌长头腱炎及其腱鞘炎＞肩锁关节炎＞肩峰下滑囊炎＞冻结肩、肩袖病变、肩峰下撞击综合征＞喙突或喙肱韧带炎。由风寒湿所致者，针灸疗效最好；由肌肉劳损所致者，针灸疗效也较好；有严重的组织退行性变化，尤其是骨质增生或韧带的钙化等，针灸疗效要差于前两者。

（三）年龄

肩周炎患者的年龄也影响针灸的疗效。相对而言，年龄小者疗效较好，这主要与患者的自我康复能力和配合运动锻炼的能力有关。

（四）刺灸法

肩周炎的治疗主要是局部选穴，应该采用多种刺灸法相结合以提高疗效。局部穴位要进行较强的刺激，如肩髃应深刺，用提插法使局部产生强烈的针感，甚至向上肢放射；肩背部的肩井、天宗、秉风等穴位针刺时应向单方向捻转使肌纤维缠绕针体，然后做雀啄法使局部有较强的针感，并可结合刺络拔罐法、灸法等。另外，在选远端穴位针刺行针时，要鼓励患者配合运动肩关节，这样可提高针刺的疗效。肩部穴位应用电针也可提高疗效。

（五）患者的配合

肩周炎针灸的治疗效果与患者配合进行功能锻炼密切相关。在治疗过程中，医生应根据患者的具体情况，制定科学的肩关节运动方法。功能锻炼可改善局部血运和营养，促进无菌性炎症的吸收，恢复关节活动度，增加肌力，使运动协调。功能锻炼分主动运动和被动运动，主动运动和被动运动常常是互补的，对于肩关节粘连较严重的患者，医生可开始时帮助患者做被动运动，逐渐以主动运动为主，要使患者了解其意义，掌握正确的锻炼方法，进行上肢“爬墙活动”“弯腰划圈”“抱头扩胸”“体后拉手”等肩和上肢的主动功能锻炼。针刺的目的在于止痛后可促进上肢和肩关节的主动运动，形成良性循环。因此，主动的肩关节功能锻炼是针灸治疗方法取效的关键环节之一，直接影响针灸的疗效。

（六）其他疗法的配合

在急性期配合超短波治疗，慢性期与各种热疗配合可提高针灸的疗效。总的原则为急性期采用无热量，慢性期采用微热量方法配合。

五、针灸治疗的环节和机制

（一）止痛作用

止痛是针灸治疗早期肩周炎的主要方法。肩周炎的初期主要表现为肩关节周围肌肉、肌腱、韧带、滑囊以及关节囊等软组织的慢性无菌性炎症，出现疼痛和肌肉痉挛。早期的病变部位在纤维性关节囊、肌腱和韧带，病理为关节囊的收缩变小，关节腔内可见滑膜充血，绒毛肥厚增殖充填关节间隙及肩盂下峰壁间隙，使关节腔狭窄，容量减少，肱二头肌长头腱关节腔内壁表面为血管翳所覆盖。患病的肩关节则发现有关节囊的收缩与关节囊下部皱襞的闭锁，其他的软组织则显示正常。针灸通过局部刺激可减弱或拮抗痛觉感受器(感觉末梢神经)对痛觉的传导,提高痛阈,达到止痛的目的。针刺还可通过刺激人体内源性镇痛物质的释放达到镇痛作用。疼痛与运动障碍往往是互为因果的恶性循环,疼痛使患者畏惧活动,加速组织的粘连,结果活动范围越来越小;运动减少,局部代谢产物堆积而不能及时运走,又成为致痛因子。因此,患者每次针灸治疗后要抓住疼痛缓解的几个小时,充分地活动肩关节。

(二)促进循环

肩周炎出现局部无菌性炎症是其基本病理变化之一,针刺通过调节微血管的功能状态,促进肩关节局部的微循环及营养代谢,促进充血的消散,从而有利于炎症水肿吸收和局部堆积代谢产物的输送,缓解肌肉的痉挛,松解粘连,改善功能。

六、预后

肩周炎起病一般较为缓慢,病程较长,病史多在数月甚至 1～2 年。因此,隐匿起病,逐渐发展是本病早期临床特点之一。一般认为本病具有自愈倾向,不过,这种自然恢复的时间不能预计,一般要经过数月至 2 年左右的自然转归时间。即使肩周炎有自我缓慢恢复的可能,也仍然应该采取积极主动的治疗措施,因此,早期诊断,及时治疗是决定本病预后好坏的关键。通过恰当的治疗,一般能在数月内得以康复,少数患者病期虽达 1～2 年,但最终也能恢复正常。对于严重关节挛缩及关节活动功能障碍,经保守治疗 6 个月以上无明显改善者,可以考虑外科手术治疗。

肩周炎的预后好坏与功能锻炼密切相关。早期肩关节尚未出现严重粘连和肌肉萎缩,活动范围并不受限,只是由于活动时会引起疼痛而患者不愿活动。中后期发生"扛肩"现象时,穿衣、插手、摸兜、梳头、摸背、擦肛、晾晒衣物等日常活动都会发生困难,严重时甚至会累及肘关节,屈肘时手不能摸背。伴随着疼痛和肩关节活动障碍,在晚期出现三角肌等肩部肌肉不同程度的萎缩现象,特别是肩外侧三角肌萎缩不仅可以使患侧肩部失去原有的丰满外观,出现肩峰突起现象,而且还可由此加重肩关节运动障碍的程度,进一步产生臂上举不便、后伸困难等症状。从整个病理变化过程看,早期和晚期肩关节病理变化存在着显著的差异。早期的病变在关节囊,晚期则波及关节囊以外的软组织,两期病理变化之间还存在着复杂的中间变化。根据以上病理变化,积极预防和早期治疗具有重要的意义。平素应坚持关节功能锻炼,肩部应注意保暖。肩周炎的诱因多种多样,但众多的诱因却共同地造成了肩关节软组织轻度的非特异的炎性变化。因此,专家提示,在肩周炎的治疗和预防过程中,应根据其诱发因素加以区别对待。

第三节　膝关节半月板损伤

膝关节半月板损伤是指膝部因急、慢性损伤,导致半月软骨撕裂,从而引起膝关节肿胀、疼痛,关节交锁等一系列症状。本病青年人多见,常发生于半蹲位工作的矿工、搬运工和运动员等。膝关节是一个较平坦的胫骨平台和两个弧形的股骨髁部相连接，部位表浅，为人体中面积最大、结构最复杂、杠杆作用最强、负重最多、最容易损伤的关节。半月板是膝关节的缓冲装置，分为内、外侧半月板。半月板是一种纤维软骨组织，本身无血液循环，所以损伤后修复能力极差。每侧半月板又分为内、外两缘，前后两角。内侧半月板：较大，呈“C”形，如镰刀样，前2/3窄，后1/3宽，内缘极薄并游离于关节内，外缘增厚，于胫骨平台边缘被冠状韧带相连，其中部与内侧副韧带紧密相连，以限制其过度移动；其前角附着于前交叉韧带的前方，胫骨髁间隆起的前面，并有横韧带与外侧半月板的前角相连；后角附着于后交叉韧带的前方，胫骨髁间隆起的后面。外侧半月板：较小而厚，近似“O”形，前后等宽，外缘不与外侧副韧带相连；其前角附着于胫骨髁间隆起之前，后角附着于髁间隆起之间。

半月板填充于膝关节的股骨髁和胫骨平台之间，它增强了膝关节的稳定性，并可避免周围软组织挤入关节内，还可缓冲震荡。当膝关节伸直时，半月板被股骨髁推挤向前，膝关节屈曲时，半月板则被推挤向后。膝关节半屈曲位时，膝内外翻与扭转活动较大，因此临床上以外侧半月板损伤最为多见。

一、病因病机

当正常运动时，膝关节是由股骨髁软骨面在半月板上面滑动或滚动来进行屈伸活动的。在小腿外翻、外旋或内翻、内旋时，半月板上面粘住股骨髁并随之活动，而下面与胫骨平台的活动则增加。在正常情况下，半月板有一定的移动度，可以代偿，若此时膝关节由屈曲位突然改为伸直位，由于动作突然加上体重的压力，则可造成半月板卡于股骨髁与胫骨平台之间，来不及移动，而导致半月板的破裂。

半月板损伤一般可分为边缘撕裂、纵行撕裂、横行撕裂、水平撕裂及前、后角撕裂。由于半月板缺乏血运，只在周缘有血液循环，因此除边缘性撕裂外，一般很难有修复的可能。破裂的半月板不但失去了其协助稳定膝关节的作用，而且还影响膝关节的活动功能，甚至造成关节交锁的症状。同时破裂的半月板与股骨髁、胫骨髁之间长期磨损，最后造成创伤性关节炎。

二、临床表现

由于急性期局部肿胀，疼痛剧烈，临床上多难以作出早期的明确诊断。

(1)患者多有明确的外伤史，扭伤时患者自觉关节内有撕裂感，随即发生肿胀疼痛，活动受限，行走跛行。疼痛与压痛多局限于膝关节内、外侧间隙。伤后数小时内关节肿胀显著，而慢性期则无肿胀。损伤时可出现清脆的关节弹响音，转为慢性期后则膝关节伸屈时有弹响音。有交锁现象，即患者走路时常出现膝关节突然被卡住，既不能伸直又不能屈曲，并伴有酸痛感，如将膝关节稍微伸屈活动，有时可发出弹响音，交锁自解。

(2)麦氏征试验阳性，半月板研磨试验阳性。如病程长者，可致股四头肌萎缩。X线片检查：膝部平片不能显示半月板损伤，故直接诊断作用不大，但拍摄平片可以排除膝关节的骨性病变或其他疾患，所以被认为是常规检查的一种方法。必要时可作膝关节造影术以明确诊断，膝关节造影检查分为充气造影、碘水造影及气和碘水混合造影 3 种，在诊断半月板损伤上有一定价值，且可确定半月板损伤的部位。膝关节镜检查：对关节内结构可提供直观的观察，在对不典型的半月板损伤病例有应用价值，一般对外侧半月板的观察较为满意，对内侧半月板后角损伤观察不满意。

(3)无论内侧半月板损伤或外侧半月板损伤，多数患者有膝关节外伤史，局限性疼痛，部分患者有腿打软或膝关节交锁现象，股四头肌萎缩。膝关节间隙压痛，膝在过伸或过屈、被动的内收或外展都可引起膝关节间隙的局限性压痛。

三、推拿治疗

治疗原则：活血化瘀，消肿止痛，舒筋通络。

取穴与部位：环跳、箕门、血海、委中、阴陵泉、风市、阳陵泉、膝眼等穴及膝周围。

主要手法：㨰法、按揉法、擦法、膝关节摇汉。

操作方法：

(1)采用急性期解锁法，患者坐在床边，一助手用双手固定大腿下端，勿使摇晃，另一助手则握住踝部的前足部，医者半蹲在伤肢外侧，一手轻轻握住伤肢小腿，另一手握拳，拳眼向上，准备施术。施术时嘱两助手缓缓用力拔伸，远端助手轻轻向内、向外旋转小腿，医者用握拳之手猛力向上击打腘窝部，随即与近端助手同时撤除。医者握小腿之手与远端助手用力将膝关节屈曲，握拳之手改推伤膝，使之靠近胸部，足跟接近臀部。最后将伤肢拔直，局部用捋顺法、按揉法按摩舒筋。

(2)患者仰卧位，医者用按揉法在膝周围做按揉约 5 min，以酸胀为度。

(3)仍取上述体位，医者用㨰法施于膝关节周围，特别是髌骨上、下缘及股四头肌部约 5 min，然后摇膝关节配合拔伸法 3～5 次。

(4)按揉两膝眼、膝阳关、血海、阴陵泉、阳陵泉等穴以酸胀为度，并在患部用擦法以透热为度。

第四节　腰部筋伤

腰部筋伤又称损伤性腰痛，发病率较高，是伤科的常见病之一。腰椎是脊柱负重量较大、活动又较灵活的部位，支持人体上半身的重量，能做前屈、背伸、侧屈、旋转等各个方向的活动，它在身体各部运动时起到枢纽作用。因此，腰部的肌肉、韧带、筋膜、小关节突、椎间盘等易于受损，产生一系列腰部筋伤的症状。

中医对腰部筋伤早有认识，论述翔实，如提出“腰为肾之府”“肾主腰脚”“凡腰痛病有五”等论点，阐明腰部筋伤有多种病因，除可因不同程度外伤劳损而引起外，还与肾虚、外感风寒湿热有密切关系。在辨证施治时应重视气血损伤、风寒湿邪和肾气内虚等三方面。

一、急性腰部扭挫伤

本病系指腰部肌肉、筋膜、韧带、椎间小关节、腰骶关节的急性损伤，多由突然遭受间接外力所致。俗称闪腰、岔气。若处理不当，或治疗不及时，也可使症状长期延续，变成慢性。多发于青壮年和体力劳动者。为骨伤科的常见病。

（一）病因病理

腰部扭挫伤可分为扭伤与挫伤两大类，以扭伤者多见。腰部范围广，包括的组织多，损伤后可单独发病，也常合并存在。其发病机制与临床表现大致相同，多因体位不正，弯腰提取重物用力过猛，或弯腰转身突然闪扭，致使腰部肌肉强烈收缩，而引起腰部肌肉、韧带、筋膜或脊柱小关节过度牵拉、扭转，甚至撕裂及腰骶或骶髂关节错缝。当脊柱屈曲时，两旁的骶棘肌收缩，以抵抗体重和维持躯干的位置，这时如负重过大，易使骶棘肌和腰背筋膜的附着部发生撕裂伤；当脊柱完全屈曲时，主要靠韧带来维持躯干的位置，这时如负重过大，易造成棘上、棘间和髂腰韧带的损伤；腰部活动范围过大、过猛时，椎间小关节受到过度牵拉或扭转，可使滑膜嵌插于关节内，致脊柱活动功能受限。

腰部挫伤多为直接暴力所致，如车辆撞击、高处坠跌、重物挫压等，致使肌肉挫伤，血脉破裂，筋膜损伤，造成瘀血肿痛，活动受限，甚则合并肾脏损伤。

（二）诊断要点

有明确的外伤史。伤后腰部即现剧烈疼痛，不能伸直，仰俯转侧均感困难，常以双手撑住腰部，防止因活动而发生剧痛。严重者不能坐立和步行，有时伴下肢牵涉痛，深呼吸、咳嗽、喷嚏、用力大便时均感震痛，脊柱多呈强直位。

检查时，可见病人腰肌紧张，腰生理前凸改变，拒按。腰肌及筋膜损伤时，腰部各方向活动均受限制，动则痛剧，在棘突旁骶棘肌处，腰椎横突或髂嵴后部有压痛。棘上或棘间韧带损伤时，压痛多在棘突上或棘突间，在脊柱弯曲受牵拉时才疼痛加剧；髂腰韧带损伤时，其压痛点在髂嵴后部与第5腰椎间三角区，屈曲旋转脊柱时疼痛加剧。椎间小关节损伤时，腰部被动旋转活动受限，尤后伸活动明显受限并使疼痛加剧，脊柱可有侧弯，有的棘突可偏歪，棘突两侧较深处有压痛。若腰部挫伤合并肾脏损伤时，可出现血尿等症状。X线片主要显示腰椎生理前凸消失和肌性侧弯，不伴有其他改变。

腰部扭挫伤一般无下肢痛，但有时伴下肢牵涉痛，多为屈髋时臀大肌痉挛，骨盆有后仰活动，牵动腰部的肌肉、韧带所致；所以，直腿抬高试验阳性，而加强试验为阴性，可与腰椎间盘突出症相鉴别。

（三）治疗方法

腰部扭伤者采用手法治疗疗效显著，还常配合运用药物治疗和针灸治疗。腰部挫伤患者则以药物治疗为主。

1.手法治疗

患者取俯卧位,术者用两手从胸背部至腰骶部的两侧,自上而下轻轻揉按,做 3~5 min,以松解腰肌的紧张痉挛。接着按压揉摩阿是穴、腰阳关、命门、肾俞、大肠俞、次髎等穴,以镇静止痛。最后术者用左手压住腰部痛点用右手托住患侧大腿,同时用力做反向扳动,并加以摇晃拔伸数次。如腰两侧俱痛者,可将两腿同时向背侧扳动。在整个推拿过程中,痛点应作为手法重点区,急性期症状严重者可每日推拿 1 次,轻者隔日 1 次。

对椎间小关节骨节错缝或滑膜嵌顿者,适于用坐位脊柱旋转复位法。患者端坐方凳上,两足分开与肩等宽,以右侧痛为例,助手面对患者,用两腿夹住患者左大腿,双手压住左大腿根部以维持固定患者的正坐姿势。术者坐或立于患者之后右侧,右手自患者右腋下伸向前,绕过颈后,手指挟在对侧肩颈部,左手拇指推按在偏右棘突的后下角。当右手臂使患者身体前屈 60°~90°,再向右旋转 45°,并加以后仰时,左拇指用力推按棘突向左,此时可感到指下椎体轻微错动,或闻及有“喀啦”小声响。最后使患者恢复正坐,术者用拇食指自上而下理顺棘上韧带及腰肌。

2.药物治疗

治宜活血化瘀,行气止痛,挫伤者侧重于活血化瘀,可用桃红四物汤加土鳖虫、血竭等;扭伤者侧重于行气止痛,可用舒筋活血汤加枳壳、香附、木香等。外贴消瘀止痛膏、宝珍膏或双柏散。后期宜舒筋活络,补益肝肾,内服疏风养血汤、腰伤二方或补肾壮筋汤,外贴跌打风湿类膏药,或中药熏洗、热熨。亦可选用中成药跌打丸、风湿液、三七伤药片等。

3.针灸治疗

常取阿是穴、肾俞、命门、志室、大肠俞、腰阳关、委中、承山等,强刺激,留针3~5 min。并可在腰部、骶部等痛点加拔火罐。

4.固定和练功疗法

伤后宜卧硬板床休息 2~3 周,以减轻疼痛,缓解肌肉痉挛,防止继续损伤,期间配合各种治疗。后期宜加强腰部的各种功能锻炼,以促进气血循行,防止粘连,增强肌力。

二、腰部劳损

腰部劳损系指腰部积累性的肌肉、筋膜、韧带、骨与关节等组织的慢性损伤,是引起慢性腰痛的常见疾患。从症状上观察,它与腰纤维织炎等病相似,但在发生机制方面有所区别。因对生产劳动和生活影响较大,故应积极进行防治。

(一)病因病理

引起腰部劳损的原因较多,常见的原因有以下几方面。一是长期从事腰部持力或弯腰活动工作,以及长期的腰部姿势不良,引起腰背肌肉筋膜韧带劳损或有慢性的撕裂伤或有瘀血凝滞,以致腰痛难愈。二是腰部急性扭挫伤之后,未能获得及时而有效的治疗,迁延而成慢性腰痛。三是平素体虚，肾气虚弱，复遇风、寒、湿邪侵袭，痹阻筋脉，致使气血运行障碍，肌筋拘挛不展而现慢性腰痛。四是腰骶部骨骼有先天性畸形和解剖缺陷者，常为腰部慢性劳损的内在因素，如腰椎骶化、骶椎腰化、骶椎隐裂、游离棘突等，都可引起肌肉的起止点随之发生异常或该部活动不平衡而造成劳损。

（二）诊断要点

有腰部急性损伤病史或某些能使腰肌长期处于高张力状态的职业特点。主诉腰痛，疼痛多为隐痛，时轻时重，经常反复发作，休息后减轻，劳累后加重。适当活动或变动体位时减轻，弯腰工作困难，若勉强弯腰则腰痛加剧，常喜双手捶腰，以减轻疼痛，少数患者有臀部和大腿后上部胀痛。兼有风寒湿邪者，疼痛多与气候变化有关，重者乏力，喜温畏冷，腰痛如折，转侧活动不利。

检查时脊柱外观一般正常，俯仰活动多无障碍，压痛点常在骶棘肌处、髂骨嵴后部或骶骨后面腰背肌止点处，亦有压痛点在棘突上或棘突间。病情严重时疼痛加重，活动稍有受限。神经系统检查多无异常，直腿抬高试验阴性。X线检查有时可见腰骶椎先天性畸形改变，如曲度变直，左右侧弯或腰椎骶化、骶椎腰化、隐性脊柱裂及骨质增生。

（三）治疗方法

对多种因素引起的腰部慢性劳损，治疗时要分清主次，方法包括对症治疗及病因治疗两个方面，力争清除病因，获得最佳疗效。

1.手法治疗

大致与治疗腰部扭挫伤的揉按、拿捏、扳腿压腰等手法相同。对于寒湿为主或老年腰痛，手法宜轻，施术区宜大；对腰肌无力者，重点用滚法、揉法；对腰肌痉挛者，重点用拿捏、推法理筋，从而达到舒筋活血，解痉止痛的目的。手法2日1次，10次为1个疗程，治疗期间不宜劳累，并避免受凉。

2.药物治疗

内服中药根据证型分治，肾阳虚者宜温补肾阳，方用补肾活血汤；肾阴虚者宜滋补肾阴，方用知柏地黄丸或大补阴丸加减；瘀滞型者宜活血化瘀、行气止痛，方用地龙散加杜仲、续断、桑寄生、狗脊之类；寒湿型者宜宣痹温经通络，方用独活寄生汤或羌活胜湿汤；兼有骨质增生者，可配合服骨质增生丸。外用药多选中药海桐皮汤熏洗腰部。

3.针灸治疗

取阿是穴、肾俞、腰阳关、命门、志室、气海俞等，针刺后可加艾灸、火罐等，以散瘀温经止痛，隔日1次，10次为1个疗程。耳针刺腰骶区为主，也可取神门、肾区等，可稍作捻转，两耳同刺，留针10 min，隔日1次，可连作2～3次。

4.休息与练功疗法

平时卧硬板床，注意加强腰背肌锻炼，如仰卧位的五点拱桥式锻炼，俯卧位的飞燕式锻炼。劳动中注意经常更换腰的体位，做工间操、广播操，避免风寒湿刺激。

三、腰椎间盘突出症

腰椎间盘突出症，又称腰椎间盘纤维环破裂髓核突出症。它是在腰椎间盘发生退行性变之后，在外力的作用下，使纤维环破裂髓核突出刺激或压迫神经根而引起腰痛，并伴有坐骨神经放射性疼痛等症状为特征的一种病变。多见于青壮年，男女之比为 6∶1，好发部位以腰$_{4\sim5}$为多见，其次为腰$_{5}$～骶$_{1}$。本病为临床最常见的疾患之一。

(一)病因病理

相邻两个椎体之间有椎间盘连接，构成脊椎骨的负重关节，为脊柱活动的枢纽。每个椎间盘由纤维环、髓核、软骨板三个部分组成，有稳定脊柱、缓冲震荡等作用。随着年龄的增长，以及不断遭受挤压、牵拉和扭转等外力作用，使椎间盘不断发生退化，髓核含水量逐渐减少，而失去弹性，继之使椎间隙变窄，周围韧带松弛，或产生裂隙，形成腰椎间盘突出症的内在原因。在外力的作用下，如弯腰提取重物时，椎间盘后部压力增加，容易发生纤维环破裂和髓核向后外侧突出。此处也正是脊神经穿出椎间孔的所在，故突出物可压迫脊神经引起明显的神经痛症状。少数患者腰部着凉后，引起腰肌痉挛，促使已有退行性变的椎间盘突出，神经根受压而变扁，发生充血、水肿、变性，表现出神经根激惹征象；久之可有周围组织的增生肥厚，甚至与突出的椎间盘发生粘连。

椎间盘突出症之所以易于发生在下腰部，尤以腰$_{4\sim5}$及腰$_{5}$～骶$_{1}$之间，是因为此段为全身应力的中点，负重及其活动度更大，损伤概率更高。坐骨神经由腰$_{4、5}$和骶$_{1、2、3}$五条神经根的前支组成，发生突出后以刺激腰$_{5}$或骶$_{1}$神经根为主，因而表现为坐骨神经痛。边缘型者多为单侧发病，也有双侧同病；有一部分腰椎间盘突出为中央型，髓核突出于椎管前方中部，压迫马尾甚至同时压迫两侧神经根，出现鞍区麻木，疼痛及双下肢症状。纤维环破裂髓核突出后，椎骨间关节的位置多有改变，有时椎间隙变窄、椎间韧带松弛，椎间小关节错缝，椎体间的活动度增加，久之则加重椎骨的退变，可使腰腿痛加剧，时好时坏，反复不定。

中医认为本病的发生除与外伤导致气血瘀滞经脉有关外，还与肝肾功能的失调，风寒湿邪乘虚而入有着密切的联系。

(二)诊断要点

多有不同程度的腰部外伤史。主要症状是腰痛和下肢放射痛，腰痛常局限于腰骶部附近，在腰椎下段棘突旁和棘突间有深压痛，并沿患侧的大腿后侧向下放射至小腿外侧、足跟部或足背外侧，多为单侧下肢痛，仅少数中央型或椎间盘突出较大者表现为双下肢症状。腰痛的特点是咳嗽、打喷嚏、用力排便时使之加重，卧床后减轻；病程较长者，下肢可有麻木、冷感、肌力减弱症状；中央型突出造成马尾神经压迫症状为会阴部麻木、刺痛、排便及排尿障碍或失控，男子阳痿或双下肢不全瘫痪。

临床检查主要的体征有：

腰部畸形：表现为正常腰椎生理前凸消失，个别病例出现后凸畸形。约80%～90%的患者有脊柱侧弯，这种畸形主要取决于突出物的位置与神经根的关系，如突出物位于神经根前外侧，则腰椎凸向患侧，如突出物位于神经根内侧或前内侧，则腰椎突向健侧。

腰椎活动受限：急性发作期腰部活动可完全受限，一般病例主要是腰椎前屈、旋转及侧向活动受限，合并腰椎管狭窄者，后伸亦受影响。

腰部压痛及叩痛：约85%以上的腰椎间盘突出症患者可在突出的椎间隙棘突旁找到明显的压痛点，按压压痛点可引起下肢放射痛。压痛点的位置在临床上有帮助定位的意义。叩击痛以棘突处为明显，系叩击振动病变部位引出。患侧环跳、委中、承山等穴亦可有敏感的压痛点。

感觉障碍：早期多为皮肤过敏，渐而出现麻木、刺痛及感觉减退。腰$_{3\sim4}$间盘突出表现为小腿前内侧皮肤感觉异常，腰$_{4\sim5}$表现为小腿前外侧、足背前内侧和足底皮肤感觉异常，腰$_{5}$～骶$_{1}$表现为小腿后外侧和足背外侧皮肤感觉异常，中央型者表现为马鞍区麻木，有时可扩大到臀部、大腿后侧及腘窝。

肌力减退和肌萎缩：视受损之神经根部位不同，其所支配的肌肉可出现肌力减弱或肌萎缩。腰$_{5}$神经根受压可使踇伸肌肌力减弱，腰$_{3}$或腰$_{4}$神经根受压使股四头肌减退，病程较长者有肌萎缩。

腱反射减弱或消失：腰$_{4}$神经根受压，则膝反射减弱或消失；如腰$_{5}$神经根受压，则跟腱反射减弱或消失。

直腿抬高试验为阳性，直腿抬高加强试验阳性，屈颈试验及仰卧挺腹试验阳性，表示系椎管内病变。

X线片检查：正位片多显示腰椎侧弯，或椎间隙变窄；侧位片上多数病例腰椎生理前凸消失，椎体可见休默结节；更为常见的是椎体缘有唇样骨质增生，提示椎间盘退行变；但必须与临床体检定位相符合才有意义。

经过以上检查，绝大多数腰椎间盘突出症可以明确诊断。但对于个别诊断困难者或须明确定位诊断者，还可结合医学影像学检查，如脊髓造影检查、肌电图检查、CT扫描、MRI检查等，值得一提的是CT扫描其横断面上图像可以形象地显示出椎管形态、髓核突出的解剖位置和硬膜囊神经根受压情况，对临床诊疗意义重大。

（三）治疗方法

腰椎间盘突出症的治疗方法较多，症状轻者可作理筋、药物、针灸等治疗，症状重者可作麻醉推拿、骨盆牵引等治疗。

1.手法治疗

适用于轻型腰椎间盘突出，患者先取俯卧位，术者在腰腿痛处依次做揉摩、拿捏、滚按、提腿后扳压腰等手法。再取侧卧位，在上的下肢屈曲、在下的下肢伸直，术者一手按其髂骨后外缘，一手推其肩前，两手同时向相反方向用力斜扳，使腰部扭转，有时可听到或感觉到“咔嗒”响声。然后在此体位上做推腰扳腿法3～5次，术毕换另一侧。隔天1次，1个月为1个疗程，症状明显者每日1次。临床也可配合运用下述手法。

2.硬膜外麻醉推拿法

此法有肌肉松弛充分，推拿力量易于达到病位，施术1次即可见效的优点，唯中央型椎间盘突出症为禁忌症。

(1)硬膜外麻醉。

(2)患者仰卧，术者及助手2～3人分别握患者两足踝部及两侧腋窝部，做对抗拔伸10 min。然后将患肢屈髋屈膝，做顺时针旋转髋关节3～4圈后，再将患肢做直腿抬高，并在最高位置时用力将踝关节背伸，共作3次，健侧也作3次。

(3)患者侧卧，患侧在上，术者站于患者背后，以一侧手臂托起患侧之大腿，另一手掌推顶住患侧腰部，先转动髋关节2～3圈后顺势将髋关节在外展30°位置下向后过伸活动3次，即"推腰扳腿"。换体位作另一侧。

(4)斜扳法。本法也可两人操作。

(5)患者俯卧，术者一手臂将双下肢抱起摇动2～3圈(此时腰部随之摇动)，然后作腰过伸活动3次，即"抱腿运腰法"。

(6)患者俯卧，助手2～3人分别抱肩背及两踝部再作一次腰部拔伸，同时术者用掌根按压第4、5腰椎棘突部，共作3次，每次约1 min。

术后卧床1～3周，腰垫薄枕；当天可有腰痛、腹胀等症状；床上进行背伸肌锻炼，戴腰围下地行走。

3.药物治疗

急性期宜舒筋活血，可用舒筋活血汤、腰痛宁等；病情久者，体质多虚，宜补养肝肾，宣痹活络，内服补肾壮筋汤；兼有风寒湿者，宜温经通络，方用大、小活络丸。

4.针灸治疗

取大肠俞、秩边、次髎、环跳、承扶、委中、阳陵泉、承山、悬钟、足三里、三阴交、昆仑、阿是穴等。每次按痛处选5～7穴，均取患侧，用泻法，有舒筋、活血、镇痛之效。隔日1次，10次为1个疗程。亦可用药物作穴位注射。

5.骨盆牵引

适用于初次发作或反复发作的急性期患者以及重症病人。骨盆牵引带固定后，每侧使用10～15kg作牵引，每次30 min，每天1～2次，7～10天为1个疗程。目前有各种机械牵引床代替传统的骨盆带牵引。

6.固定和练功疗法

急性期应严格卧硬板床3周。按摩推拿前后亦应卧床休息，使损伤组织修复。症状基本消失后，可在腰围保护下起床活动。疼痛减轻后，应开始锻炼腰背肌，以巩固疗效。

7.手术治疗

一般适应于病程长，反复发作，非手术疗法无效者；或有马尾神经受压并影响生活和工作者。手术方式的选择,根据患者的病情、术者的经验及设备而定。

四、腰椎管狭窄症

腰椎管狭窄症为多种原因引起的腰椎椎管、神经根管及椎间孔变形或狭窄,从而引起马尾及神经根受压所出现的临床综合征。根据其发生原因,可以把腰椎管狭窄症分为先天性(发育性)和继发性两类。本病多发于40岁以上的中老年人,好发部位为腰$_{4\sim5}$,其次为腰$_5$～骶$_1$。

(一)病因病理

由于先天性椎管发育不良,中年以后腰椎退行性变,如骨质增生、黄韧带及椎板肥厚、小关节突肥大、椎间盘退变等使椎管容积进一步狭小。陈旧性腰椎间盘突出、脊椎滑脱、腰椎骨折脱位复位不良、脊柱融合术后或椎板切除术后等也可引起腰椎管狭窄。由于椎管容积狭小,因而压迫马尾与神经根而发病。如有外伤炎症,静脉瘀血等因素,可使症状加重。

(二)诊断要点

特征性症状为间歇性跛行,即行走时有小腿痛、无力和麻木,休息后缓解。腰腿痛为慢性反复过程,腰痛在下腰部及骶部,腿痛常累及两侧,可左右交替出现,咳嗽时不加重症状,骑自行车无妨碍。病情严重者,可引起尿急或排尿困难。临床检查常可发现感觉变化以腰$_5$骶$_1$神经支配区为主,足趾背伸无力,深肌腱反射障碍。直腿抬高试验阳性。但在先天性腰椎管狭窄症的病人,体检常为阴性,使主诉和体检不一致,易误为“夸大主诉”。腰部后伸受限并引起小腿疼痛,是本病的一个重要体征。

X线摄片检查,正位片显示小关节突肥大,椎间隙狭窄;侧位片显示椎体后缘有骨刺形成,椎间关节肥大,椎弓根短,椎间孔前后径变小;或见椎体滑脱、腰骶角增大等改变。CT扫描有助于明确诊断及量化标准。脊髓造影可显示出典型的“蜂腰状”缺损,根袖受压及节段性狭窄等影像。

(三)治疗方法

1.手法治疗

一般可采用按揉法、点压法、滚法、提捏法,配合斜扳法、屈膝屈髋法,但手法均应轻柔,绝对禁用强烈的旋转手法,以防病情加重。

2.药物治疗

中医认为本病主要是由于肾气亏虚,劳损久伤,或外邪侵袭,以致风寒湿邪瘀积不散所致。辨证属肾虚型宜用青娥丸或左归丸。外邪侵袭,属寒湿腰痛型者用麻桂温经汤或独活寄生汤之类。

3.封闭治疗

多取硬膜外类固醇注射疗法,有减轻神经根水肿、粘连,缓解症状的作用。一般用1%普鲁卡因10～20 mL,加地塞米松10 mg注射于患病椎节的硬膜外,每周1次,3次为1个疗程。

4.手术治疗

保守治疗无效者或典型的严重病例可做手术减压。

五、梨状肌综合征

由于梨状肌损伤、炎症,刺激压迫坐骨神经引起臀腿痛,称为梨状肌综合征。梨状肌起于第2、3、4骶椎前面,向下聚集成为腱膜样腱,穿出坐骨大孔后抵止于股骨大粗隆。此肌主要是协同其他肌肉完成大腿的外旋动作,受骶丛神经支配。梨状肌的体表投影,为髂后上棘至尾骨尖作一连线,此线中点再向股骨大粗隆顶点作一连线,此直线刚好为梨状肌下缘。梨状肌把坐骨大孔分成上、下两部分,称为梨状肌上孔及梨状肌下孔,坐骨神经大多经梨状肌下孔穿出骨盆到臀部,但有时发生解剖变异者则由梨状肌内穿过。梨状肌损伤在临床腰腿痛的患者中占有一定的比例,为常见的损伤之一。

(一)病因病理

髋部遇有跌闪扭伤时,髋关节急剧内外旋或外展,使梨状肌受到牵拉损伤;夜晚着凉,感受风寒侵袭损伤;小骨盆腔内炎症刺激等,均可使梨状肌发生痉挛、肥大和挛缩,引起坐骨神经在锐利和坚硬的肌缘之间受到卡压而引起臀后部及大腿后外侧疼痛麻痹,特别是有变异的肌肉或神经更易发生。

(二)诊断要点

主要症状是臀部疼痛,向大腿放射,偶有会阴不适、阳痿。有跛行或身体前俯,髋膝半屈呈伛偻姿态;肌痉挛严重者,有刀割样跳痛,咳嗽喷嚏可加重疼痛,睡卧不宁。检查时,患者腰部无明显压痛和畸形,活动不受限;梨状肌肌腹有压痛,有时可触及条索状隆起肌束;直腿抬高试验在小于60°时,梨状肌被拉紧,疼痛明显,而大于60°时,梨状肌不再被拉长,疼痛反而减轻,病员在蹲位休息后可减轻症状或消失;拉赛格试验阳性,梨状肌试验阳性,梨状肌封闭后,疼痛消失。

(三)治疗

1.手法治疗

患者俯卧,先按摩揉推臀部痛点数分钟,然后用拇指或肘尖来回拨动梨状肌,弹拨方向与梨状肌纤维方向相垂直,共10～20次。最后以按压痛点和牵抖患肢而收功。手法每周2次,连续2～3周。

2.药物治疗

急性期筋膜扭伤,气滞血瘀,疼痛剧烈,动作困难,治宜化瘀生新、活络止痛,可用桃红四物汤加香附、青皮、牛膝、土元、僵蚕等。慢性期病久体亏,经络不通,痛点固定,臀肌萎缩,治宜补养气血、舒筋止痛,可用当归鸡血藤汤加黄芪、白术、牛膝、五加皮等。亦可配合服用芬必得、氯唑沙宗片。

3.封闭治疗

多在急性期运用,用1%普鲁卡因6～10 mL加强的松25 mg,以6号长针头,依梨状肌之体表投影要领,深刺封闭,可解除痉挛。5～7天1次。

4.针灸治疗

取阿是穴、环跳、殷门、承扶、阳陵泉、足三里等穴,用泻法,以有酸麻感向远端放散为宜。针感不明显者,可加强捻转。急性期每天针刺1次,好转后隔日1次。

5.手术治疗

如上述保守治疗无效者,可考虑手术探查,解除坐骨神经的卡压。

第五节　腰椎间盘突出

腰椎间盘突出症是腰腿痛中最常见的原因之一,是因腰椎间盘变性、纤维环破裂、髓核突出刺激或压迫神经根所表现的一种综合征。本病以$L_{4\sim5}$、$L_5\sim S_1$间隙发病率最高,约占腰椎间盘突出症的90%～96%,一般多个腰椎间盘同时发病者较少,约占5%～22%。腰椎间盘突出症的产生,多半患者有不同程度的腰部外伤史,如弯腰搬重物或负重情况下突然滑倒引起腰扭伤所致。另一种情况是可能并无外伤史,多因椎间盘先有退行性变,然后再加上轻微的动作就会导致纤维环的破裂而发生本病。

本病的内因是椎间盘的退行性改变,外因则有损伤、劳损及受寒冷等。腰椎是人体负重、活动的枢纽,在受外力时,腰椎间盘要受到来自不同方位的应力,因此,最易发生萎缩、弹性减弱等退行性病变。椎间盘自身没有血液循环,修复能力较弱,退行性改变是一种规律性变化,以20岁为发育高峰,以后就开始了退行性改变,表现为纤维环变性即增厚、弹性减小。30～40岁时椎间盘蛋白多糖减少,髓核趋向胶原化,失去其弹力及膨胀性能。椎间盘退行性改变常以髓核进展最快,软骨板也随年龄增长变薄和不完整,并产生软骨囊样变性及软骨细胞坏死,纤维环附着点亦松弛,加之腰椎间盘纤维环后外侧较为薄弱,而纵贯椎骨内椎体后方的后纵韧带到第1腰椎平面以下逐渐变窄,至第5腰椎和第1骶椎间的宽度只有原来的一半,因而造成自然结构的弱点。外伤及长期劳损是引起腰椎间盘突出的重要原因。腰椎呈生理前凸,椎间盘后薄前厚,弯腰时髓核向后方移动而产生反抗性弹力,其弹力的大小与负重压力的大小成正比,如果负重压力过大,纤维环的退变及本身已有的缺陷,髓核就有可能冲破纤维环固定而脱出、突出或分离。积累劳损时,髓核长时期不能得到正常充盈,影响纤维环的营养供应,致使纤维环损伤而不易修复,久之使退变的椎间盘薄弱点出现小裂隙。此裂隙多出现在纤维环后部,可涉及纤维环的不同深度,也可出现在软骨板,变成髓核突出的通道。另外,不少患者并无外伤及劳损史,仅有受寒史,寒冷可导致腰椎部的血管和肌肉痉挛,一方面影响血供和营养,另一方面导致椎间盘的压力增大。

本病属于中医学的“腰痛”或“腰腿痛”。中医学认为，外伤或劳损可致瘀血阻滞筋脉，出现不通则痛；或寒湿、湿热之邪侵犯腰部经络，导致经脉不通；肝肾亏虚，肾主骨，筋骨失养，遂致本病。根据经络学说，足太阳经夹脊抵于腰，督脉贯脊循行于腰部，足少阴经“贯脊属肾”，又有“腰为肾之府”之称，故腰痛多与足太阳经、督脉和足少阴经脉、经筋病变有关。

一、辨病与辨经

1.辨病

（1）症状：大多数患者具有腰扭伤和（或）腰痛病史，以后腰痛可缓解，而下肢痛明显，或两者同时存在。腹压增高时下肢痛加剧，疼痛严重时患者可卧床不起、翻身困难。较多患者疼痛可反复发作，并伴随发作次数的增加而程度加重、持续时间延长，且发作间隔时间缩短，同时可伴有小腿麻木感。突出物大且为中央型时，可出现双下肢痛。

（2）体征。

①腰椎曲度异常：表现为腰椎生理曲度减小或消失，或有侧弯畸形。反侧凸的强直动作加重下肢痛症状。

②腰部活动受限：前屈或向患侧侧屈活动明显受限，强制活动时可加重疼痛症状。

③压痛与放射痛：深压椎间盘突出部位的椎体棘突旁时，局部有明显疼痛并可伴有放射性痛。

④直腿抬高试验和（或）加强试验阳性：直腿抬高 60°以内即可出现坐骨神经痛，称为直腿抬高试验阳性。直腿抬高试验阳性时，缓慢降低患肢高度，待疼痛消失，再被动背屈患肢踝关节以牵拉坐骨神经，如又出现反射痛称为加强试验阳性。

⑤屈颈试验与颈静脉压迫试验（Naffziger 征）：患者仰卧，也可端坐或者直立位，检查者一手置于患者胸部前，另一手置于枕后，缓慢、用力地上抬其头部，使颈前屈，若下肢出现放射痛，则为屈颈试验阳性；提示为“根肩型”腰椎间盘突出症。患者仰卧，检查者双手指按压患者两侧颈静脉，如其颈部及上肢疼痛加重，则为 Naffziger 试验阳性；提示为根性颈椎病，因脑脊液回流不畅致蛛网膜下腔压力增高所致。

⑥股神经牵拉试验阳性：提示 $L_{2\sim4}$ 神经张力增加。

⑦运动和感觉异常：坐骨神经受累时，腓肠肌张力减低，足踇趾背伸肌力减弱；病程较长者，常有足背肌萎缩；股神经受累时，股四头肌肌力减弱，肌肉萎缩。皮肤感觉在初期为感觉过敏，以后为迟钝或消失。改变区域与受累神经根相关。

⑧腱反射改变：$L_5 \sim S_1$ 神经根受压时，跟腱反射迟钝或消失；$L_3 \sim L_4$ 神经根受压时，膝反射迟钝或消失。

（3）影像学检查。

①X 线平片：腰椎生理曲度消失，腰椎侧弯。部分患者可见某一或更多节段腰椎间隙前窄后宽。大多数患者伴有脊柱退行性改变。同时可除外局部结核、肿瘤等导致腰骶神经痛的

骨病。

②CT 检查：可见椎间盘髓核向后、侧方突出，压迫硬膜囊或神经根。同时可显示是否有椎管或侧隐窝狭窄等情况。

③MRI 检查：可显示椎间盘髓核突出及压迫硬膜囊或神经根等情况。同时可鉴别有无马尾肿瘤、椎管狭窄等其他疾病。

④肌电图检查：若患者存在脊神经根损害时，肌电图检查可协助定位诊断和鉴别诊断。

附：不同部位单侧腰椎间盘突出症的临床表现

①L_3～L_4 椎间盘突出：腰神经根受压，腰背、骶髂部、髋部、大腿前外侧、小腿前侧痛，小腿前内侧麻木，伸膝无力。

②L_4～L_5 椎间盘突出：腰神经根受压，腰背、骶髂部、髋部、大腿和小腿的后外侧疼痛，小腿外侧或足背蹬趾麻木，偶可足下垂，蹬趾背伸无力。

③L_5～S_1 椎间盘突出：骶神经根受压，腰背、骶髂部、髋部、大腿和小腿后外侧痛，小腿后外侧及外侧三足趾的足背麻木，偶有足跖屈及屈趾无力。

2.辨经

本病腰部症状属于督脉及足太阳经病症，当出现下肢疼痛、感觉障碍时可分别为足太阳经、足少阳经或足太阳经、足少阳经合病。

二、针灸治疗及选穴原则

1.治疗原则

本病以祛风散寒、活血通经、疏调经筋为基本治疗原则。急性期应制动，睡硬板床 2～3 周，但绝对卧床时间一般不宜超过 1 周。一般正规保守治疗 6～8 周无症状减轻和缓解，应考虑其他方法。

2.选穴原则

在选穴上以病变腰椎间盘局部夹脊穴、阿是穴及经穴为主，可循经远端配穴，主要以督脉、足太阳、足少阳经穴为主。具体选穴原则如下。

(1)局部选穴：根据《黄帝内经》“在骨守骨，在筋守筋”的原则和“腧穴所在，主治所在”的规律从局部取穴，如局部选阿是穴、腰夹脊。压痛点主要位于椎旁，距中线约 2～3cm 处，压痛时可出现沿神经根走行的下肢放射痛；棘突间及棘突上亦可出现压痛，但以叩痛为主。另外，可选腰部膀胱经肾俞、大肠俞、志室、次髎等，督脉的腰阳关、命门等。

(2)循经选穴：根据“经脉所过，主治所及”的规律从远端选穴，如膀胱经“挟脊抵腰中……其支者，从腰中下挟脊，贯臀”，因此，委中可治疗急、慢性腰痛，正如《四总穴歌》所言“腰背委中求”。腰痛连及下肢者，可选环跳、秩边、承山、昆仑、阳陵泉等穴。督脉“挟脊抵腰中，入循膂络肾”，故可选水沟、风府治疗腰痛。肾经络脉“外贯腰脊”，腰为肾之府，故腰痛属于肾虚者可选太溪、照海等穴以滋补肾精。

三、推荐针灸处方

（一）推荐处方 1

治法：疏通督脉，通经止痛。

穴位：夹脊穴、脊中、腰俞、肾俞、环跳、阳陵泉、委中。

操作：局部夹脊穴行毫针刺法，也可用梅花针叩刺以潮红为度，也可拔罐。余穴常规操作。

（二）推荐处方 2

治法：活血通经。

主穴：阿是穴、大肠俞、委中。

配穴：寒湿腰痛者，加腰阳关；瘀血腰痛者，加膈俞；肾虚腰痛者，加肾俞、命门。

操作：阿是穴根据痛点部位直刺 0.5～1 寸，大肠俞直刺 1.5 寸，委中直刺 1 寸，均行提插泻法；或阿是穴、大肠俞刺络拔罐，委中泻法。寒湿证，加艾灸；瘀血证，加刺络拔罐；肾阳虚加灸法。局部穴位可针刺治疗后加电针。

（三）推荐处方 3

治法：舒筋活络。

主穴：肾俞、白环俞、环跳、承扶、殷门、委中、阳陵泉。

配穴：腰夹脊（L_2～L_5）、阿是穴、上髎、次髎、秩边、承山、悬钟、昆仑、足临泣。

操作：每次选 3～5 个穴位，环跳强刺激，使针感（麻电感）向远端放射。余穴均用泻法。

四、针灸疗效及影响因素

针灸治疗腰椎间盘突出症具有较好的止痛效果，是非手术疗法中重要的方法，为保证针灸取得良好疗效，选择适应证就显得更为重要。因此，针灸治疗要遵循保守治疗的适应证，即年轻、初次发作或病程较短者，休息后症状可自行缓解者，X 线检查无椎管狭窄者，都可取得良好疗效。

本病的治疗目的是缓解疼痛，增加腰椎活动度和功能，并提高患者生活质量。基于目前临床经验，卧床休息、睡硬板床、激素抗炎在急性发作初期还是予以常规治疗方法，而且临床体会是有效的，适当的牵引也是必要的。根据国内文献以及大量的临床实践，针灸在缓解疼痛、增加腰椎活动度和功能、提高患者生活质量这一治疗总目标上是可以作为主要治疗方法的，但难以独立实现本病的临床治愈，有必要结合牵引、推拿，尤其是急性发作期使用抗炎药物消除病变部位的水肿是必要的，因此，本病针灸独立治疗疗效有限，目前西医主张本病以保守治疗为首选，针灸可发挥重要的主治疗作用。

1.病程和分期

一般而言，近期发病的针灸疗效要优于反复发作、病程缠绵者。因多次长期的发病，将导致神经周围软组织的粘连，甚至神经根的严重损害，针灸的疗效将受到极大的限制。

根据髓核的病理阶段，临床常分为3期。

(1)突出前期：髓核因退变或损伤可变成碎块状物或瘢痕样的结缔组织，变形的纤维环可因反复的损伤而变薄、变软或产生裂隙。患者有腰痛或腰部不适。此期针灸疗效最好，可有效缓解腰痛，促进局部循环。

(2)突出期：当椎间盘压力增高时，髓核从纤维环薄弱处或裂隙处突出。突出物压迫或刺激神经根而产生放射性下肢痛，当压迫马尾神经时可出现大小便障碍。此期针灸也有较好的疗效。

(3)突出晚期：腰椎间盘突出后病程较长时，椎间盘本身和邻近结缔组织发生一系列继发性病理改变，如椎间盘突出物钙化、椎间隙变窄、椎体边缘骨质增生、神经根损害变性、继发性黄韧带肥厚、关节突间关节增生、继发性椎管狭窄等，针灸疗效较差。

2.分型

目前椎间盘突出症的分型不尽统一。国际腰椎研究会(ISSLS)和美国矫形外科学会(AAOS)将腰椎间盘突出症分为退变型、膨出型、突出型(后纵韧带下)、脱出型(后纵韧带后)及游离型。实质上退变是椎间盘突出症的早期改变或基本病理变化，可能会出现在各型中。

(1)目前一般按病理分为四型。

①膨出型：为生理退变，其纤维环松弛但完整，髓核皱缩，表现为纤维环均匀超出椎体终板边缘。一般无临床症状，有时可因椎间隙狭窄，椎节不稳，关节突继发性改变，出现反复腰痛，很少出现根性症状，针灸疗效最好。如同时合并发育性椎管狭窄，则表现为椎管狭窄症，应行椎管减压，针灸疗效较差。

②突出型：为髓核突入纤维环内但纤维环外层完整，表现为椎间盘局限性向椎管内突出，可无症状，部分患者出现典型神经根性症状、体征。此型通过针灸治疗也可获得良好疗效，但由于破裂的纤维环愈合能力较差，复发率较高。

③脱出型：为纤维环、后纵韧带完全破裂，髓核突入椎管内，多有明显症状和体征，脱出多难自愈，针灸和保守治疗效果相对较差，大多需要微创介入或手术治疗。

④游离型：为突出髓核与相应椎间盘不连接，可游离到椎管内病变的上或下节段、椎间孔等，其临床表现为持续性神经根症状或椎管狭窄症状，少数可出现马尾神经综合征，此型针灸和其他保守疗法效果差，常需手术治疗。

因此，从分型与针灸疗效关系看，针灸疗效由优到差为退变型＞膨出型＞突出型＞脱出型＞游离型。

(2)根据髓核的病理变化可分为三型：隆起型为突出物多呈半球状隆起，表面光滑，针灸疗效好；破裂型为突出物不规则，呈碎片状或菜花样，常与周围组织粘连，针灸也有一定疗效；游离型同上，针灸疗效差。

(3)根据髓核突出的方向和部位可分五型：前方突出、后力突出、侧方突出、四周突山、椎体内突出,以后方突出多见。后方突出又分为旁侧型和中央型。总体而言,后方突出的针灸疗效优于前方突出,侧方突出针灸疗效优于中央型突出,椎体内突出疗效优于四周突出和锥体外突出。另外,根据突出物的不同水平层面分为单节段与多节段突出,单节段突出患者比多节段突出患者针灸对腰椎功能改善明显。膨出型患者比突出型和膨出加突出型患者腰椎功能改善明显。可见,腰椎间盘突出症患者椎间盘突出的程度和节段与治疗后功能恢复程度也密切相关。

3.临床表现

当患者仅有腰痛时,说明突向椎管内的髓核或纤维环的裂片尚未压及神经根,只有后纵韧带被刺激而产生腰痛;当突破后纵韧带而压及神经根时,却只有腿痛。一般而言,局部腰痛的针灸疗效要优于腿痛或腰痛合并腿痛。一切因素对神经根压迫的程度可分为痛、麻、木三种情况。当神经处于兴奋状态,其所支配区非常敏感,每当牵拉坐骨神经(直腿抬高)和脊髓压增高时(咳嗽、加大腹压),都能加重腿痛;木是神经有破坏性的表现,处于完全无痛状态;麻是介于痛与木之间的状态。所以,没有单纯的麻,多数为又麻又痛。针灸对痛的疗效优于麻,麻优于木。

4.其他疗法的配合

牵引是治疗本病常用的方法,可解除肌肉痉挛,使紧张的肌肉舒张、放松,减轻了椎间盘的压力,椎间隙加大后中间形成负压,可起到类似吸吮的作用,牵引同时配合手法,以促使脱出的髓核不同程度地回纳。另外,牵引状态下,神经根与椎间盘的位置发生改变,调整了神经根管的容积,神经根卡压得以缓解;松动上下关节突,使神经根管内容和小关节的粘连获得松解,改善局部循环,有利于神经根恢复正常状态。椎间盘突出的患者,常处于保护性体位,腰椎向一侧侧弯,使骨盆倾斜,牵引情况下,单独牵引短缩的下肢,有助于矫正骨盆倾斜,使脊柱恢复正常的生理状态,既可加速患者痊愈,又可预防患者复发。因此,针灸治疗的同时配合牵引、推拿,可为椎间盘的复位、扩大椎间孔、减轻神经根的压迫提供良好的条件;佩戴腰带可起到制动作用,为局部软组织的修复起到保护作用。另外,治疗期间患者应睡硬板床,康复阶段正确进行适度的腰肌锻炼;注意腰部不要受寒,腰部用力要注意平衡等,这些都对于提高和保持针灸疗效具有重要意义。

五、针灸治疗的环节和机制

腰椎间盘突出症最主要的两大症状为腰痛和腿痛。现代研究认为,腰椎间盘突出症受累的神经根由于突出的椎间盘的机械性压迫、牵拉,致使神经根充血、水肿、缺血,引起毛细血管通透性增加,血浆外渗,导致神经根内纤维组织增生,与周围组织粘连,神经根受挤压后血供受到不同程度改变,导致神经鞘膜水肿。椎间盘纤维环的病变、创伤炎症反应对椎间盘边缘产生机械性或化学性刺激,以及突出的椎间盘对脊根神经节的压迫,对脊神经后根牵拉刺激可产生腰腿痛。而腰神经本身又无神经外膜及束膜,对化学物质屏蔽功能缺乏,耐缺血能力差,因此易发生炎症和水肿。各种非手术疗法治疗的关键环节是尽快消除其炎症和水肿。针灸治疗的关键环节和机制包括以下四方面。

1.镇痛作用

放射性神经根性疼痛是本病最主要的症状，其产生有两个因素：一是椎间盘破裂产生化学物质使神经根发炎或敏感；二是要加压于神经根，其中可能有缺血因素。因此，治疗过程中镇痛是最主要的机制之一。针灸可通过刺激，反射性促进人体内源性镇痛物质的释放，缓解疼痛；针灸也可通过局部刺激感觉神经末梢，减轻或拮抗痛刺激信号的传入，提高人体痛阈而达到止痛或缓解疼痛的效果。另外，针灸也可通过促进局部循环清除致痛的化学物质，促进其代谢和分解。

2.改善局部循环

椎间盘受到寒冷刺激后使腰背部肌肉痉挛和小血管收缩，局部血液循环减少，进而影响椎间盘的营养。同时，肌肉的紧张、痉挛导致椎间盘内压力升高，特别对于已有变性的椎间盘，更可造成进一步的损害，致使髓核突出。椎间盘突出后，神经根受到刺激或压迫，其周围的无菌性炎症必然导致有大量的渗出物填充在椎间孔及其周围的软组织中，使其组织间压力增高，针灸可通过刺激局部的微循环，调节微血管的舒缩功能，增加循环血量和营养，降低毛细血管的通透性，促进局部的新陈代谢和炎性产物的吸收，从而达到“引流减压”的效果，减轻椎间盘的机械性牵拉，消除或缓解神经根管中各种压迫和限制神经根活动的因素，起到松解神经根和软组织粘连、缓解症状的效果。

3.协调椎间盘周围的肌肉和韧带

针灸通过局部刺激，可对病变局部的肌肉、韧带、肌腱等失衡的生物力学状态进行协调，减轻其痉挛状态，从而缓解局部肌肉、肌腱和韧带的紧张状态，达到缓解疼痛，减轻椎间盘、神经及血管的压力，促进循环和损伤修复的目的。

4.神经调节

椎间盘突出后，病变的神经根将受到刺激或压迫，其功能将严重障碍，神经细胞代谢异常。针刺可直接刺激神经，引起神经冲动的传导，这对于受刺激和压迫的神经根具有反射性促进神经细胞代谢和自我修复的作用。

六、预后

很难确定腰椎间盘突出症的自然病史，这是因为大多数患者都曾接受过各种形式的针对腰痛的治疗，并且没有正式确诊。本病经过保守治疗，一般大多数患者会获得临床症状的缓解，仅有大约 10%的患者 6 周后仍然较重，需要手术治疗。序列 MRI 影像显示，突出的椎间盘部分经过一段时间后有复位的趋势，2/3 的病例 6 个月后可以得到部分至全部的缓解。一般认为，只有当持续性或间歇性疼痛经保守治疗半年无效，有进行性下肢神经功能损害或有较重的马尾神经综合征者，才考虑手术。国外有学者对 100 例患者分别应用手术治疗和保守治疗行对比研究，并随访 10 年，认为症状轻微，小于 3 个月者，保守治疗有 50%的患者疗效满意。

一般而言，腰椎间盘突出伴有侧隐窝狭窄或椎管狭窄的患者，保守治疗的预后不佳。因此，椎管狭窄程度及突出物大小对预后有直接影响。腰椎间盘突出症并发马尾神经综合征，预后较差。腰椎间盘突出症重在预防。注意平时的站姿、坐姿、劳动的姿势以及睡姿的合理性，纠正不良姿势和习惯，加强锻炼，尤其要加强腰背肌的功能锻炼，因为适当的锻炼能改善肌肉血液循环，增加肌肉的反应性和强度，松解软组织的粘连，纠正脊柱内在平衡与外在平衡的失调，从而达到良好的治疗效果及预防作用。

有人对本病预后采用肌电图进行判断，发现肌电图异常阳性率达 87.8%，表现为插入电位延长，肌松弛时出现纤颤电位、正锐波和束颤电位，肌收缩时运动单位电位时限延长，多相波百分比增多，干扰波减少。插入电位延长，肌松弛时异常自发电位频繁出现和用力收缩时干扰波减少，常表示神经受损处于急性阶段。异常自发电位减少，出现相位增多、时限延长、波幅增高的运动单位电位，则表明病损神经进入修复的再生过程，肌肉逐渐获得神经的重新支配，预后良好。F 波是运动纤维逆向冲动直接引起脊髓节段前角运动细胞的回返放电，可估计神经根的传导功能。研究也发现，腓神经和胫神经的 F 波传导速度(FWCV)减慢在患侧表现出非常高的阳性率，一些肌电图正常、病程较短和病变较轻的患者也常有减慢、远近端比值改变或 F 波出现时间较离散。临床病症严重患者可观察到 F 波的出现率减低和 FWCV 明显减慢，甚至 F 波消失。部分患者在健侧也出现 F 波异常，这与椎间盘突出导致神经根的拉压和充血水肿或局部的炎症反应波及邻近的神经根有关。因此，综合电生理检查能对神经根病损早期作出定位诊断，帮助推断腰椎间盘突出的节段以及了解功能障碍的范围、阶段、程度和预后。

第六章　常见疾病的护理

第一节　呼吸系统常见疾病的护理

一、感冒

感冒是由于机体感受风邪或时邪病毒，致邪犯卫表出现以鼻塞、喷嚏、流涕、咳嗽、恶寒、发热、头痛、全身不适为主要临床表现的一种外感疾病。感冒病情有轻重之分，轻者一般称为伤风；重者多因感受非时之邪所致，称为重伤风。若感受时行疫毒，在一段时期内发病流行，称为时行感冒。若人体正气虚弱，卫表不固，易感外邪，导致感冒反复发作，称为体虚感冒。

感冒一年四季皆可发生，但以冬春季多见。西医学中的普通感冒、流行性感冒、急性上呼吸道感染，均可参照本病证辨证施护。

(一)辨证要点与护理评估

感冒病位在卫表肺系，病性多为表实证。但要区分风寒、风热和暑湿兼夹之证，还要注意体虚者的特殊性。

1.辨风寒与风热

主要从寒热、有汗无汗、咽部红肿及舌脉征象来辨别。风寒感冒以恶寒重，发热轻，无汗，头痛，苔白，脉浮紧为主症；风热感冒以发热重，恶寒轻，咽痛，舌质红，苔白少津或薄黄，脉浮数为主症。

2.辨普通感冒与时行感冒

主要从感受病邪的不同、症状轻重、有无传变性来辨别。普通感冒以风邪致病为主因，多见于冬春季，病情较轻，多无传变；时行感冒以疫疠之邪为主因，发病季节不定，症状较重，可发生传变。

3.辨气虚感冒与阴虚感冒

从兼症辨别，气虚感冒兼有气短乏力，少言倦怠，咳嗽无力之症；阴虚证兼有手足心热、口干，干咳少痰等阴虚热象。

4.评估患者的生命体征、伴随症状。

(二)辨证分型与施护原则

1.风寒束表

证候:恶寒重,发热轻,无汗,头痛,四肢关节酸疼,鼻塞声重或鼻痒,打喷嚏,时流清涕,咽痒,咳嗽,咯白色稀痰,舌苔薄白而润,脉浮或浮紧。

施护原则:辛温解表。

2.风热犯表

证候:身热较重,微恶风,面赤,咳嗽,咯黄黏痰,咽燥咽痛,鼻塞流黄浊涕,口干欲饮,舌边尖红,舌苔薄白微黄,脉浮数。

施护原则:辛凉解表。

3.暑湿伤表

证候:身热,微恶风,肢体沉重、酸疼,咳嗽,痰黏,流浊涕,心烦,渴不多饮,胸闷脘痞,舌质红,苔薄黄而腻,脉濡数。

施护原则:清暑祛湿解表。

4.气虚感冒

证候:恶寒甚,发热,头痛身楚,咳嗽痰白,咯吐乏力,平素神疲,气短懒言,反复易感,舌淡苔白,脉浮无力。

施护原则:益气解表。

5.阴虚感冒

证候:身热,微恶风寒,少汗,头昏,心烦口干,干咳少痰,舌红少苔,脉细数。

施护原则:滋阴解表。

(三)护理诊断

1.恶寒发热

与外邪袭表,卫外不和有关。

2.头身关节酸痛

与风寒、风热、暑湿上犯清空、困遏肌表有关。

3.舒适的改变(鼻塞,流涕,咽痒,咽痛)

与外邪袭表、肺失宣降有关。

4.潜在并发症

心肌炎,肾小球肾炎,风湿热等与外邪由表入里有关。

(四)护理措施

1.一般护理

(1)保持室内温、湿度适宜,每日定时通风,必要时做好呼吸道隔离。

(2)注意休息,避免劳累。风寒感冒及气虚感冒者要注意避寒保暖。

(3)密切观察体温、咳嗽、咳痰、寒热、汗出、舌脉情况及用药后反应。

(4)用药护理：

①使用解热镇痛药时应注意观察患者汗出情况，出汗后及时擦干身体，更换内衣裤，保持衣被干燥清洁。要多喝水，可服糖盐水，绿豆汤等，以防出汗过多引起虚脱。

②老年人服用清热解毒药易损伤阳气，出现畏寒发冷，气短乏力、头昏肢重、纳呆等症状，因此老人服用清热药时不宜过量、过久，证停药停；小孩正处于生长发育阶段，服用清热药最易伤及诸脏阳气而损伤阳气和津液，造成头昏、嗜睡、倦怠、自汗、思维能力下降、纳呆食少、烦躁易怒、眼睑发红等症，因此小孩在用药时应特别注意。

③早期感冒严重鼻塞时可使用麻黄碱滴鼻液滴鼻，但注意用药时间应小于一周，以免损伤鼻黏膜及影响嗅觉灵敏度。此外，不要随意加大剂量，以免药物误入食管而引起心跳加快，出现烦躁不安等现象。

(5)饮食护理：饮食宜清淡半流质，忌食生冷、油腻之品，戒烟酒。

(6)情志护理：疏导患者情志，保持情志舒畅，以积极心态配合治疗。

2.临证(症)护理

(1)风寒证：

①中药汤剂煮沸后5～10min即可，趁温热服，服后避风盖被取汗或进食热粥、米汤以助药力。

②饮食上可用生姜、葱末、胡椒粉等辛味发散的调味品以祛风散寒。

③发热无汗者可用生姜、葱白、芫荽煎汤服用，以助发汗。

④鼻塞流涕者可用热毛巾敷鼻额部或按压迎香穴。

(2)风热证：

①辛凉解表药宜偏温凉服，药后观察出汗、体温、伴随症状的变化。

②可多食黄瓜、苦瓜、西瓜或绿豆汤等，忌食辛辣、油煎之品。

③风热感冒口渴者，可给温开水或清凉饮料，鲜芦根煎汤代茶饮。

(3)暑湿证：

①暑湿夹杂者宜多饮清凉饮料，如西瓜汁、梨汁、葡萄汁等。

②暑湿感冒头身疼痛者，可用刮痧疗法以解表祛湿。

3.并发症护理

(1)心悸(心肌炎)：常见于感冒时未注意休息或是反复感冒者，病情隐性发展，没有特殊症状，可以导致猝死，是并发症中最凶险的一种。

预防：感冒时应注意卧床休息，特别是青少年、有心脏病家族史者；感冒伴心悸、胸闷、乏力等症状时或感冒久治不愈应进行心电图与心肌酶谱等检查，力求早期发现与治疗。

(2)水肿(急性肾炎)：常发生于感冒开始后的第14d前后，与机体对链球菌的免疫反应有关，症状有头痛、下肢或面部水肿、尿少等，也可以隐匿出现不被重视，而常被误诊造成严重后果。需要检查尿常规确诊，早期治疗预后良好。

(3)痹症(风湿热):表现为感冒2～4周后突然关节痛,红肿,有皮下小结和环形红斑或表现为小舞蹈症,出现不自主的小动作和面部动作。不及时治疗可以发展为风湿性心脏病,早期治疗预后良好。

(五)预防与调摄

(1)平时加强锻炼,增强御邪能力。

(2)体质弱者,注意自身防护,随气候变化增减衣服,切忌贪凉,避免汗出当风。

(3)感冒流行期,尽量少去公共场所,外出时戴口罩,防止交叉感染。家中可用30%～50%的食醋蒸气消毒空气。亦可预防服药:如三根汤(葱根、白菜根、萝卜、根)或贯众汤(贯众、苏叶、荆芥),夏季可用藿香、佩兰、薄荷泡茶饮。

(六)推荐中医特色护理临床应用

1.针刺疗法

感冒发热者可取大椎、曲池、风池、合谷等穴针刺退热。鼻塞加迎香穴,头痛加百会、太阳等穴位。

2.刮痧疗法

暑湿感冒头身困重者,取夹背两侧、背部胸肋处、肘窝、腘窝、印堂、太阳、颈部等处刮痧治疗,以祛邪外达、清暑祛湿。

3.穴位按摩

取百会、太阳、风池、风府、印堂、迎香、肩井、合谷等穴行按摩治疗,以疏风解表。

4.拔罐疗法

取督脉、膀胱经腧穴,走罐。对风寒、暑湿感冒有较好疗效。

二、咳嗽

咳嗽是指邪客肺系,肺失宣降,肺气不清而上逆作声,咯出痰液的病证。以咳嗽、咳痰为主要临床表现。有声无痰为咳,有痰无声为嗽,多为两者并见,难以分开,故为咳嗽。咳嗽分外感、内伤两大类。外感咳嗽多因外感六淫所致,内伤咳嗽多为脏腑功能失调,肺脏虚弱或他脏疾病累及。咳嗽病位在肺,与肝、脾有关,久则及肾。

西医学中的上呼吸道感染、支气管炎、支气管扩张、肺炎、肺结核等疾病,可参照本病证辨证施护。

(一)辨证要点与护理评估

1.辨外感与内伤

外感咳嗽多起病急,病程短,常见恶寒、身热、头痛等表证。内伤咳嗽多久病,反复发作,病程长,伴诸脏之证。

2.辨寒热虚实

注意观察咳嗽的声音及发作时间,咳痰色、质、量、气味,伴随症状,舌脉象来辨别寒热虚实。外感风寒、风热、风燥为邪实;内伤多为虚实夹杂,本虚标实;痰湿、痰热、肝火多为邪实正虚;肺阴亏虚则属正虚或虚中夹实。咳声响亮者多实,咳嗽低弱多虚;咳嗽时作,白天咳多,鼻塞声重,多为外感咳嗽;咳嗽反复发作,咳声重浊,多为痰湿或痰热咳嗽;干咳,连声作呛,无痰或痰少而黏,不易咯出多为燥热阴虚咳嗽。

3.评估患者的生命体征、社会心理状况。

(二)辨证分型与施护原则

1.风寒束肺

证候:咽痒、气急,咳嗽声重,痰白稀薄,伴鼻塞、清涕,咳引胸痛、头痛,肢体酸楚或恶寒发热,无汗、舌苔薄白,脉浮或浮紧。

施护原则:疏风散寒,宣肺止咳。

2.风热犯肺

证候:喉燥咽痛,咳声频剧,气粗或咳声嘶哑,痰黄质黏不易咯出,伴流黄涕,汗出,口渴思饮,头痛身楚或恶风身热,舌苔薄黄,脉浮数或浮滑。

施护原则:疏风清热,宣肺止咳。

3.燥热伤肺

证候:喉痒,干咳,连声作呛,咳甚则胸痛,咽喉干痛,唇鼻干燥,无痰或痰少而黏,不易咯出或痰中带血丝,口干,初起伴鼻塞、头痛、微寒、身热等,舌质红干而少津,苔薄白或薄黄,脉浮数。

施护原则:疏风清肺,润燥止咳。

4.痰湿蕴肺

证候:咳嗽反复发作,咳声重浊,痰白或带灰,质黏量多,痰出咳平,胸闷脘痞,食少体倦,舌苔白腻,脉濡滑。

施护原则:燥湿化痰,理气止咳。

5.痰热郁肺

证候:咳嗽气粗促,喉间痰鸣,痰黄质黏难咯或痰中带血,胸胁胀满,咳引胸痛、面赤,口干欲饮,舌质红,苔薄黄腻,脉滑数。

施护原则:清热肃肺,豁痰止咳。

6.肝火犯肺

证候:上气咳逆阵作,咳时面赤,咽干口苦,痰少质黏难咯,胸胁胀痛,咳时引痛,随情绪变化而增减,舌边红,苔薄黄少津,脉弦数。

施护原则:清肺泻肝,顺气降火。

7.肺阴亏虚

证候:干咳,咳声短促,痰白质黏量少或痰中带血丝,声哑,口干咽燥;午后潮热,颧红、盗汗、神疲、日渐消瘦,舌质红少苔,脉细数。

施护原则:滋阴润肺,化痰止咳。

(三)护理诊断

1.咳嗽、咳痰

与外感时邪、肺失宣降有关;与脏腑功能失调、痰贮于肺有关。

2.发热

与外邪入侵,肺卫失和有关。

3.舒适改变

与咳嗽剧烈不得卧有关。

4.焦虑

与咳嗽剧烈,排痰不畅而影响休息、工作,久治不愈有关。

5.有咯血的危险

与风热、虚火灼络有关;与咳嗽剧烈、损伤肺络有关。

6.有窒息的危险

与痰多无力排出有关。

(四)护理措施

1.一般护理

(1)保持病室安静、整洁、舒适,空气新鲜、洁净,室温 18～20℃,湿度 50%～60%。病室内禁止吸烟,避免灰尘及特殊气味的刺激。

(2)咳嗽严重者,应卧床休息。痰多者指导患者有效咳嗽,必要时协助翻身叩背。

(3)密切观察咳嗽声音、时间、节律、性质、痰的色、质、量、气味及有无伴随全身症状。

(4)用药护理:

①中药汤剂应饭后 1h 服用,服药前后 1h 忌生冷之品,与西药服用间隔 1h。

②中枢性止咳药仅适用于剧烈而频繁的无痰性干咳者,应少量短期服用,连续服用不得超过两周;痰多者禁用,老年人、小儿应慎用。

③周围性镇咳药对支气管有局部麻醉和温和止痛的作用,在使用湿化和雾化吸入药物治疗时,应教会患者正确的呼吸技巧。

④祛痰药应空腹服用,适用于急性呼吸道炎症时痰液黏稠不易咯出者,而有消化道疾病,特别是胃溃疡患者应慎用。

(5)饮食护理:饮食宜清淡易消化,忌肥甘、油腻、煎炸、辛辣及过咸食品,戒烟、酒,避免刺激性气味吸入,每天饮水 1500mL 以上。

(6)情志护理:保持心情舒畅,情绪稳定,避免精神刺激,学会自我调节。

2.临证(症)护理

(1)风寒束肺咳甚者,可予拔火罐或镇咳药含服。饮食忌食生冷、黏糯滋腻之品,如香蕉、柿子、蚌肉、螃蟹等;宜食生姜、葱、大蒜、陈皮、核桃、银杏等。风寒、阳虚者中药宜热服,服药后加盖衣被,以助微微汗出。

(2)风热型咳嗽,宜食梨、萝卜、冬瓜、西瓜、鸭蛋、无花果、胖大海、金银花、薄荷等;忌食辛热黏滋补益之品,如龙眼肉、胡椒、狗肉等。

(3)肺燥型咳嗽,宜食蜂蜜、鸭肉、白木耳、甘蔗、橄榄等;忌食香燥、煎炸、辛辣、温热之品,如辣椒、烟、酒、各种炒干果等。

(4)痰湿型咳嗽,饮食宜清淡,忌油腻、生冷、甜食等滞脾碍胃之品,可食山药粥、薏苡仁粥以健脾化痰。

(5)痰稠难咯时,可给予中药雾化吸入。

(五)预防与调摄

(1)坚持用冷水洗脸,以提高机体卫外功能,增强皮毛腠理御寒抗病能力。

(2)慎起居,随气候变化,注意防寒保暖。

(3)平素饮食应少食肥甘辛辣、过咸之品,忌烟酒。内伤咳嗽,多呈慢性反复发作,尤应注意饮食调护,可经常进食梨、山药、百合、荸荠、枇杷等食物。

(4)平素易感冒者可经常按摩面部的迎香穴,睡前艾灸足三里等。

(5)出现外感咳嗽,全身症状明显者,应适当休息。

(6)适当参加体育锻炼,以增强体质,提高抗病能力。

(六)推荐特色中医护理临床应用

1.拔罐疗法

取背部第1～12胸椎两侧夹脊穴,行走罐治疗5min,再取大椎、风门、肺俞等穴留罐10min,主要用于风寒束肺咳嗽。

2.穴位贴敷法

主要用于内伤咳嗽。根据辨证调配中药,研粉,以开水调膏,取背部夹脊肺俞、心俞、膈俞、脾俞、肾俞贴敷治疗,每日1次,每次20min,1周为1个疗程。患者皮肤敏感者适当缩短时间,以免灼伤皮肤。

3.耳穴压籽

取肺、支气管、脾、神门、交感等耳穴压籽治疗,隔日更换一次,双耳交替进行。

三、喘证

喘证是以呼吸困难,甚至张口抬肩,鼻翼扇动,不能平卧等为主症的一种病证。

本病常因外邪侵袭、饮食不当、情志失调、劳欲久病等致肺失宣降,肺气上逆或气无所主,肾失摄纳而致喘病。基本病机为痰邪壅肺,宣降不利。病理性质有虚实之分;实喘在肺,为外邪、痰浊、肝郁气逆,邪壅肺气,宣降不利所致;虚喘责之肺、肾,因阳气不足、阴精亏耗,而致肺肾出纳失常,且尤以气虚为主。西医学中肺炎、喘息性支气管炎、肺气肿、肺源性心脏病、心脏性哮喘及癔病等发生呼吸困难时,均可参照本病辨证施护。

(一)护理评估

1.病因

认真倾听患者主诉,了解患者最近一周有无打喷嚏、流鼻涕、干咳、受寒、疲劳等症状,既往用药、生活环境及饮食习惯等,询问家族病史及既往史。

2.病位

在肺,与肾、肝、脾有关。

3.病性

(1)实喘证:

①风寒壅肺证:风寒上受,内舍于肺,邪实气壅,肺气不宣。喘息咳逆,呼吸急促,胸部胀闷,痰多稀薄而带泡沫,色白质黏。常有头痛,恶寒或有发热,口不渴,无汗。苔薄白而滑,脉浮紧。

②表寒肺热证:寒邪束表,热郁于肺,肺气上逆。喘逆上气,胸胀或痛,息粗,鼻煽,咳而不爽,吐痰稠黏,伴形寒,身热,烦闷,身痛,有汗或无汗,口渴。苔薄白或薄黄,舌边红,脉浮数或滑。

③痰热郁肺证:邪热蕴肺,蒸液成痰,痰热壅滞,肺失清肃。喘咳气涌,胸部胀痛,痰多质黏色黄或夹有血色,伴胸中烦闷,身热,有汗,口渴而喜冷饮,面赤,咽干,小便赤涩,大便或秘。舌质红,舌苔薄黄或腻,脉滑数。

④痰浊阻肺证:中阳不运,积湿生痰,痰浊壅肺,肺失肃降。喘而胸满闷塞,甚则胸盈仰息,咳嗽痰多,黏腻色白,咯吐不利。兼有呕恶,食少,口黏不渴,舌苔白腻,脉象滑或濡。

⑤肺气郁痹证:肝郁气逆,上冲犯肺,肺气不降。遇情志刺激而诱发,发时突然呼吸短促,息粗气憋,胸闷胸痛,咽中如窒。但喉中痰鸣不著或无痰声。平素多忧思抑郁,失眠,心悸,苔薄,脉弦。

(2)虚喘证:

①肺气虚耗证:肺气亏虚,气失所主或肺阴亏虚,虚火上炎,肺失清肃。喘促短气,气怯声低,喉有鼾声,咳声低弱,痰吐稀薄,自汗畏风或见咳呛痰少质黏,烦热而渴,咽喉不利,面颧潮红。舌质淡红或有苔剥,脉软弱或细数。

②肾虚不纳证:肺病及肾,肺肾俱虚,气失摄纳。喘促日久,动则喘甚,呼多吸少,呼则难升,吸则难降,气不得续,形瘦神惫,跗肿,汗出肢冷,面青唇紫,舌淡苔白或黑而润滑,脉微细或沉弱或见喘咳,面红烦躁,口咽干燥,足冷,汗出如油,舌红少津,脉细数。

③正虚喘脱证:肺气欲绝,心肾阳衰。喘逆剧甚,张口抬肩,鼻煽气促,端坐不能平卧。稍动则咳喘欲绝或有痰鸣,心慌动悸,烦躁不安,面青唇紫,汗出如珠,肢冷,脉浮大无根或见歇止或模糊不清。

(二)护理要点

1.病情观察

(1)观察呼吸的频率、节律、深度;呼气与吸气的时间比例变化等。

(2)观察面色、唇甲发绀程度,气喘发作的时间、程度及诱因等。

(3)观察神志、生命体征、出汗、尿量等;伴有咳嗽、咳痰,注意咳嗽的时间、频率、诱因素。咳痰的色、量、性质及咳吐的难易程度。

(4)若发现患者呼吸急促不整,张口抬肩,鼻翼扇动,端坐不能平卧。稍动则喘剧气不得续,烦躁不安,面青唇紫,肢冷汗出,体温、血压骤降,脉微欲绝或浮大无根或见结代,多为肺气将绝、心肾阳衰的喘脱危象,做好抢救的准备。

2.辨证(临症)施护

(1)喘息气短者取半卧位或坐位,鼓励患者缓慢深呼吸,以缓解呼吸困难。密切观察生命体征变化,遵医嘱给予低流量(1～2L/min)、低浓度持续给氧,可根据血气分析结果调整吸氧的方式和浓度。给予耳穴贴压可选交感、心、胸、肺、皮质下等穴以缓解喘息气短症状。

(2)痰稠难咳者,可用鲜竹沥水送服川贝母粉 3g,以清热化痰。帮助患者翻身、拍背,协助将痰液排出,痰黏不出者,予化痰药或进行雾化吸入,必要时机械吸痰。

(3)发热者,可针刺大椎、曲池以泄风热。感受外邪引起的发热可用刮痧疗法,选择大椎、风池、肺俞、脾俞等穴位。高热时每 4h 测量 1 次体温,采用温水擦浴、冰袋等物理降温措施,患者汗出时及时协助擦拭更换衣被,以免复感外邪。

(4)遵医嘱及时血常规等生化检查,必要时及时给予抗感染、平喘等对症治疗。

(5)风寒壅肺者遵医嘱给予麻黄汤加减,以宣肺散寒。注意防寒保暖,预防风寒之邪再从肺俞入侵。发作时,可针灸膻中、天突、定喘、气海等穴位,以平喘驱寒。

(6)肺气虚耗者久病体虚,邪气易乘虚而入,应严密观察生命体征变化,发现异常神态。如表情淡漠、嗜睡、头痛、睡时伴有谵语或性格改变等,及时报告医生,同时予间断低流量吸氧,并积极配合抢救。

(7)喘脱者,可遵医嘱予独参汤或静脉注射参附注射液,以回阳救逆。及时稳定患者情绪,缓解恐惧惊慌等心理。

3.给药护理

(1)汤药宜温服。服药后注意观察气促、胸闷、咳痰等症状是否改善。喘证患者慎用镇静剂。喘促剧烈时,可遵医嘱正确使用气雾剂,以平喘解痉。

(2)喘证发作期应服药每日 3 次,夜间加服 1 次。咳喘重者,可增加服药次数。

(3)肺其郁闭者,所用药物多属芳香走窜之品,不宜久煎,中病即止;表寒里热者,汤剂宜温凉服。药后以微汗为佳。

4.饮食护理

(1)饮食以清淡、富营养为原则,宜食化痰之品,如冬瓜、生姜、陈皮、梨、枇杷,多饮水及新鲜果汁。忌食辛辣刺激、肥甘之品。

(2)喘脱者,病情稳定后,应加强饮食调护。宜选用高热量、高维生素、高蛋白之品,如禽类汤、动物内脏熬汤等或直接用营养素配置要素饮食。

5.情志护理

(1)保持病室安静,加强开导鼓励,解除顾虑,使患者保持精神愉快,避免劳累和精神刺激,以免加重病情。

(2)喘脱者,应及时稳定情绪,缓解畏惧恐慌心理。

6.并发症护理

(1)慢性呼吸衰竭:帮助患者取半卧位或坐位,以利于改善呼吸状态。根据病情给予氧疗,密切监测病情,发现病情恶化及时通知医生,备齐抢救用品,配合抢救。

(2)自发性气胸:患者取绝对卧床休息,根据缺氧程度选择适当地给氧方式和氧流量,保证患者 $SaO_2>90\%$,密切观察病情变化,解释病情,消除患者焦虑、恐惧等情绪。做好胸腔闭式引流的准备和配合工作。

(三)中医健康指导

(1)病室保持清洁、安静,空气新鲜、阳光充足,温度保持在18～20℃,湿度在55%～60%为宜,室内空气每日消毒1次,避免灰尘及异味刺激,禁止吸烟。

(2)卧床休息,喘证发作时取半卧位或端坐卧位。

(3)加强皮肤护理,保持床单元整洁,避免局部皮肤长期受压,防止发生压疮。

(4)指导患者经常做深呼吸,腹式呼吸和缩唇呼气联合应用提高肺活量,改善呼吸功能。

(5)喘证患者除注意饮食调护外,还应注意四时气候的变化,减少外出,避免诱发因素,不要过度疲劳。保持心情舒畅,避免不良情绪刺激。

(6)出院后也要坚持服药治疗,以调整脏腑阴阳平衡,增加抵抗力,减少发作。

四、哮病

哮病是以一种发作性的痰鸣气喘疾病。发作时喉中有哮鸣音,呼吸气促困难,甚则喘息,不能平卧。

本病常因宿痰伏于肺,复加外邪侵袭、饮食不当、情志失调、劳累过度等诱因而引起发作。总属邪实正虚之证。哮病发作时以邪实为主,分冷哮、热哮、寒包热哮、风痰哮、虚哮五类。而未发作时以正虚为主,应辨阴阳之偏虚,肺、脾、肾三脏之所属。西医学中支气管哮喘、喘息性支气管炎、嗜酸性粒细胞增多症等,均可参照本病辨证施护。

(一)护理评估

1.病因

认真倾听患者主诉,了解患者近期有无打喷嚏、流鼻涕、干咳,受寒,疲劳等情况和既往用药情况、生活环境及饮食习惯,找出诱发因素。询问家族病史,既往史。

2.病位

在肺,与脾、肾、心等有关。

3.病性

哮病发作时以邪实为主,而未发作缓解时以正虚为主。

(1)发作期

①冷哮证:寒痰伏肺,遇感触发,痰升气阻,肺失宣畅。喉中哮鸣如水鸡声,呼吸急促。喘憋气逆,胸膈满闷如塞。咳不甚,痰少咯吐不爽,色白而多泡沫,口不渴或渴喜热饮,形寒怕冷,天冷或受寒易发,面色青晦,舌苔白滑脉弦紧或浮紧。

②热哮证:痰热蕴肺,壅阻气道,肺失清肃。喉中痰鸣如吼,喘而气粗息涌,胸高胁胀,咳呛阵作,咳痰色黄或白。黏浊稠厚,排吐不利,口苦,口渴喜饮,汗出,面赤或有身热。甚至有好发于夏季者,舌苔黄腻,质红,脉弦数或弦滑。

③寒包热哮证:痰热壅肺,复感风寒,客寒包火,肺失宣降。喉中哮鸣有声,胸膈烦闷,喘咳气逆,咳痰不爽,痰黏色黄或黄白相兼,烦躁,发热,恶寒,无汗,身痛,口干欲饮,大便偏干。舌苔白腻罩黄,舌尖边红,脉弦紧。

④风痰哮证:痰浊伏肺,风邪引触,肺气郁闭,升降失司。喉中痰涎壅盛,声如拽锯或鸣声如吹哨笛。喘急胸满,但坐不得卧,咳痰黏腻难出或为白色泡沫痰液,无明显寒热倾向,面色青黯,起病多急,常倏忽来去,发前自觉鼻、咽、眼、耳发痒,喷嚏,鼻塞,流涕,胸部憋塞,随之迅即发作,舌苔厚浊,脉滑实。

⑤虚哮证:哮病久发,痰气遇阻,肺肾两虚,摄纳失常。喉中哮鸣如鼾,声低,气短息促,动则喘甚,发作频繁,甚则持续喘息;口唇、爪甲青紫;咳痰无力,痰涎清稀或质黏起沫;面色苍白或颧红唇紫,口不渴或咽干口渴,形寒肢冷或烦热,舌质淡或偏红或紫黯,脉沉细或细数。

(2)缓解期

①肺脾气虚证:哮病日久,肺虚不能主气,脾虚健运无权,气不化津,痰饮蕴肺,肺气上逆。气短声低,喉中时有轻度哮鸣。痰多质稀,色白,自汗,怕风,常易感冒,倦怠无力、食少便溏,舌质淡、苔白,脉细弱。

②肺肾两虚证:哮病久发,精气亏乏、肺肾摄纳失常,气不归原,津凝为痰。短气息促,动则为甚,吸气不利,咳痰质黏起沫,脑转耳鸣,心慌,不耐劳累或五心烦热,颧红,口干,舌质红少苔,脉细数;畏寒肢冷,面色苍白,舌苔淡白,质胖,脉沉细。

(二)护理要点

1.病情观察

(1)观察哮病发作前症状的先兆症状和诱发因素如打喷嚏、流鼻涕、干咳、鼻咽、咽部发痒等黏膜过敏表现和有无受寒、过热、饮食不当、疲劳过度、烟酒和异味刺激等。

(2)密切观察患者喘息气短的程度、持续时间及有无短期内突然加重的征象,评价缺氧的程度。观察有无皮肤红润、温暖多汗、球结膜充血、搏动性头痛等二氧化碳潴留的表现。

(3)观察患者痰液颜色、质、量,咳痰的伴随症状,咳痰的难易程度,呼吸道是否通畅。

(4)哮病发作及持续时间,患者的神志、面色、汗出、生命体征等情况,口唇及四肢末梢的发绀程度。

(5)哮证严重发作常发生在晚饭后至次日早晨10点,故期间应加强巡视,密切观察患者的呼吸、喉间痰鸣情况。

(6)使用激素类气雾剂吸入后应观察口腔内有无真菌发生。

2.辨证(临症)施护

(1)喘息哮鸣者可取高枕卧位、半卧位或端坐位,必要时给予低流量氧气吸入,鼓励患者缓慢深呼吸,以减缓呼吸困难。可用耳穴埋豆,选择交感、心、胸、肺、皮质下等穴位以平喘。

(2)遵医嘱及时血常规等生化检查,必要时及时给予抗感染、平喘等对症治疗。

(3)痰黏稠难咳者可服竹沥水 30mL 或中药超声雾化吸入稀释痰液利于咯吐,痰涌喉间无力咳吐者可拍起背部以利于排痰或予机械吸痰以保证呼吸道通畅。

(4)冷哮证者和肺虚证者室温宜偏温,注意气候的变化,避风寒。热哮者,病室宜凉爽通风,忌直接当风。

(5)冷哮证者,可用艾灸肺俞、天突、膻中、气海、定喘等穴位,以祛痰利气平喘,每日 3～5 次;热哮证者,可选曲池、合谷等穴位进行穴位注射,以清热化痰,也可酌情指压腹中、列缺、肺俞、尺泽等穴位,以清热宣肺平喘。

(6)寒包热哮证者应解表散寒,清化痰热为主。发热时,如体温 37.5℃以上者,每 6h 测体温、脉搏、呼吸 1 次;体温 39℃以上者,每 4h 测体温、脉搏、呼吸 1 次或遵医嘱执行,可采用温水擦浴、冰袋等物理降温措施,患者汗出时,及时协助擦拭和更换衣服、被服,避免汗出当风。

(7)肺脾气虚气证者,遵医嘱给予六君子汤加减,以健脾益气,补土生金。按摩三阴交、关元、气海等穴位,每日 2 次,每次 100 下左右,以健脾益气;肺虚者,可艾灸大椎、肺俞、风门、膻中等穴位以宣肺理气;肾虚者,可选神阙、气海、关元、肾俞、风门、三阴交等穴位以补肾益气。

3.给药护理

(1)冷哮证汤剂宜热服,热哮证汤剂宜温服,均应与西药间隔 30min 左右,哮病发作时暂勿服药,一般在间歇期服用。如有规律发作者可在发作前 1～2h 内服用,有利于控制发作或减轻症状。

(2)哮病因痰而起,故哮病合并咳嗽者慎用止咳药,以免痰液淤积,加重病情。

(3)使用激素类气雾剂吸入后应立即漱口,防止口腔真菌发生。

4.饮食护理

饮食宜清淡、富营养、少食多餐为原则。忌辛辣、生冷鱼腥发物、烟酒等食物。禁食过敏食物(俗称“发物”),如水产品中的带鱼、蛤蜊、鲢鱼、螃蟹、虾等;禽兽类的猪头肉、狗肉、公鸡等;蔬菜中的韭菜、芹菜、花生等;水果中的木瓜;奶制品等。

5.情志护理

哮病发作时来势凶猛,患者多表现为惊恐万分,因此发作期首先稳定患者的情绪,让其了解哮病是一种可以控制和缓解的疾病,使其积极配合治疗。哮病反复发作时迁延不愈,患者易悲观、焦虑,予关心安慰患者,与其共同分析、寻找并设法避免过敏原和诱发因素,树立战胜疾病的信心。

6.并发症护理

喘脱持续中流量给氧,喉间痰鸣时立即吸痰,保持呼吸道通畅,遵医嘱及时根据血常规等生化检查,给予抗感染、平喘等对症治疗,必要时给予气管插管或器官切开或呼吸机辅助呼吸。

(三)中医健康指导

(1)避免诱因,减少发作。生活起居有常,注意气候变化,做好防寒保暖,防止外邪侵袭;避免接触刺激性气体及灰尘;忌吸烟、饮酒。

(2)随时携带吸入制剂,以备不时之需。

(3)保持口腔清洁,每日漱口,使用激素类气雾剂吸入时,在吸入后立即漱口,以预防全身性不良反应。

(4)保持皮肤清洁干燥,汗出较多时,用干软毛巾或温水毛巾擦拭,及时更换汗湿衣被。

(5)恢复期脾虚者,鼓励患者翻身,经常拍背。根据个人体质,适当锻炼,可选太极拳、内养功、呼吸操、散步或慢跑等;肾虚者,起居有常,节制房事,适当锻炼。气短喘促发绀时,遵医嘱予低流量间歇吸氧,临睡前用热水泡双足,按摩涌泉穴,以温补肾阳。

(6)出院时指导患者常做呼吸功能锻炼。腹式呼吸:患者取立位、坐位或平卧位,两膝半屈或膝下垫小枕,使腹肌放松。一手放于腹部,一手放于胸部,用鼻缓慢吸气时膈肌最大幅度下降,腹肌松弛,腹部手感向上抬起,胸部手在原位不动,抑制胸廓运动。呼气时腹肌收缩帮助膈肌松弛,膈肌随腹腔内压增加而上抬,增加呼气潮气量。同时可配合缩唇呼气法,每天进行锻炼,时间由短到长,逐渐习惯于平稳而缓慢的腹式呼吸;缩唇呼吸:患者闭嘴经鼻吸气,然后通过缩唇(吹口哨样)缓慢呼气,同时收缩腹部,吸气和呼气时间比为1∶2或1∶3,尽量深吸慢呼,每分钟呼吸7~8次,每次10~20min,每日锻炼2次。

五、肺痈

肺痈是由风热邪毒蕴滞于肺、热壅血瘀、血腐化脓而成。以发热、胸痛、咳吐腥臭脓血痰为主要症状的肺化脓症。病位在肺。肺脓肿、支气管扩张可参照本病护理。

(一)辨证分型

1.初期

恶寒发热、咳吐白色黏痰,胸痛、咳时加重。舌苔薄黄或薄白,脉浮滑数。

2.成痈期

高热寒战,继则壮热不寒,汗出烦渴,咳呛气急,咳痰黄浊,胸满痛,转侧不利。舌质红、苔黄腻,脉滑数有力。

3.溃脓期

咳吐脓血,状如米粥,量多腥臭,胸满,心烦。舌质红绛、苔黄腻,脉滑数。

4.恢复期

热退咳减,脓血痰减少,胸胁隐痛,气短、神疲,自汗盗汗,低热。舌质红或淡红、苔薄,脉细或细数无力。

(二)护理要点

1.一般护理

(1)环境:病室宜安静、整洁,每日开窗通风,避免烟尘等刺激性气味。

(2)休息:急性期和咯血时,应卧床休息,咳而喘急者取半卧位,恢复期适当下床活动。

(3)做好口腔护理,可定时给予生理盐水或中西药液于咳痰后、餐前、餐后、晨起、睡前漱口,保持口腔清洁。

2.病情观察

(1)观察体温、咳嗽、胸痛、咯血等情况。

(2)观察痰液的色、质、量、味及分层变化,并给予记录。遵医嘱及时、准确留取痰液标本。

(3)对老年患者应加强监护,防止因大量痰液涌出,无力咳出而发生窒息。

(4)咳吐瘀血块或有痰液阻塞气道征兆时,立即报告医师,配合处理。

(5)患者体温突降、烦躁不安、面色苍白,伴发绀、冷汗出、四肢不温时,及时报告医师,配合处理。

3.情志护理

(1)本病来势凶猛,症状严重,又因热毒内炽、上扰于心,患者常烦躁不安,应进行心理疏导,并给予疾病知识教育,使患者保持乐观情绪,积极配合治疗。

(2)做好家属的思想工作,以共同配合,纠正患者的不良心理状态。

4.饮食护理

(1)饮食宜清淡的素半流质,多食蔬菜,可多食薏苡仁粥。

(2)高热期间宜进食流质或水果,恢复期可进富有营养的普食,但仍慎用或少用助热之品。

(3)忌食辛辣、油腻之品和海腥发物,戒烟酒。

5.用药护理

(1)遵医嘱按时、准确给药。

(2)中药汤剂一般宜温服,服药后注意观察效果及反应。如出现大汗淋漓、面色苍白、四肢厥冷立即通知医生,配合处理。

(3)服药后盖被安卧,并进热饮或热粥,以助药力。

6.临床辨证(症)护理

(1)高热时给予物理降温,汗出要避风。

(2)痰热壅肺,痰黏难咳,给予雾化吸入,促使痰液排出,必要时吸痰。有气道阻塞时,做好气管插管或气管切开准备工作,及时协助医师进行抢救。

(3)溃脓期根据部位给予体位引流排痰,轻拍其背,记录痰量,保持气道通畅。

(4)胸痛较甚者,可取半坐卧位或患侧卧位,胸痛剧烈时可用宽胶布于呼气末紧束胸部,以减轻胸痛。

(5)呼吸困难喘甚者,给予吸氧。

(6)口干明显者,遵医嘱给予中药煎水代茶饮。

7.并发症护理

(1)脓胸或脓气胸:①取半坐位或坐位。稳定情绪,解除患者紧张、恐惧心理,以配合治疗。②予高热量、高蛋白、高维生素饮食,多食新鲜蔬菜和水果,忌产气食物。③密切观察咳嗽、胸痛、胸闷、呼吸等情况。呼吸困难者,遵医嘱给予氧气吸入,做好吸氧护理;有胸腔闭式引流者,做好胸腔引流护理。④保持排便通畅,解便时勿努责。平时可按揉腹部,每日 2 次,每次 5～10min 或遵医嘱服润肠通便药。

(2)窒息:①立即取头低脚高位,头偏向一侧,备抢救物品,并立即报告医生。神志清醒者,鼓励咳嗽,可用手轻拍患者背部,便于痰血咳出,必要时使用吸引器吸痰;神志不清者,立即将床尾抬高,将患者上半身垂于床边,一手扶托,另一手轻轻拍背或用压舌板刺激舌根部,以催咳痰血。②上述处理无效时,可配合医生做气管插管或在气管镜下吸取血块,呼吸通畅后,加压给氧。③密切观察神志、呼吸、心率、心律、血压、脉象,并给予记录。

(三)健康指导

(1)起居有常,适时加减衣被,注意保暖,预防外感,感冒时及时治疗。

(2)注意生活起居有规律,保持充足睡眠,根据自身的情况,积极锻炼身体,提高机体抵抗力。

(3)多进高蛋白饮食,不偏食,适当进食粗纤维食物。忌食辛辣、煎烤等助火生热伤阴之品。戒烟酒。

(4)向患者讲解疾病的基本知识及不良情绪对健康的影响。

六、肺胀

肺胀因久患肺系疾病,致肺气长期壅滞,不能敛降,胀廓充胸而致。以胸中胀满、咳嗽咳痰、气短而喘,动后尤甚为主要表现。病位在肺,涉及心、脾、肾。多见于阻塞性肺气肿、肺源性心脏病、慢性支气管炎等。

本病可分为急性加重期及缓解期。①急性加重期:指疾病的过程中,患者短期内咳嗽、咳痰和(或)呼吸困难加重,痰量增多,呈脓性或黏液脓性,可伴发热等炎症明显加重的表现。②缓解期:指患者咳嗽、咳痰、呼吸困难等症状稳定或症状轻微阶段。

(一)辨证分型

1.寒饮束肺

咳嗽气急,甚则喘鸣有声,痰多易咳,色白清稀多泡沫,胸膈满闷,形寒背冷,喜热饮,咳多持续,时有轻重。舌质淡、苔白滑,脉细弦或沉弦。

2.痰浊阻肺

胸满,咳嗽痰多,咳痰白黏或带泡沫,气喘,劳则加重,怕风易汗脘腹痞胀,便溏,倦怠乏力。

舌体淡胖或紫黯,舌苔薄腻或浊腻,脉细滑。

3.痰热壅肺

但热不寒,气急胀满,咳喘、烦躁,痰黄黏稠但不易咳出,面红,口干但饮水不多。舌质红、苔黄腻,脉象浮数。

4.阳虚水泛

面浮足肿,腹满尿少,心悸喘咳不得卧,咳清稀痰,形寒怕冷,气短动则甚,面唇发绀。舌胖质黯、苔白滑,脉沉细数或结代。

5.痰蒙神窍

咳逆喘满不得卧,痰鸣声响,意识朦胧,表情淡漠或谵妄、烦躁不安,严重者昏迷或肢体震颤、抽搐。舌质黯红或紫绛、苔白腻或黄腻,脉细滑数。

6.肺脾气虚

咳嗽、气喘,面白少华,少气懒言,乏力纳差,易于感冒。舌淡胖、苔薄白或白腻,脉细弱或沉细。

7.气阴两虚

咳喘时作,干咳声低,气短难续,无痰或少痰、痰夹血丝,口咽干燥,大便干结。舌质红、少苔,脉细数。

8.肺肾气虚

胸满气短,语声低怯,动则气喘或见面色晦黯或见面目水肿。舌质淡、苔白,脉沉细。

(二)护理要点

1.一般护理

(1)环境:病室宜整洁、安静,每日开窗通风。禁止吸烟。

(2)作息:发热、周身乏力者,卧床休息。喘息发作不能平卧者,取半卧位。

(3)病重卧床者定时更换体位,以利痰液排出。烦躁不安者设置床栏或专人护理,防止坠床。

(4)重症患者做好皮肤护理及口腔护理。

(5)酌情给予氧气吸入,导管、湿化瓶定时更换消毒,防止交叉感染。

2.病情观察

(1)密切观察生命体征、喘息、水肿、咳嗽、咳痰等变化。

(2)出现神志恍惚、面色发绀、痰声辘辘、四肢发凉时,报告医师,配合处理。

(3)出现面赤谵语、胸中闷胀、烦躁不安、舌强难言,报告医师,配合处理。

(4)出现神志不清、气促、冷汗、四肢厥冷、脉微欲绝时,报告医师,配合处理。

(5)突然出现气促、胸闷、大汗淋漓,应考虑是否有气胸发生的可能,并立即报告医师协助处理。

3.情志护理

(1)本病缠绵难愈,患者精神负担较重,指导患者自我排解方法,树立战胜疾病信心,积极配合治疗。

(2)同时做好家属的思想工作,以共同配合,纠正患者的不良心理状态。

4.饮食护理

(1)饮食宜清淡可口、富有营养、易消化,忌食辛辣、煎炸、生冷、过甜、过咸食物,戒烟、酒。

(2)寒饮束肺者,忌食生冷水果。

(3)痰热郁肺者,可饮清热化痰之品。

(4)有心力衰竭和水肿者,给予低盐或无盐饮食。

(5)多汗者,注意补液,给予含钾食物。

(6)纳呆者,可少食多餐,并注意饮食的色、香、味。

5.用药护理

(1)中药汤剂宜温服,服药后避风寒,观察效果和反应。

(2)化痰降气汤药不宜久煎,服药期间注意保暖。

(3)慎用镇静药,如巴比妥类药物、地西泮(安定)等,禁用吗啡类可致呼吸抑制的药物。

6.临床辨证(症)护理

(1)呼吸道分泌物多,且咳痰困难者,要经常协助翻身拍背,以利于排痰或给予雾化吸入、稀释痰液,使痰易于排出。必要时给予吸痰,保持呼吸道通畅。

(2)出现呼吸困难、呼多吸少、动则喘促、发绀时,立即给予低流量持续吸氧,观察吸氧效果,并做好气管插管或气管切开准备工作,随时准备协助医师进行抢救。

(3)躁动不安者,遵医嘱使用镇静药。

(4)有发热者,可遵医嘱针刺大椎、合谷、曲池等穴位。

7.并发症护理

自发性气胸:①卧床休息,勿大声说话,勿用力屏气,排便勿努责。②消除患者紧张、恐惧心理,以配合治疗。③给予高热量、高蛋白、高维生素饮食,多食新鲜蔬菜和水果。④观察患者咳嗽、胸痛、胸闷、呼吸等情况,定时测量体温、脉搏、血压、心率。呼吸困难者遵医嘱给予氧气吸入,做好吸氧护理。有胸腔闭式引流者,做好胸腔引流护理。

(三)健康指导

(1)生活起居有规律,随天气变化增减衣被。保持情绪乐观、稳定。

(2)积极预防感冒及治疗呼吸系统疾病,晨起按揉迎香穴50次,可预防感冒。

(3)从夏季开始进行耐寒锻炼,如用冷水擦面、背、身,适当参加体育活动。

(4)养成良好的饮食习惯,饮食以高热量、低盐、富有营养,易消化为原则。不喝浓茶、咖啡等刺激性食物,戒烟。

(5)指导患者做呼吸肌锻炼,如腹式呼吸、缩唇呼吸等。

七、肺痨

肺痨系由感染“瘵虫”所致的肺部慢性消耗性传染性疾患，可见咳嗽、咯血、潮热、盗汗、消瘦等主症。病位在肺，相当于西医学的肺结核。

(一)辨证分型

1.肺阴亏虚

干咳，痰少黏白或带血丝，口干、咽燥。舌质红、苔薄，脉细带数。

2.阴虚火旺

咳呛气急，咯血，痰少黏白或黄，口干、咽燥，午后颧红，潮热，骨蒸、盗汗。舌质红或绛、苔薄黄或剥，脉弦细数。

3.气阴两虚

咳嗽气短，咳痰清稀，偶有咯血，神疲乏力，自汗盗汗或食少腹胀、便溏。舌质红嫩、苔薄，脉弱而数。

4.阴阳两虚

咳逆喘息，痰呈泡沫状或夹血，形寒自汗，声嘶音哑，形体消瘦或伴有水肿、腹泻等症。舌质淡而少津、苔光剥，脉微数或虚大无力。

(二)护理要点

1.一般护理

(1)按中医传染病一般护理常规进行护理。

(2)执行呼吸道隔离，病室宜安静、整洁，每日开窗通风，病室内每日空气消毒，

(3)阴虚火旺者，居室宜凉爽、湿润，防止对流风。阴阳两虚者注意避风保暖。

(4)潮热或咯血者，应静卧休息。症状不明显、病情稳定者，可适当劳动，但不宜过劳。

(5)注意口腔卫生，可用中西药漱口液于晨起、餐后、睡前、排痰或咯血后漱口。

2.病情观察

(1)观察患者潮热的时间和热势、盗汗的多少、咳嗽胸痛的程度和咯血的量与色、消瘦的情况以及舌脉的变化。

(2)高热者遵医嘱给予物理降温，严重盗汗者可用温水擦身，保持皮肤清洁，及时更换汗湿衣被。

(3)出现胸闷、咽痒、伴血腥味等咯血先兆时，报告医师并配合处理。

(4)出现咯血量多、汗出肢冷、面色苍白、血压下降、脉微欲绝等气随血脱者，立即报告医师并配合抢救。

3.情志护理

(1)活动期以心理安慰、消除恐惧或忧虑情志为主，积极治疗。

(2)恢复期以怡情悦志、丰富修养生活为主，培养乐观情绪。

4.饮食护理

(1)饮食以营养丰富、易消化为原则,注意增加补益肺阴及健脾之品,如牛奶、豆浆、鱼、肉等,多食新鲜蔬菜,水果,如梨、藕等补肺润燥生津。

(2)忌食辛辣、烟酒等温燥动火之品。

(3)肺肾虚者,可食滋阴补肾之品,忌食油腻、煎炸、伤阴之品,戒烟、酒。

(4)肺脾虚者,脾胃运化失常,饮食宜细软而清,定时进餐,可配食药膳。

5.用药护理

(1)遵医嘱及时、准确、足量、全程抗痨用药,观察用药后效果和反应。服药期间定时检查肝、肾功能。

(2)服用滋阴降火、润肺补肾中药时,宜早、晚空腹温服。

(3)中药汤剂一般宜温服,但阴阳两虚者宜热服。

6.临床辨证(症)护理

(1)大咯血时按血证护理常规进行,嘱患者卧床休息,头偏向一侧,勿大声说话,不要剧烈咳嗽,避免精神紧张。保持呼吸道通畅,同时建立静脉通道,协助医生抢救。

(2)干咳不止或咳嗽影响睡眠时,遵医嘱给予镇咳药。

(3)胸痛较甚者可取患侧卧位。

(4)肝火犯肺、咯血量多者,随时观察生命体征,做好抢救准备。

(5)脾肺虚衰所致咯血者,宜多食补气养血食物。

(6)咯血时可遵医嘱给予针刺止血。

(7)盗汗者可用浮小麦泡茶饮用,也可在入睡前肚脐处敷五倍子粉以收敛止汗。

7.并发症护理

大咯血:①观察患者咯血的时间、性质,咯出血的颜色、数量,②注意大咯血的先兆症状,如胸闷、咽痒、烦躁、口中有血腥味等。③发现患者咯全口血时立即报告医师,同时警惕血阻气道而窒息或气随血脱的险证发生。④劝慰患者尽量消除烦躁、善怒心绪。⑤大咯血时取头高脚底位,头偏向一侧,绝对卧床休息,注意保持呼吸道通畅。

(三)健康指导

(1)讲解肺痨的传播方式和途径,宣传防病、治病的知识,使患者自觉遵守呼吸道隔离制度,不随地吐痰,外出必须戴口罩,不去公共场所。

(2)保持心情舒畅,生活起居有节,如避风寒、勿过劳、禁烟酒、少房事、息恼怒。

(3)生活起居有规律,不宜过劳,顺四时,避风寒,预防感冒。

(4)饮食宜易消化、富有营养,忌食辛辣、煎炸、油腻之品。

(5)适当锻炼身体,指导患者进行呼吸操、太极拳等运动。

(6)指导患者正确服用抗痨药物,说明坚持服药的重要性,注意药物的不良反应,定期到医院复查。

第二节 循环系统常见疾病的护理

一、心悸

心悸是以心跳异常，自觉心中悸动不安为主要临床表现，常因情绪激烈波动、劳累过度而诱发，发作时常伴有胸闷、气短、失眠、健忘、耳鸣、眩晕，脉象或数或迟或节律不齐。心悸包括惊悸和怔忡两方面，因惊而悸谓之惊悸，时发时止，病情较轻；若无外因而悸者，谓之怔忡，发无定时，病情较重。

心悸可见于多种疾病，西医范畴中各类型的心律失常、神经官能症、心力衰竭及器质性或功能性的心脏病变引起的心悸皆可参照本病证辨证施护。

（一）辨证要点与护理评估

（1）辨虚实：心悸一证，本虚标实夹杂者甚多，辨证时应注意分清虚实的多寡，以决定护理原则。实证多由痰饮、气滞、血瘀等所致。一般而言，一种夹杂者轻，多种夹杂者重。虚证指脏腑气血阴阳亏虚，多由劳神思虑太过，脏气虚弱，先天不足，久病所致。正虚程度与脏腑虚损的程度有关，一脏虚损者轻，多脏亏损者重。

（2）辨脉象：心陲多伴脉结代或脉律失常，辨脉象是心悸辨证中重要的客观内容，常见的异常脉象如结脉、代脉、促脉、涩脉、迟脉等。一般认为，脉缓而虚大无力为元气不足；沉迟为阳虚内寒，阳盛则促，数为阳热，阴盛则结，迟而无力为虚，凡久病体虚而脉象洪、数者为逆，病情重笃而脉象散乱模糊者为危。

（3）评估引起心悸的原因、发作的频率、病程的长短及伴随症状来辨心悸的轻重。因惊恐而发，时发时止，伴有痰热内扰，胆气不舒者较轻；心悸频发，病程已久，脏气虚损，痰瘀阻滞心脉者较重。

（4）评估患者的生命体征，尤其是心率、心律情况。评估心电图变化。

（5）评估患者职业、生活环境、饮食习惯及诱发因素。

（6）评估患者对疾病的认知程度、心理社会状况。

（二）辨证分型与施护原则

1.心虚胆怯

证候：自觉心悸，易惊，面色无华，舌淡，苔薄白，脉细。施护原则：养心，镇静安神。

2.心血不足

证候：心悸，头晕，健忘，失眠多梦，面色、唇甲不华，发色不泽，面色淡白或萎黄，唇、甲色淡，脉细弱无力。施护原则：益气安神，补血养心。

3.气阴两虚

证候:心悸,胸闷,活动后加重,心烦,口干咽燥,消瘦,时感五心烦热,潮热、盗汗,舌红少苔,脉细。施护原则:益气安神,气阴双补。

4.阴虚火旺

证候:心悸,心烦失眠,发热,口渴,大便干结,小便短赤,面红,舌尖边红,苔黄,脉数有力。施护原则:滋阴清火,养心安神。

5.心阳不振

证候:心悸,心胸闷痛,气短,畏寒,四肢不温,面唇发绀或面色㿠白,舌质紫黯或淡胖,苔白滑,脉细弱或结代。施护原则:安神定悸,温补心阳。

6.水饮凌心

证候:心悸,胸闷,短气喘息,伴水肿,面色无华,舌淡胖,苔白滑,脉细数。施护原则:宁心安神,化气行水,振奋心阳。

7.心血瘀阻

证候:心悸,胸闷,面唇青紫,舌质紫黯或夹瘀斑,脉结代。施护原则:活血化瘀,理气通络,安神定悸。

8.痰浊阻滞

证候:心悸,咯痰不爽,痰白黏稠或呈泡沫,舌质淡,苔黄腻,脉弦滑。施护原则:清热化痰,宁心安神。

(三)护理诊断

(1)心悸:与心失所养有关。

(2)胸闷:与瘀血阻络有关。

(3)自理能力受限:与疾病不适有关。

(4)焦虑:与疾病反复;担心预后有关。

(5)潜在并发症:洋地黄中毒。

(四)护理措施

1.一般护理

(1)病室内安静、整洁,温度适宜,光线充足。避免外邪侵袭,防感冒。

(2)轻者可适当活动,重症者应卧床休息。保持大便通畅,避免久蹲努责。

(3)密切观察患者的心率、心律、血压、呼吸、面色、精神、舌脉象等变化。观察有无情绪激动、精神紧张、劳累过度、环境嘈杂、外邪侵袭等心悸的诱发因素。

(4)用药护理:遵医嘱指导患者按时服药,做好服药指导及效果观察,控制输液速度及输液量。中药汤剂宜浓煎,少量多次温服。心阳虚者应热服,饭后半小时服用。服药前后1h忌食生冷、辛辣和油腻之品。

(5)饮食护理:饮食宜清淡易消化,定时定量,避免过饱过饥。可多食新鲜蔬菜水果,忌辛辣、刺激、肥甘厚味、浓茶、咖啡、烟酒等。

①心阳气虚者,忌食生冷及寒凉之品。宜食温补之品,如大枣、莲子、羊肉等。

②心阴、心血虚者,宜食滋阴养血之品,如:鳖、龟肉、干贝等。

③痰火内盛者,忌肥甘油腻生痰助湿之品,饮食宜清淡化痰之品,如:梨、百合等。

④心血瘀阻者,应控制食量,饮食有节,忌暴饮暴食,宜食清淡活血化瘀之品,如瘦肉、鱼类,忌食动物油脂。

⑤水饮凌心者,应限制水及钠盐的摄入量。宜进食利水消肿之品,如薏仁冬瓜粥等。

(6)情志护理:避免七情过激和外界不良刺激诱发心悸。疏导患者保持情绪稳定,指导患者掌握自我排解不良情绪的方法,如音乐疗法、谈心释放法。

2.临证(症)护理

(1)心悸不适、头晕、胸闷、气短者,卧床休息,给低流量氧气吸入,抬高床头,必要时给护栏,以防坠床。

(2)脉搏短绌者,指导患者正确测量短绌脉。

(3)心悸,水饮凌心伴水肿者,做好皮肤护理,定期监测体重。

3.并发症护理

(1)并发胸痹及喘证较为常见,可参照相关章节的病证进行护理。

(2)洋地黄中毒:表现为各类心律失常;神经系统症状(黄视、绿视、头痛、视力模糊等);胃肠道反应,如恶心、呕吐、食欲下降等。

①处理方法:立即停用药物,急查患者血钾。低血钾者,遵医嘱口服或静脉补钾;纠正心律失常;心动过缓者,可用阿托品静脉注射或安置临时心脏起搏器;安慰患者,消除紧张、焦虑情绪。

②预防:遵医嘱准确用药,使用洋地黄类注射液时必须稀释后缓慢静脉注射(10～15min),严密监测患者心率、心律及心电图变化,当患者脉搏＜60次/分或节律出现异常时停药,并及时通知医生。

(五)预防与调摄

(1)保持情绪稳定,乐观愉快,避免情志过激。

(2)生活有规律,随气候变化及时增减衣物,避免外邪侵袭。注意劳逸适度,适当体育运动,以不感劳累、不加重症状为宜。重症患者卧床休息,症状缓解后可适当运动,循序渐进。

(3)宜进食营养丰富且易消化的低盐低脂食物。饮食有节,避免暴饮暴食。忌辛辣刺激、生冷、硬固之品,戒烟酒、浓茶、咖啡等。平素可多食调补气血之品,如:鸡肉、大枣、党参等。

(4)心悸病程缠绵日久,指导患者应坚持长期用药,按时复诊。

(5)治疗引起心悸的原发疾病,积极防治感冒及心肌炎。

(六)推荐中医特色护理临床应用

(1)耳穴压籽:取交感、神门、心、脾、肝、胆、肾等耳穴,每次选3～5穴,双耳交替压豆,3d

更换一次，按压强度视患者病情而定，一般宜轻刺激，以免刺激太过加重患者心悸。

(2)穴位按摩法：取内关、神门、足三里、三阴交、心俞、厥阴俞等穴，指压按揉，每次10～15min，以活血行气、安神定志。

二、胸痹

胸痹是以胸部闷痛，甚至痛彻肩背，喘息不得平卧为主要临床表现。轻者感胸部闷窒，呼吸不畅，重者则有胸痛，心痛彻背，背痛彻心，手足清冷。本病多发于40岁以上中老年人，常由于情志刺激、饮食过饱、劳累过度、寒冷刺激而诱发，也可在安静时或夜间无明显诱因而发病。

西医学中的冠状动脉粥样硬化性心脏病、心绞痛、心肌缺血等引起的胸部疼痛皆可参照本病证辨证施护。

(一)辨证要点与护理评估

胸痹病位在心。

(1)辨虚实寒热：虚者，痛势较缓，其痛绵绵或隐隐作痛，喜揉喜按，多由劳神思虑太过，脏气虚弱，先天不足，久病所致；实者，痛势较剧，其痛如刺、如绞，由痰饮、气滞、血瘀等所致；寒者，疼痛如绞，遇寒则发或得冷加剧；热者，胸闷、灼痛，得热痛甚。

(2)辨疼痛：一般疼痛瞬间即逝者轻，持续不止者重，偶发者轻，频发者重。也有发作次数少但病情较重的，应结合临床表现分析。

(3)评估患者胸痛发作的时间、部位、性质、是否有辐射，伴随症状及缓解的方法。评估心电图变化。

(4)评估患者的职业、生活环境、饮食习惯及诱发因素。

(5)评估患者对疾病的认知程度及心理社会状况。

(二)辨证分型与施护原则

1.心血瘀阻

证候：心胸疼痛，如刺如绞，入夜为甚，痛有定处，甚至心痛彻背，背痛彻心或痛引肩背，伴有胸闷，迁延日久，可因劳累、暴怒加重，舌质紫黯，夹有瘀斑。

施护原则：活血化瘀，通脉止痛。

2.气滞心胸

证候：心胸满闷，胸部隐痛，阵发，痛有定处，时欲太息，情志不遂时易发或加重或兼有脘腹胀闷，得嗳气或矢气则舒，舌苔溥或薄腻，脉细弦。

施护原则：理气通络。

3.痰浊闭阻

证候：胸闷重而心痛微，痰多气短，肢体沉重，形体肥胖，遇阴雨天易发或加重，伴有倦怠乏力，便溏、纳呆，咯吐痰涎，舌体胖大边有齿痕，舌苔浊腻或白滑，脉滑。

施护原则：通阳泄浊，豁痰宣痹。

4.寒凝心脉

证候：突发心痛，心痛如绞，心痛彻背，喘不得卧，多因气温骤降或突感风寒而发病或加重，伴形寒肢冷，甚至手足不温，冷汗自出，胸闷气短，心悸，面色苍白，苔薄白，脉沉紧或沉细。

施护原则：辛温散寒，温通心阳。

5.气阴两虚

证候：心胸隐痛，时作时休，心悸气短，动则尤甚，伴倦怠乏力，声息低微，遇劳则甚，面色皖白，易汗出，舌质偏红，舌体淡胖，边有齿痕，苔薄白，脉细缓或结代。

施护原则：益气养阴，活血通络。

6.心肾阴虚

证候：心痛憋闷，心悸盗汗，腰膝酸软，头晕耳鸣，口干便秘，心烦失眠，舌红少津，苔薄或剥，脉细数或为促脉、代脉。

施护原则：滋阴清火，养心和络。

7.心肾阳虚

证候：心悸、心痛，胸闷气短，动则更甚，自汗，面色皖白，神疲，倦怠乏力，祛寒，四肢欠温或肿胀，舌质淡胖，边有齿痕，苔白或腻，脉沉细迟。

施护原则：温补阳气，振奋心阳。

（三）护理诊断

1.疼痛

与心脉瘀阻，脉络不通有关。

2.活动无耐力

与心气虚弱有关。

3.焦虑

与疾病反复；担心预后有关。

4.潜在并发症

心肌梗死；呼吸心搏骤停。

（四）护理措施

1.一般护理

(1)病室内安静、整洁，光线充足，温湿度适宜。

(2)疾病急性期绝对卧床休息，限制探视，保持情绪稳定。

(3)保证有效的氧疗，做好床边监测与记录，配备必需的抢救设备和用物。

(4)密切观察患者胸痛发作的部位、性质、程度、持续时间，严密监测患者生命体征及心律，观察患者有无面色苍白、大汗、恶心、呕吐等。

(5)保持大便通畅，忌久蹲努责。病情危重者应床上排便。便秘者指导患者于晨起、餐后腹部顺时针按摩，促进肠蠕动，必要时遵医嘱使用缓泻剂。

(6)用药护理

①遵医嘱指导患者按时服药，做好服药指导及疗效观察。控制输液速度及输液量。

②中药汤剂宜温服。寒凝心脉、心气虚弱、心肾阳虚者中药汤剂宜热服。饭后半小时服用，服药前后 1h 忌食生冷，辛辣和油腻之品。

③患者胸闷、胸痛发作时，遵医嘱给患者舌下含服硝酸甘油，用药后注意观察患者胸痛变化情况，如服药后 3～5min 仍不能缓解可重复使用。对于胸痛发作频繁者，遵医嘱给硝酸甘油静滴时，应严格控制滴速，监测血压，防止低血压发生。告知患者用药后可能出现血管扩张的相关症状，如面部潮红、头胀痛、头晕、心悸等。

④抗凝药的使用：遵医嘱使用肝素及华法林进行抗凝治疗，以预防新血栓形成。用药过程中应监测患者凝血功能，密切观察有无活动性出血、凝血功能障碍、未控制的高血压等，发现异常及时报告医生。

(7)饮食护理：饮食宜清淡易消化，少量多餐，忌过饱过饥。多食新鲜蔬菜水果，忌辛辣、刺激、肥甘厚味、浓茶、咖啡、烟酒等。

①寒凝、气滞血瘀者，忌食生冷及凉性食物。宜食温热、活血祛瘀之品，如桃仁、油菜、山慈菇、黑大豆、山楂等。

②痰浊痹阻者，忌肥甘油腻、生痰助湿食品。宜多食祛瘀化痰之品。

③气阴两虚者，忌食寒凉、破气破血之品。多食补气养阴之品，如山药、红枣、花生、银耳、燕窝等。

④阳虚者，宜温补阳气，可多食温热之品，如桂圆、荔枝、狗肉、牛羊肉、鹿肉等。

(8)情志护理：主动关心患者，疏导患者解除紧张不安情绪，减少心肌耗氧量，使患者积极配合治疗。

2.临证(症)护理

(1)心搏骤停者，立即给心肺复苏。

(2)心痛发作，要及时遵医嘱给药，如：速效救心丸、硝酸甘油片舌下含服或遵医嘱针刺止痛。

(3)喘促不得卧者，取半卧位，给予吸氧。

(4)寒凝心脉、心气虚弱、心肾阳虚者，应注意防寒保暖。

3.并发症护理

(1)真心痛(心肌梗死)

①处理方法：绝对卧床休息，持续低流量给氧，必要时加大氧气流量。遵医嘱准确及时用药，做好病情观察。

②预防：避免七情刺激，保持情绪稳定。多休息，忌劳累。注意保暖，避免寒冷刺激。加强饮食调护，多食新鲜蔬菜水果及富含纤维素之品。保持大便通畅。

(2)呼吸心搏骤停

①处理方法:立即给心肺复苏术,必要时给心电除颤。

②预防:急性期严密进行心电监测,发现心率及心律异常及时通知医生并配合抢救。

(五)预防与调摄

(1)注意生活起居。寒温适宜,缓解期可做轻微的体育活动,如打太极拳、做广播操、散步等。

(2)合理调整饮食。适当控制饮食量,限制食盐的摄入,每日以6g以下为宜。戒烟,节制饮酒。少吃动物脂肪和胆固醇含量高的食物,如蛋黄、鱼子、动物内脏等。可多吃鱼和豆制品,蔬菜、水果等。

(3)保持大便通畅。排便时勿屏气,排便不畅时,可使用开塞露。

(4)高血压患者应在医师指导下长期服用降压药物,使血压保持在正常或较低水平。

(5)生活要有规律,避免过度紧张和情绪波动,保持睡眠充足。

(6)常备缓解心绞痛的药物,以便随时服用。若有持续疼痛或服药不能缓解,应立即到就近的医院就诊。

(六)推荐中医特色护理临床应用

1.耳穴压籽

可行耳穴压籽治疗。取心、交感、皮质下、神门、小肠、内分泌等耳穴,每次取3~5个耳穴,双耳交替使用,3d更换一次。每天按压2~3次,每次1~2min,按压强度视患者病情而定,一般宜轻刺激,以免刺激太强致患者不适。

2.针刺止痛

取主穴:内关、膻中、阴郄,气滞血瘀者可配太冲、血海。多用于胸痛发作时止痛。

3.中药穴位贴敷

可用活血化瘀方药贴敷于心俞、肺俞等穴。药物通过透皮吸收,发挥活血化瘀、通络止痛的作用。

4.口服中药

三七、山楂、丹参各适量,研粉以温水或酒送服,每次一匙,每日三次。具有养心活血之功效。

三、眩晕

眩晕是指因清窍失养,临床上以头晕、眼花为主症的一类病证。眩即眼花,晕即头晕,两者常同时并见,故统称为眩晕。其轻者闭目可止,重者如坐舟车,旋转不定,不能站立或伴有恶心、呕吐、汗出、面色苍白等症状;严重者可突然扑倒。

原发性高血压是指在未服抗高血压药情况下,收缩压≥140mmHg或舒张压≥90mmHg;

患者既往有高血压史，目前正服抗高血压药，血压虽已低于140/90mmHg，亦应诊断为原发性高血压。原发性高血压的诊断必须以非药物状态下，两次或两次以上非同日多次重复血压测定所得的平均值为依据。原发性高血压属于中医学“眩晕”范畴。

（一）辨证分型

1.肝阳上亢证

头痛而胀，眩晕眼花，面红目赤，急躁易怒，少寐多梦，口干、口苦，常因烦劳与恼怒使症状加剧。舌质红、苔黄，脉弦。

2.痰浊中阻证

头晕、头重，胸闷心悸，泛泛欲吐或呕恶痰涎，手足麻木。舌苔厚滑或油腻、脉滑。

3.肾气不足证

头痛、眩晕，耳鸣、心悸，失眠、多梦，气短，腰膝酸软，遗精阳痿，夜尿频数或小便清长。脉沉细无力。

（二）护理要点

1.一般护理

（1）居室宜安静、舒适，定时开窗通风。注意休息。若工作高度紧张、血压较高、症状明显或伴有脏器损害表现者要充分休息。

（2）眩晕严重时需卧床休息，改变体位时动作要缓慢，少做旋转、弯腰动作。

2.病情观察

（1）定期测量血压、心率。

（2）观察眩晕发作时间、程度、诱发因素、伴随症状及血压变化。

（3）当收缩压高于≥180mmHg时，应及时报告医师，并根据医嘱给予必要的处理。

（4）如发现血压急剧升高，同时出现头痛、呕吐、视物模糊等症状，提示有发生高血压危象的可能，应立即通知医师，并遵医嘱让患者卧床、吸氧，同时准备快速降压药物，脱水药等。如患者抽搐、躁动，则应注意安全，加床栏防护。

3.情志护理

（1）关心体贴患者，使其心情舒畅。

（2）根据患者的性格特征和有无引起精神紧张的心理社会因素，给予情志调适，使患者心情舒畅，积极配合治疗。

（3）对眩晕严重，易心烦、焦虑者，需介绍有关疾病知识和治疗成功经验，以增强其信心。

4.饮食护理

（1）饮食宜清淡、低盐、低脂，多食含维生素、蛋白质的食物，适当控制食量和总热量。

（2）避免高胆固醇食物，忌辛辣、刺激之品，戒烟、酒。

5.用药护理

（1）中药汤剂宜温服，服药后避免剧烈运动。

(2)遵医嘱按时服药,口服降压药物后,起身动作宜缓慢,预防直立性低血压。注意药物的疗效和不良反应。

(3)眩晕伴呕吐者中药宜冷服或姜汁滴舌后服用,采用少量频服。

6.临床辨证(症)护理

(1)眩晕而昏仆不知人事,急按人中穴,并立即报告医师。

(2)眩晕伴恶心呕吐者,遵医嘱针刺或用梅花针叩打穴位。

(3)呕吐严重者,应取侧卧位,及时清理呕吐物,更换被污染的衣物。呕吐剧烈者暂时禁食,遵医嘱给予针刺内关、中脘、丰隆、风池等穴,中强刺激手法。

7.并发症护理

高血压急症:①绝对卧床休息,抬高床头,避免一切不良刺激和不必要活动,协助生活护理。②保持呼吸道通畅,吸氧、稳定患者情绪,必要时用镇静药。③连接监护仪,密切观察心电、血压、呼吸情况。④迅速建立静脉通道,遵医嘱尽早使用降压药,用药过程中注意血压变化,避免出现血压骤降。⑤患者出现头痛剧烈、眩晕、血压剧升、肢体麻木、半身不遂、舌强症状,应及时告知医师,采取相应处理措施。⑥注意观察血压、瞳孔、呼吸、神志等变化,如出现异常及时报告医师,及时处理。⑦呕吐、痰涎较多者,应将头侧向一边,并及时清除,保持气道通畅,以防窒息和吸入性肺炎。

(三)健康指导

(1)了解高血压的知识及坚持长期规则治疗和保健护理的重要性,遵医嘱服药,定期测量血压,保持血压接近正常水平,防止对脏器的进一步损害。

(2)提高社会适应能力,保持心情舒畅,避免各种不良心理的影响。

(3)避免各种诱发因素,生活起居有常,注意劳逸结合,不可过度劳累。

(4)注意饮食控制与调节,宜清淡、低脂、低盐,忌暴饮暴食和辛辣、厚味、过咸之品,戒烟、酒。

(5)眩晕患者不宜从事高空作业,避免游泳、乘船及做各种旋转度大的动作和游戏,避免突然或较大幅度的头部运动。

(6)保持排便通畅,必要时服用缓泻药,避免排便努责。

(7)坚持体育锻炼,增强体质,如练太极拳等。

(8)定期随访,血压持续升高或出现头晕、头痛、恶心等症状时,应及时就医。

四、心胀

心胀多因先天禀赋不足,后天因素如六淫、邪毒、饮食、劳伤侵袭等,导致正气内虚,易感受外邪,伤及脾肾阳气,病情呈进行性发展。临床表现为胸闷、心悸、气喘、水肿,心室腔的扩大、心室壁可见不同程度增厚、心内膜纤维化、附壁血栓形成、心室收缩期功能减退、伴或不伴有充血性心力衰竭，晚期表现为顽固性心力衰竭的临床特征。

（一）护理评估

1.病因

了解患者既往史、机体状况、用药史、认真倾听主诉，询问有无胸闷、气喘、尿少、肢肿、纳差，活动无耐力等症状。

2.病位

在心、脾、肺、肾、肝。

3.病性

(1)心胀早期：

①邪伤心阴证：患者先天不足，易感外邪，而至心阴两伤，临床表现为心烦心悸，胸闷隐痛，咽干红痛，五心烦热或有低热，口渴不欲饮。舌红少苔或黄苔，脉细数或结低。

②气虚邪恋证：患者多因外邪内因，迁延反复，导致正气虚弱，正气虚驱邪无力所致，临床表现为心悸善惊，胸闷憋气，动则心悸，心神不安；项强背冷，反复感冒，低热时作。舌质淡，苔白腻，脉濡或结代。

③心肾不交证：多因思虑劳神太过或情专抑郁，郁而化火或虚劳久病，导致心肾阴虚阳亢。临床表现为心悸怔忡，失眠健忘，腰酸耳鸣，气短胸闷，口干心烦，神疲乏力。舌质淡红，脉细数。

(2)心胀中期：

①气虚血瘀证：多因久病气虚，渐致瘀血内停而引起，临床表现为心悸气喘，神疲乏力，遇劳加重，喘息尿少，面色晦暗，唇甲色紫。舌质紫暗或边有齿痕，苔薄白，脉细涩。

②气阴两虚证：患者长期劳伤心脾，心阴不足，元气亏损所致。临床表现为心悸气短、乏力体倦、心烦失眠、五心烦热，头目不清，口干眼涩。舌质红或紫暗、有瘀点，苔薄白或苔少，脉细无力或结代。

③心肾阳虚证：多因心阳虚衰，病久及肾，肾阳亦虚，气化无权。临床表现为心悸怔忡，短气喘促或咳逆依息不得卧，精神不振，畏寒肢冷，尿少浮肿，神倦乏力，腰膝酸软，唇青舌暗。舌苔薄白或白滑，脉沉细或沉弱、结代或促。

(3)心胀末期：

①痰瘀饮停证：因心气不足，气虚则不能化水。临床表现为咳喘胸闷，咯出白泡沫痰，心下悸动，尿少，下肢水肿，颈脉怒张，右胁下痞块，面唇发紫。舌质紫，苔白滑腻，脉弦滑或结。

②阳虚水泛证：久病体虚，至肾阳不足，导致水液运行障碍。临床表现为心悸气急，咳喘痰多，动则喘息，喘息不得卧，恶心纳呆，畏寒肢冷，尿少水肿。舌质淡胖，边有齿痕，苔薄白，脉沉细而数，重取无力或虚大结代。

③阳气欲脱证：患者久病，正气虚弱，阳气衰竭。临床表现为心悸喘促，不得平卧，大汗淋

漓，咯吐涎沫，四肢厥冷，面色苍白，唇甲发绀，烦躁不安，尿少水肿。舌淡苔白，脉沉微欲绝。

（二）护理要点

1.病情观察

(1)观察患者日常生活能力，使用美国纽约心脏学会(NYHA)分级方法观察患者心功能。

(2)观察患者有无胸闷、心悸、喘促、活动后乏力气短、水肿、尿少、失眠，能否平卧等症状，并监测患者日常血压、心率及四肢末梢肤温。

(3)观察患者的活动耐量及运动量，结合心功能分级及六分钟步行试验测试患者的心力储备情况。

(4)观察患者的舌苔、脉象、饮食结构及摄入量、情绪、日常生活习惯、二便情况。

2.辨证(临症)施护

(1)心胀早期：患者日常生活能力不受限制，应加强健康宣教，指导患者加强自我保健，控制疾病的诱发因素，按医嘱服用药物，定期复诊。防止疾病隐匿性发展；适当有氧运动，增强心力储备及心脏的应激反应能力。

(2)心胀中期：活动耐力下降，常伴有心悸，失眠，纳差，动态评估患者心功能状态，活动耐力下降，机体免疫能力下降，此期控制诱发因素，如指导患者顺应四时，防寒保暖，严防感冒。

(3)心胀晚期：患者常出现顽固性心力衰竭，阳气虚衰，胸闷气喘，动则加剧、四肢厥冷，尿少肢肿。

①取被迫端坐位，给予中流量吸氧，心电监护、建立静脉双通道，遵医嘱给予平喘、利尿、强心药物，减轻心脏负荷，防止心源性休克及恶性心律失常。严密监测中心静脉压、右房压(RAP)、肺动脉压(PAP)、肺毛细血管楔压(PAWP)，配合医生行漂浮导管检查。

②准确记录出入量，观察患者的水肿消胀、用药后的效果及不良反应，防止电解质紊乱及洋地黄类药物毒性反应。

③保持病房安静，温度为22～24℃，湿度50%。患者迫端坐位，常辗转反侧，宜为寻找卧位支撑点，减轻疲乏感。加强皮肤护理，保暖防寒，清洁皮肤及转换体位的过程中，动作宜轻柔，防止皮肤破损。

④给予中药热奄包温敷胃脘部，2次/d，每次30min左右，改善胃肠瘀血，常按摩天枢穴，使用吴茱萸贴敷神厥穴，以预防肠道功能紊乱，胃气丧失，加重心力衰竭。

3.给药护理

(1)使用利尿剂者，宜安排在早上，以免影响患者休息，并记录24h出入量，观察患者有无乏力，腹胀、脱水等症状，密切监测电解质，防水电解质失衡。

(2)洋地黄类等强心类药物，使用前应测量患者心率，如低于60次/分或高于120次/分者，立即停药，观察患者有无呕吐、头痛、黄绿视及突发性心律失常的症状，防止洋地黄类毒性反应。

(3)血管扩张剂药物，宜注意滴速不可过快，定时测量血压、心率，以免引起头痛、眩晕、恶心不适等症状，避免体位性低血压的发生，防止跌倒的现象。

4.饮食护理

(1)心胀早期：低盐低脂，多食温和之品，忌寒凉之物，食以七分饱，饮后1h可适当有氧活动，以促进消化。

(2)心胀中期：有脾失健运，肺气虚等症，宜食健脾胃，易消化等益气之品，严禁寒凉之物，控制每日食盐入量约3g。

(3)心胀晚期：脾失健运、阳虚水泛，可食薏苡仁，红豆汤以利水，红参泡茶饮之，饮食应量出为人，常规补充含钾类食物，如橙汁，香蕉等。

5.情志护理

(1)宜常保持情绪稳定，力求心境恬淡而无欲。

(2)心胀早期应以散步，书法，静思为主要活动，聚神凝气、保宗气之本，并加强心肺功能的锻炼，吐故纳新；中晚期，因疾病反复加重，常伴有忧虑及恐惧的心理，宜为患者讲解临床护理的成功案例，增强疾病治疗信心。

6.并发症护理

(1)充血性心力衰竭：给予强心、利尿、平喘、抗感染等对症治疗，准确记录出入量，低盐饮食，量出为入，给予心电监护，低流量给氧，防止心源性休克。

(2)恶性的心律失常：了解患者用药情况，卧床休息，低流量氧气吸入，心电监护，根据心律失常类型遵医嘱给予药物、心脏电复律术、安装心脏起搏器等方法抗心律失常。

(三)中医健康指导

(1)中晚期患者常伴有忧虑及恐惧的心理，并难以自制，可给予患者穴位贴敷膻中穴，按摩内关等穴以宁心安神。

(2)心胀者体虚，宜慢太极、瑜伽、五禽戏等有氧运动为宜，增强心肌的代偿能力及应激反应能力，同时可起到调心养性的作用，提高心力储备，晚期的患者，以休息静养为主，可配以气息锻炼。

(3)久病多体虚，后天之本的培固尤显重要，可适当阳光浴(以照射背部为主)每日2次，每次30min、可温煦督脉，膀胱经或日行2次，叩击三阴交、肾俞、大椎等穴位。每年可根椐自身情况，参与三伏贴及三九贴的治疗。

(4)此病易反复，迁延难愈，贵在自我病情的管控：四时交替之时，严防外邪入侵；保证子午睡眠，以养心经之路，时常按摩肺俞、心俞、关元、三焦、天枢、列缺穴。

(5)指导患者按医嘱服用药，如何观察药物的不良反应及自行停药的不良后果。

五、心衰病

心衰是以心悸、气喘、水肿、少尿为主症的一种病证。早期症状为乏力、咳吐痰液、心悸、气短、动则喘息；继而怔忡、喘憋不得平卧、尿少肢肿、腹胀、纳差。

本病常因寒邪内侵、饮食不节、情志失调、劳逸失度、年老久病等使心之气血阴阳虚衰，气血不足，心失所养所致。病性总属本虚标实，本虚以气虚为基础或兼有阴虚或兼有阳虚，终阴阳两虚致心阳虚衰，气血运行无力，心血不足。标实指瘀血、痰浊、水饮、气滞致心脉不畅，血瘀水停，脏腑功能失调。总之，心阳虚衰是本病的病理基础。西医学中急、慢性心力衰竭可参照本病辨证施护。

（一）护理评估

1.病因

了解本次发病的诱因，如是否有外感风寒湿热、饮食不节、情志刺激等，询问既往有无心脏疾病史。

2.病位

在心，与肺、脾、肾、肝密切相关。

3.病性

(1)气虚血瘀证：心气不足、心失所养、气虚血瘀。可见胸闷、心悸、气短、神疲乏力、活动后加重，甚至喘咳、面色苍白、口唇瘀紫，舌质暗有瘀斑，脉细、涩或结代。

(2)气阴两虚证：心气血亏虚致津液不足、阴虚内热、严重出现肾气亏虚。可见胸闷、心悸、气短、乏力、心烦自汗、失眠多梦、两颧潮红、口咽干燥、尿少肢肿、面白无华、口唇黯红、舌红少苔、脉虚数或细。

(3)阳虚水泛证：心肾阳气亏虚不能化气行水。可见胸闷、心悸、喘促、动则尤甚、端坐而不能卧、畏寒肢冷、尿少水肿、汗出湿冷、面色晦黯或苍白、唇甲发绀、舌暗淡或绛紫苔白腻、脉弱沉细或迟。

(4)痰饮阻肺证：心肺气虚、脾肾俱损、痰阻血瘀。可见胸闷、心悸气急、喘促不得卧、痰多色白泡沫状，甚至血痰、脘痞腹胀、烦渴不欲饮、尿少肢肿、面唇发绀，舌质紫黯苔白厚腻，脉弦滑或数。

(5)阴竭阳脱证：心阴枯竭、心阳虚脱。可见喘悸不休、气憋不得卧、呼吸急促、张口抬肩、烦躁不安、汗出如油、四肢厥冷、尿少或无尿、舌胖大而紫、苔白脉微细欲绝或疾数无根。

（二）护理要点

1.病情观察

(1)密切观察患者生命体征、心率、心律及心电波形变化，出现恶性心律失常立即通知医师积极处理。

(2)气喘者重点观察面色、口唇、指脉氧、呼吸、哮鸣音等变化，如出现烦躁不安，面色灰白或口唇发绀、动则喘憋欲绝、汗出肢冷、甚者咳粉红色泡沫痰等喘脱危象应通知医生紧急处理。

(3)观察患者水肿消退情况，监测尿量、输液速度、准确记录24h出入量，限制患者摄入量，正确测量体重。如出现少尿、无尿情况应及时通知医生处理。

(4)观察患者体位与活动,以准确做好心功能评估。

2.辨证(临症)施护

(1)心衰急性期予以半卧位,绝对卧床休息,持续氧气吸入,限制探视,减少气血耗损;稳定期根据心功能适当活动。

(2)胸闷心悸急性发作时卧床休息,遵医嘱给予氧气吸入,观察吸氧疗效,监测心率,脉搏变化,必要时心电监护或含服硝酸甘油,加强生活护理,稳定患者情绪,留陪护。

(3)气喘患者取半卧位休息,持续氧气吸入,观察面色、心率、血压变化,可穴位按摩取穴风门、肺俞、合谷以宣肺定喘。气憋端卧者,严格限制活动,如出现喘促不停,张口呼吸、大汗,烦躁不安,面唇发绀,咳粉红色泡沫样痰,脉微欲绝等喘脱危象立即取端坐位或双腿下垂位,遵医嘱予20%～30%乙醇湿化、中高流量面罩给氧,遵医嘱予强心,镇静药物,如洋地黄,吗啡等。

(4)阴竭阳脱证应安置重症监护病房,备齐抢救用物,严密观察病情变化。如患者出现神志模糊、呼吸微弱、冷汗淋漓、四肢厥冷、口唇发绀、脉弱欲绝时应通知医生配合抢救。可用参附注射液,附子、细辛汤加人参、黄芪以回阳救逆。

(5)咳嗽、咳痰者观察痰液的颜色、性质、量。准确留取痰标本送检,监测血常规变化,针对性抗感染治疗,协助患者拍背,将痰液有效排出,必要时遵医嘱予雾化吸入或吸痰。

(6)尿少肢肿者应准确记录24h出入量,限制摄入量,控制输液速度20～40滴/分;每日晨起测量体重;观察利尿剂后效果;做好皮肤护理,保持床单位整洁、定时翻身、每日温水清洁皮肤;适当抬高水肿肢体,加强被动运动,促进血液回流。

(7)气阴两虚致失眠多梦者可耳穴压豆,取穴心、肝、肾、皮质下、神门以养心安神;心烦者可每日拍打心包经穴位2次,以宁心除烦;脘痞腹胀者穴位贴敷合谷、神厥穴健脾化湿;阳虚水泛证畏寒肢冷者注意保暖,可每晚艾叶煎水浴足以温阳通脉。

(8)气虚血瘀证遵医嘱给予保元汤合桃红饮水煎服以益气活血化瘀;气阴两虚证者遵医嘱给予生脉散水煎服以益气养阴活血;阳虚水泛证者遵医嘱给予真武汤水煎服以温阳活血利水;痰饮阻肺者遵医嘱给予苓桂术甘汤合葶苈大枣泻肺汤水煎服以化痰逐饮活血;阴竭阳脱证者遵医嘱给予四逆加人参汤以益气回阳固脱。

3.给药护理

(1)中药汤剂宜浓煎,限制入量者每次汤剂不超过100mL。气阴两虚证可凉服,阳虚及阳脱证者应热服,脘痞者应少量多次频服。安神药宜睡前服,逐水药宜白天服用。

(2)静脉用药时注意控制液体入量及速度,以免加重心脏负荷。

(3)使用洋地黄药物前应监测心率,当心率低于60次/分时应暂停使用,并观察有无恶心、头痛、黄绿视及心律失常等洋地黄中毒症状;利尿药应注意尿量及定期复查电解质;服用ACEI制剂者,注意观察干咳情况,监测血压,交代患者避免突然改变体位,以免发生跌扑。

4.饮食护理

(1)饮食应以低盐、低脂、低胆固醇、富含维生素的食物为原则。食油宜选用植物油为主,如麻油,茶籽油等,脂肪摄入量限制在 30～50g/d,禁用油炸、肥肉及含脂肪多的点心,少食高胆固醇食物,如蛋黄、动物内脏等。每天食盐控制在 6g 以下,限制腌制食物如酱菜,腊肉等;急性期中度水肿者盐控制在 1～2g/d,重度水肿者应无盐饮食,钠摄入控制 800mg/d。

(2)气虚血瘀证者宜食补益心气、活血化瘀之品,如红枣、阿胶等;气阴两虚证者宜食益气养阴之品,如燕窝、雪梨;阳虚水泛证者宜食温阳利水之品,可用玉米须煎水热服。

5.情志护理

(1)告知患者情志过极会使心肝之气郁滞,血脉运行不畅,心之营运失常将会诱发或加重心力衰竭。运用移情易性等方法,个性化指导,使患者七情平淡,气血调和、脏腑气机调畅。

(2)做好疾病的相关知识宣教,增强积极预防疾病的信心,增强治疗的依从性,树立治疗的信心和勇气。

6.并发症护理

(1)栓塞:绝对卧床休息,给予抗凝抗血栓药物对症治疗,必要时紧急溶栓处理,做好生活护理及营养支持,严密观察意识及生命体征、肢体活动等病情变化,观察抗凝药物出血的不良反应。

(2)感染:根据药敏提示抗感染治疗,指导患者有效的深呼吸和咳嗽,促进痰液的排出,病情好转应及时床边活动,减少再感染的发生。

(3)心源性休克:去枕平卧位,头偏向一侧,吸氧,心电监护,建立至少两条静脉通路,保持呼吸道通畅,遵医嘱给予扩容、扩血管等对症治疗,严密监测脉搏、血压等生命体征及神志、面色、四肢温度变化,准确记录出入量及尿量。

(三)中医健康指导

(1)指导患者合理安排有规律的生活起居方式,根据四时的变化,及时增减衣物,防外感,保证充足的睡眠,避免各种心衰诱发因素如过度劳累、情绪激动等。

(2)饮食宜低盐低脂清淡、易消化、少量多餐、不宜过饱,多食水果蔬菜、防止便秘。

(3)患者根据心功能情况,帮助制定个性化活动方案,如心功能Ⅳ级者,应绝对卧床休息。心功能Ⅲ级者,卧床休息,严格限制活动,可床上活动。心功能Ⅱ级者,轻度限制体力活动,一般生活可自理,但避免活动时间过长,强度过大,一般以不引起患者不适为度。心功能Ⅰ级患者不限制体力活动,但应避免重体力活动。合理安排有氧运动如散步、太极拳、导引、气功等。如患者活动时出现不适应立即停止活动,并以此作为限制最大活动量的指征。

(4)指导患者自我监测的方法,如自测脉搏、血压、监测自身体重及尿量,告知如有异常及时通知医生。

(5)遵医嘱坚持用药,不可随意增减或停药,并观察药物的药效及不良反应。

第三节　消化系统常见疾病的护理

一、胃脘痛

胃脘痛又称胃痛，是以上腹近心窝处经常发生疼痛为主症，多由忧思郁怒或饮食劳倦损伤脾胃之气所致，病位在胃，涉及肝、脾。临床辨证分虚实两类，寒邪客胃，饮食停滞，肝气犯胃，肝胃郁热，瘀血停胃属实证。胃阴亏虚，脾胃虚寒属虚证。西医学中的急慢性胃炎，胃与十二指肠溃疡、胃癌，胃神经官能症等疾病有上述表现者，可参照本病护理。

（一）评估

(1)疼痛的性质、部位、时间、程度以及疼痛的规律和饮食的关系。

(2)大便的性质及大便隐血和肠鸣音情况。有无头晕、心悸，出汗、黑便等症状，有无出血的可能。

(3)有无腹胀，嗳气，泛酸，恶心，呕吐，呕吐症状是否缓解。

(4)了解饮食，生活习惯，既往有无溃疡病史。

(5)有无紧张，焦虑等情况变化。

(6)辨证施护

①肝胃气滞：胃脘痞胀疼痛或攻窜胁背。

②寒邪犯胃：胃脘冷痛暴作，呕吐清水痰涎，畏寒喜暖，口不渴。

③胃热：胃痛急迫或痞满胀痛，嘈杂吐酸，心烦，口苦或黏。

④食滞胃肠：嗳腐吞酸或呕吐不消化食物，吐后痛缓。

⑤瘀阻脉络：胃痛较剧，痛如针刺或刀割，痛有定处，拒按。

⑥胃阴亏虚：胃痛隐作，灼热不适，嘈杂似饥，食少吐蛔，大便干燥。

⑦脾胃虚寒：胃痛绵绵，空腹为甚，得食则缓，喜热喜按，缓吐清水，神倦乏力，手足不温，大便多溏。

（二）护理要点

(1)一般护理：

①按脾胃肺病科一般护理常规。

②室内温度适宜，虚寒型注意保暖。

③胃痛持续不已，疼痛较剧烈或呕血，黑便者应卧床休息，缓解后可下床活动。

(2)观察疼痛的部位、性质、程度、时间，诱发因素与寒热，饮食的关系，注意呕吐物和大便的颜色、性状及伴随症状，做好记录。诊断不明者禁用麻醉性止痛剂。

如观察到以下情况，应立即报告医师，医护协作处理：

①胃痛突然加剧或伴呕吐，寒热或全腹硬满而疼痛拒按。

②呕血或黑便，兼面色苍白，冷汗时出，四肢厥冷，烦躁不安，血压下降，脉大无根。

(3)给药护理：中药汤剂一般宜温服，脾胃虚寒或寒凝气滞者，汤剂易热服。

(4)饮食调护：宜食清淡，少渣易消化饮食，少食多餐，戒烟酒、浓茶、咖啡，忌辛辣肥甘和壅阻气机的南瓜、甘薯、土豆等食品。虚寒性胃病可食生姜粥、红枣粥。食积者可食萝卜粥。

(5)情志护理：帮助患者消除紧张、恐惧等不良情志的影响，保持乐观情绪，生活规律。

(6)临症施护：

①食滞胃痛，可禁食6～12个小时，缓解后给全流或半流饮食。必要时催吐。

②遵医嘱用针刺止痛。取内关、中脘，足三里等穴。暴痛实证用泻法，久痛虚证用补法。

③虚寒性胃痛，可热敷，药熨胃脘部或艾灸中脘，足三里、神阙穴或暖脐膏贴敷，以温中止痛。

④呕血、黑便者按血证护理常规。

(7)久病、老年患者，若疼痛性质、时间、规律性明显改变或反复出血，治疗疗效不佳时，应考虑恶性病变，积极完善各项检查。

（三）健康指导

(1)禁烟酒、浓茶、咖啡等刺激性食物。推荐食谱，改善原有饮食习惯。

(2)生活规律，劳逸结合，保证睡眠，保持乐观情绪。

(3)如出现疼痛、泛酸、呕吐等症状时及时就医。

(4)让患者及家属了解本病的性质，学会控制疼痛的简单方法，减轻身体和精神压力。

二、泄泻

泄泻，亦称“腹泻”，是指大便次数增多，粪质稀薄或完谷不化或溏软不成条或泻出如水为主症。常因外邪、饮食不慎、情志失调而致清浊不分，水谷混杂，并走大肠所致。本病一年四季皆可发作，以夏、秋两季为多见。

西医学中的急、慢性肠炎，肠结核，胃肠功能紊乱，过敏性肠炎等疾病，可参照本病证辨证施护。

（一）辨证要点与护理评估

泄泻的病位主要在脾，并涉及胃、大肠、小肠、肝、肾。

(1)辨虚实寒热：大便清稀或完谷不化者，多为寒证；腹痛腹泻，粪色黄褐，气味臭秽，泻下急迫，多为热证；肠鸣腹痛，疼痛拒按，泻后痛减，多为实证；大便溏泄，迁延反复，喜温喜按，多为虚证。

(2)辨证候特点：外感多挟表证；食滞肠胃多为腹痛，粪臭；肝气乘脾多有肠鸣，因情志郁结而加重;脾胃虚弱多为时溏时泄,夹完谷不化,进油腻之物尤甚;肾阳虚衰多为晨起泄泻,腹痛肠鸣,便后痛减。

(3)评估大便的色、质、量、气味,大便检验情况。

(4)评估患者饮食习惯,有无感染因素。

(5)评估既往病史,有无肠道外消化系统疾病。

(二)辨证分型与施护原则

1.寒湿困脾

证候:大便清稀,甚则如水,腹痛肠鸣,畏寒,食少,舌苔白腻,脉濡缓。施护原则:解表散寒,芳香化浊。

2.肠道湿热

证候:腹痛,泻下急迫,粪色黄褐而臭,肛门灼热,口渴欲饮,烦热,小便短赤,舌质红,苔黄腻,脉濡数或滑数。施护原则:清热利湿。

3.食滞胃肠

证候:腹痛腹胀,泻下粪便臭如败卵,伴完谷不化,泻后痛减,嗳腐,纳呆,舌苔垢浊或厚腻,脉滑。施护原则:消食导滞。

4.肝气乘脾

证候:每因情志不畅,抑郁恼怒时发生腹痛腹泻,泻后痛减,嗳气,纳少,舌红,苔薄白,脉弦。施护原则:抑肝扶脾。

5.脾胃虚弱

证候:大便时溏时泄,完谷不化,稍进油腻之物,则大便次数增多,脘腹胀闷,神倦乏力,舌淡,舌苔薄白,脉细。施护原则:补脾健胃。

6.肾阳虚衰

证候:泄泻多在黎明之前,脘腹冷痛,喜暖,肠鸣即泻,泻后痛减,大便完谷不化,形寒肢冷,腰膝酸软,舌淡苔白,脉沉细。施护原则:温肾健脾,固涩止泻。

(三)护理诊断

(1)腹痛、腹胀:与邪气交阻、气机失畅有关。

(2)发热:与肠道感染有关。

(3)营养失调低于机体需要量:与吸收障碍有关。

(4)焦虑:与病情反复、迁延不愈有关。

(5)潜在肛周皮肤受损:与泄泻日久及排泄物对肛周皮肤刺激有关。

(6)潜在并发症:水、电解质及酸碱平衡紊乱;营养不良;便血;癌变。

(四)护理措施

1.一般护理

(1)病房安静、整洁、空气流通、温湿度适宜,及时倾倒排泄物,若有传染者做好消毒隔离。

(2)急性泄泻者应卧床休息,一般患者可适当活动,以不疲劳为度。

(3)做好病情观察,观察大便的量、色、质、气味及次数,有无里急后重等情况,观察体温、脉搏、舌苔、口渴、饮水、尿量和皮肤弹性等变化,并做好护理记录。

(4)用药护理:寒证患者中药汤剂宜偏热服,湿热证患者中药汤剂宜温服;视病情合理选择抗生素,避免滥用抗生素,注意观察药物的不良反应,如诺氟沙星可引起胃肠道反应、过敏反应、皮疹等;肠道菌群调节剂,如整肠生、双歧杆菌制剂不可大剂量服用,与抗生素间隔 2～4h;观察用药后效果及不良反应。

(5)饮食护理:养成良好的饮食习惯,以易消化、无渣及富营养的流质为宜。忌生冷、油腻、刺激之品。

(6)情志护理:做好情志护理,保持心情舒畅,让患者建立战胜疾病的信心。

2.临证(症)护理

(1)寒湿困脾:定时监测生命体征。患者喜热畏寒,可选用温热疗法,如腹部热敷、艾灸神阙等;饮食宜细软、少渣,清淡之流质或半流质,可给炒米粉,炒面粉等。

(2)肠道湿热:注意观察病情变化,如便中带脓血或里急后重,及时留取标本送检,鉴别是否是痢疾。做好肛门局部清洁,便纸应柔软,便后用温水清洗,肛门灼痛者,可用中药坐浴,擦干后可涂擦黄连软膏,凡士林软膏;饮食宜清淡,细软,泄泻较甚者可多饮淡盐水或糖盐水,可多给梨汁、荸荠汁、西瓜汁等增补津液,清热利湿。

(3)食滞胃肠:严格控制饮食,可禁食数小时至一日,待腹泻好转,逐渐自流质开始,恢复进食后少食多餐,待病情好转后再增加食量,对胃脘胀满严重者可用探吐法,使胃中停滞物排出,可给山楂、萝卜、麦芽、炒米粥等食物。忌油腻、肥甘之品。食滞疼痛者,可针刺中脘、天枢以和胃止痛。

(4)肝气乘脾:做好心理指导,多加疏导,避免不良的情绪刺激,饮食宜易消化之品。忌土豆、红薯、山芋,忌刺激食物,可食用陈皮、玫瑰花茶、白术等,可配合用针刺足三里、气海等穴。

(5)脾胃虚弱:可鼓励患者下床活动,适当锻炼,调畅情绪,饮食以富营养,易消化为原则,可食用牛奶、鲫鱼、鸡肉、扁豆、桂圆、苹果脯、大枣等物补中益气健脾。

(6)肾阳虚衰:患者常晨起腹泻,需注意保暖,以免受凉,视患者病情和体力,鼓励适当进行锻炼,饮食以富营养,温热为宜,可食用山药、羊肉、胡桃、红枣等,并可加胡椒、肉桂调味。

3.并发症护理

(1)呕吐、高热(水、电解质及酸碱平衡紊乱):严重泄泻者应积极治疗,初期可服用口服补液盐,津脱阴伤严重者及时补液,补液顺序先盐后糖,见尿补钾,补液后尿量增多,为津液恢复之表现,可适当减少补液量。

(2)虚劳(营养不良):患者长期泄泻,可引起吸收障碍,造成营养不良,贫血,低蛋白血症等,应注意补充营养,可食用糯米、小米、山药、莲子、芡实、黑枣、豆类、鱼肉、鸡肉、瘦猪肉、蛋类等。

(3)便血:

①病室宜整洁,安静,温湿度适宜。

②卧床休息,减少活动,避免劳累,站立起床动作宜缓慢。

③观察生命体征变化,面色,意识情况,观察便血的量、色、质、时间。

④准备急救药品、物品,做好床旁的病情交接。

⑤出血停止后予清淡、少渣、富营养流质或半流质。忌油炸、炙烤、硬固之物。可食绿豆百合汤、杏仁、黑木耳等凉血收敛之物,中药汤剂宜温服,服后覆被静卧。

⑥做好生活护理,及时更换污染的衣被,保持床单位和皮肤清洁。

(五)预防与调摄

(1)注意饮食调护与卫生,勿暴饮暴食,忌生冷、油腻、硬固、不消化食物,养成良好的卫生习惯。

(2)生活起居有节,保证休息,适当锻炼,避免劳累,根据气候变化加减衣被,注意腹部保暖,盛夏季节,不露天卧地。

(3)遵医嘱按疗程,定时服药,注意药物的配伍禁忌,以免影响药物吸收。

(4)保持乐观,开朗的心情,情绪稳定,勿急躁、郁怒。

(5)病情迁延,反复而出现难以解释的体重下降、贫血、腹痛加剧、反复便血、排便习惯、大便性质的改变,须防止癌变,应尽早检查,早期发现,早期治疗。

(六)推荐中医特色临床应用

1.灸法

寒湿困脾泄泻取足三里、天枢、中脘、关元穴艾条灸;肾阳亏虚泄泻者取关元、肾俞、命门、足三里等穴隔姜灸。每日一次,连续14d一个疗程。

2.穴位按摩法

穴位按摩对泄泻有较好的临床疗效,适用于各证型。以腹部按摩为主,根据辨证取不同穴位,实施不同手法,具有温中散寒、健脾和胃、理气止痛等功效。

3.穴位贴敷

将肉桂粉、川椒粉纳入脐中,用暖脐胶布外贴,每日一次,可起到温通经络、祛湿散寒止痛的效果,用于虚寒性泄泻。

4.拔罐疗法

取大肠俞(双侧)做拔罐治疗,具有温通经络、祛风散寒、消食导滞的作用,主要用于寒湿型、食滞型泄泻。

三、呕吐

呕吐是指胃失和降,气逆于上,使胃中之物从口中吐出的一种病证。有物有声谓之呕,有物无声谓之吐，无物有声谓之干呕。临床常多兼见，难以截然分开，统称为“呕吐”。

本病常因饮食不节、外邪犯胃、情志失调、脾胃虚弱等使胃失和降胃气上逆所致。实者由外邪、饮食、痰饮等邪气犯胃，致胃失和降，气逆而发。虚者由气虚、阳虚、阴虚等正气不足，使胃失温养、濡润，胃气不降所致。一般说来，初病多实，呕吐日久，损伤脾胃，中气不足，由实转虚。西医学中的急慢性胃炎、幽门痉挛、幽门或贲门梗阻、急性胆囊炎、急性胰腺炎等引起的呕吐，可参照本病辨证施护。

（一）护理评估

1.病因

询问既往病史。了解与呕吐相关疾病及服药史；了解其外感史、性格特征、有无情志的改变、平素身体情况等。

2.病位

在胃，与肝、脾密切相关。

3.病性

（1）实证：

①外邪犯胃证：外邪犯胃，中焦气滞，浊气上逆。突然呕吐，频频泛恶，胸脘满闷或心中懊侬，伴有恶寒发热，头身疼痛，舌苔白腻，脉濡。

②饮食停滞证：积食内停，中焦壅滞，胃气上逆。呕吐酸腐量多或吐出带有未消化的食物，嗳气厌食，脘腹胀满，大便秘结或溏泻，舌苔厚腻，脉滑实有力。

③痰饮内阻证：中阳不振，痰饮内停，胃气上逆。呕吐清水痰涎或胃部如囊裹水，脘痞满闷，纳谷不佳，头眩，心悸或逐渐消瘦，舌苔白滑而腻，脉沉弦滑。

④肝气犯胃证：肝失疏泄，横逆犯胃，胃失和降。呕吐吞酸或干呕泛恶，脘胁胀痛，烦闷不舒，嗳气频频，每遇情志失调而发作或加重，舌边红，苔薄腻或微黄，脉弦。

（2）虚证：

①脾胃虚寒证：脾胃虚寒，失于温煦，运化失职。饮食稍多即欲呕吐，时发时止，食入难化，胸脘痞闷，不思饮食，面色白，倦怠乏力，四肢不温，口干不欲饮，大便溏薄，舌质淡，脉濡弱。

②胃阴不足证：胃阴不足，失于濡润，和降失司。呕吐反复发作或时作干呕，恶心，似饥而不能食，胃脘嘈杂，口干咽燥，舌红少津，苔少，脉多细数。

（二）护理要点

1.病情观察

（1）观察呕吐物的颜色、气味、性质、量、呕吐次数、皮肤弹性、光泽及口干情况，尿量以及有无失水和亡阴亡阳现象。

（2）密切观察呕吐发生的诱因、次数、时间、发作规律及与饮食的关系。

（3）密切观察其病情变化，如神志、面色、寒热、血压、脉象等并做好记录。若患者出现呕吐呈喷射状伴剧烈头痛、呼吸深快、烦躁不安、嗜睡时或呕吐物为鲜血、咖啡色或呕吐逐渐加重，暮食朝吐，朝食暮吐或呕吐见粪臭样物，伴腹痛拒按，大便不通无矢气，为腑气不通，应留取呕吐物送检，并立即采取措施。

2.辨证(临症)施护

(1)呕吐严重者应卧床休息，避免因体位改变而诱发呕吐。呕吐时宜取坐位、半卧或侧卧位，意识不清者取仰卧位，头偏向一侧，并轻拍其背部。吐后用温水漱口，保持口腔清洁。

(2)外邪犯胃和脾胃虚寒者病室宜温暖向阳，避风寒，注意保暖。呕吐频作时可用鲜姜红糖汤适量热服或予以脘腹部热敷、按摩或艾灸中脘、足三里、脾俞等穴以温中散寒止呕。外邪犯胃者宜选用藿香正气散加减以祛邪解表、化浊和胃。

(3)饮食停滞者呕吐时不宜止吐，应鼓励患者尽量将胃中食物吐出，若欲吐不得吐出者，可先内服适量温盐水，随即用压舌板或棉签探喉取吐，吐后用温开水漱口，以消除口中酸腐气味。

(4)痰饮内阻者病室宜温暖，阳光充足，避免潮湿。头眩心悸时应卧床休息。可用陈皮、生姜泡水代茶饮，以化痰止吐。口干不欲饮或饮水即吐者，应观察其出入量，防止体内水、电解质失衡，遵医嘱予静脉补液。

(5)肝气犯胃者因肝气亢盛多偏于热，故病室应凉润，光线柔和，适当休息。可用上掌自上而下按揉胃脘部，使气顺逆降而止呕。遵医嘱配合针灸治疗。

(6)胃阴不足者多阴虚生内热，病室宜凉爽通风并保持一定的湿度。口燥咽干时可用鲜芦根加石斛煎汤代茶饮。保持大便通畅，便结时可用蜂蜜冲饮。宜选用养阴和胃、润降止呕的麦门冬汤加减。

3.给药护理

(1)中药汤剂宜小量、分次渐进温服。呕吐严重者中药汤剂宜浓煎、少量频服。服药前在舌面上滴姜汁数滴，稍等片刻后再服药，以免引起呕吐。

(2)实热证者中药汤剂宜偏凉服，虚寒证者宜温热服。

4.饮食护理

(1)饮食宜清淡易消化，少量多餐，细嚼慢咽。不暴饮暴食，不食变质腐秽食物。忌食肥甘厚腻、生冷粗硬、腥膻异味及辛辣刺激之品，戒烟酒。严重呕吐者暂禁食，待呕吐减轻后给予流质、半流质，逐渐过渡到普食。

(2)肝气犯胃者宜进食疏利行气的食物，如萝卜、金橘、苹果等，口苦泛酸者辅以清热利湿之食物，忌酒、葱、蒜、辣椒等辛温食品；饮食停滞者可选用山楂、麦芽等消食化滞食品或山楂粉，鸡内金粉温水调服；虚寒者宜进温热性、营养丰富的饮食，适当选用山药、桂圆、生姜、大枣、荔枝等以健脾益胃。

5.情志护理

呕吐与情志关系密切，七情不调会加重病情，应了解患者郁闷恼怒的原因，给予心理安慰，消除患者紧张恐惧心理，使其安心治疗。

6.并发症护理

(1)酸碱平衡和水、电解质紊乱:应严密观察病情,迅速建立静脉通道,遵医嘱及时给予补液、补钾、补钠等处理。

(2)食管贲门黏膜撕裂症:剧烈呕吐可引起食管贲门黏膜撕裂症,导致急性上消化道出血,应严密观察病情,发现异常立即报告医生进行抢救处理。

(三)中医健康指导

(1)饮食失调是呕吐常见的原因,应注意饮食卫生,不吃腐败变质的食物,饮食有节,不暴饮暴食,节制烟酒。

(2)调摄精神,保持心情舒畅,采用移情相制疗法如听轻缓音乐、读书报等,避免情志刺激而诱发呕吐。

(3)顺应季节变化,注意胃部防寒保暖或用手掌自上而下按摩胃脘部,反复按摩 20 次,每日数次,以增强脾胃功能。

(4)进行适当的锻炼如散步、太极拳、气功等,增强身体抗病能力。

(5)学会简便止呕方法,如指压内关、合谷、中脘等穴,生姜片擦舌,咀嚼酱生姜等,以降逆止呕。

(6)积极治疗原发病,如慢性胃炎、消化性溃疡、肠梗阻、胆囊炎等疾病。若中年以上反复呕吐者,应定期检查,并及时治疗。

四、便秘

便秘是因气阴不足或燥热内结、腑气不畅所致,以排便间隔时间延长、大便干结难解为主要临床表现。病位在大肠。各种疾病引起的便秘均可参照本病护理。

(一)辨证分型

1.肠胃积热热

大便干结,腹中胀满,口干、口臭,面红身热,心烦不安,多汗,时欲饮冷,小便短赤。舌质红干、苔黄燥或焦黄起芒刺。脉滑数或弦数。

2.气机郁滞

大便干结、欲便不出,腹中胀满,胸胁满闷,嗳气呃逆,食欲缺乏,肠鸣矢气,便后不畅。舌苔薄白或薄黄或薄腻。脉弦。

3.气虚便秘

虽有便意,临厕努挣乏力,难以排出。便后乏力,汗出气短,面白神疲,肢倦懒言。舌质淡、舌体胖或舌边有齿痕,舌苔薄白。脉细弱。

4.血虚便秘

大便干结,努挣难下,面色苍白,头晕目眩,心悸气短,失眠健忘或口干心烦,潮热盗汗,耳鸣，腰膝酸软。舌质淡、苔白或舌质红、少苔，脉细。

5.阳虚便秘

大便艰涩，排出困难。四肢不温，喜热怕冷，小便清长或腹中冷痛，拘急拒按或腰膝酸冷。舌质淡、苔白或薄腻。脉沉迟或沉弦。

(二)护理要点

1.一般护理

(1)按中医内科一般护理常规进行。

(2)鼓励并指导患者根据病情做适当腹肌锻炼，有利于促进肠蠕动。

(3)指导患者进行通便的腹部按摩。

2.病情观察

观察排便间隔时间、大便形状、便后有无出血、腹部有无硬块、有无腹痛等情况。

3.情志护理

便秘患者常有焦虑、烦躁心理，要多给予心理疏导，消除疑虑，保持乐观情绪，积极配合治疗。

4.饮食护理

(1)饮食宜富含粗纤维，多饮水，忌食辛辣、煎炸食物，勿过食生冷。

(2)脾虚气弱、脾肾阳虚、阴虚肠燥(血虚便秘)者，可每晨饮温开水冲服蜂蜜1杯。

(3)肠道实热、肠道气滞者，可每晨饮冷开水1杯。

5.给药护理

中药汤剂应在清晨或睡前服用，观察服药后的效果及反应。

6.临床辨证(症)护理

(1)实秘者，遵医嘱给予中药泡水代茶饮。

(2)虚秘者注意防寒保暖，可给予热敷、热熨。

(3)肛肠疾病而致便秘者，遵医嘱便后可用中药熏洗。

(三)健康指导

(1)指导患者正确选择食谱，改变既往不良饮食习惯。

(2)养成定时排便的习惯，即使无便意，也坚持定时蹲厕。

(3)便秘时切忌滥用泻药。

(4)适当运动，避免久坐、久卧。

五、胁痛

胁痛是临床的常见病证，以一侧或两侧胁肋部疼痛为主要表现。既可单独为病，又是多种疾病常见的一种自觉症状。胁痛多与气血、经络、情志有关，以实证多见。

西医学的急慢性肝炎、胆石症、胆囊炎、肋间神经痛、胆道蛔虫等以胁痛为主症的疾病均可参照本病证辨证施护。

(一)辨证要点与护理评估

(1)辨气血:气滞表现为胀痛,疼痛游走不定,症状时轻时重,与情绪变化有关;血瘀以刺痛为主,痛处固定不移,拒按,持续不已,入夜尤甚或胁下有积块。

(2)辨虚实:气滞、血瘀、外感湿热所致的胁痛多为实证,表现为起病急,病程短,疼痛剧烈而拒按,脉实有力;肝阴不足所致的胁痛多为虚证,表现为起病缓,病程长,疼痛隐隐,悠悠不休而喜按,脉虚无力,常因劳累而诱发。

(3)评估胁痛的部位、性质、时间、伴随症状,面色、二便情况,有无诱发因素。

(4)评估患者的饮食习惯、生活起居、职业、服药史。

(5)评估患者的心理社会状况。

(二)辨证分型与施护原则

1.肝胆气郁

证候:情志抑郁,喜太息,嗳气则舒;胁肋胀痛,痛无定处,游走不定,时轻时重,与情绪变化有关或见梅核气、瘿瘤,妇女可见月经不调,乳房胀痛;纳少口苦,舌苔薄白,脉弦。施护原则:疏肝解郁。

2.肝胆湿热

证候:胁肋胀痛或灼热疼痛,脘腹胀满,恶心呕吐,厌食油腻,胸闷纳呆,口苦口黏或见身目发黄、发热,妇女带下黄臭,男性阴囊湿疹,大便不爽,小便短赤,舌红苔黄腻,脉弦滑数。施护原则:清利湿热。

3.瘀血阻络

证候:胁肋刺痛,痛处固定而拒按,入夜尤甚,可见胁下积块;面色晦暗或头颈胸臂等处可见红点赤缕,舌质紫暗或有瘀斑,脉涩。施护原则:破瘀散结。

4.肝阴不足

证候:胁肋隐痛,绵绵不休,劳累则加重,头晕耳鸣,五心烦热,两目干涩,口干咽燥,舌红少津,脉弦细数。施护原则:滋阴养血柔肝。

(三)护理诊断

1.胁肋胀痛、刺痛、隐痛

与情志失调,肝胆气郁有关;与跌扑损伤致瘀血阻络有关;与肝胆气郁日久,化热伤阴,脉络失养有关。

2.黄疸

与湿热蕴蒸,肝失疏泄,致胆汁泛溢有关。

3.口苦

与湿热蕴结,脉络失和致肝胆湿热有关。

（四）护理措施

1.一般护理

(1)病室宜空气新鲜，环境整洁、舒适，温湿度适宜，避免噪声；呕吐者及时清除呕吐物；恶寒发热者及时增减衣被，更换汗湿的衣被。

(2)注意休息，让患者明白“卧则血归于肝”，根据病情适当活动，以不感劳累为度。体位以偏向患侧为宜，改变体位动作宜轻。

(3)密切观察病情变化，辨别在气在血，属虚属实。观察体温、肤色等变化，如有异常，及时报告医生，配合处理。

(4)用药护理：湿热证者中药宜偏凉服用；血瘀证者药物宜温服，观察服药后的反应，为了防止药物损伤肠胃，可服保护胃黏膜的药物。

(5)饮食护理：饮食宜清淡、易消化之品，避免过食肥甘、辛辣刺激之品，戒烟酒，多食蔬菜、水果、瘦肉等清淡而富有营养的食物。

(6)情志护理：做好情志调护，避免精神刺激，及时了解患者的心理状况，体贴关怀患者，使其保持心情舒畅，积极配合治疗及护理。

2.临证(症)护理

(1)湿热证：

①病室宜安静，空气新鲜，病室宜干燥凉爽。

②患者长期卧床，易致气血不畅，水湿难除。如病情允许，应鼓励患者适当活动。

③饮食宜偏凉服用，多进有健脾利湿作用的食品，如山药、赤小豆、绿豆汤、冬瓜汤等，禁食黏腻饮食。

(2)血瘀证：

①宜食行气活血的食品，如萝卜、橘子、香橼、山楂、桃仁等，忌过冷、过热、硬固食品。

②做好情志护理，避免紧张情绪，开导，劝慰患者，让患者了解疾病的有关知识，使患者正确对待疾病；分散患者注意力，如看书报杂志，听广播等，使其心情舒畅，气机达顺。

③观察有无出血倾向，如出现鼻衄、牙龈出血或皮肤瘀斑，报告医师及时处理，做好皮肤护理、口腔护理。观察有无胃脘烧灼感，口中血腥味等呕血的先兆症状，如出现大量的呕血、便血，积极配合医生进行抢救。观察呕吐物中有无咖啡色液体，大便是否色黑、发亮、稀薄如漆状，如有可疑现象，应及时采集标本化验。

(3)阴虚证：

①病室宜安静、舒适，凉爽湿润。

②饮食宜清淡、富营养，可食梨、藕、银耳、鱼、瘦肉、山药等有养阴生津作用的食物。

③宜针不宜灸，忌用温热疗法。

（五）预防与调摄

(1)怡情养性，保持情绪稳定，勿忧思恼怒，避免不良精神刺激。

(2)起居有常,劳逸结合,不可劳累过度,避免碰撞伤及胁肋;可适当参加体育活动,如散步、太极拳等。注意保暖,随天气变化增减衣被,预防正虚邪袭,变生他证。

(3)饮食有节,讲究卫生,忌辛辣、油腻之品,病后应忌酒及粗硬饮食;保持大便通畅。

(4)坚持治疗,定期复查。

(六)推荐中医特色护理临床应用

1.中药湿热敷法

将中药煎汤,毛巾放于中药汤剂中煮沸后,拧干水分敷于局部(痛处),持续 20～30min,多用于胁痛气郁、血瘀证。

2.中药足浴法

将活血化瘀类中药煎汤,放于足浴治疗仪中,浸泡双下肢,通过水温及中药作用,熏洗刺激下肢的多个穴位、经络,以疏通腠理、流畅气血、活血化瘀,调节人体气血阴阳平衡而达到治疗目的。主要用于瘀血阻络、肝阴不足型胁痛,对于严重肝病患者不宜使用。

3.灸法

对气郁、血瘀、肝阴不足之胁痛者,可选取不同的穴位,如肝俞、胆俞、阳陵泉、足三里、期门等穴温和灸,以达温通经络,调和气血,行气活血之功效。

4.耳穴压籽

对肝气郁结胁痛者可取肝、胆、交感、神门等穴耳穴压籽,以缓解症状。

六、黄疸

黄疸是以目黄、身黄、小便黄为主要临床表现的一种病证。常由外感或内伤而引起,外感多属湿热疫毒所致,内伤常与饮食、劳倦、病后体虚有关。

黄疸常因湿邪困遏脾胃,壅塞肝胆,疏泄失常,胆汁泛溢而致。西医学中急慢性肝炎、肝硬化、胆囊炎、胆石症、消化系统疾病引起的阻塞性黄疸、肝细胞性黄疸和溶血性黄疸等,可参照本病辨证施护。

(一)护理评估

1.病因

了解患者生活环境及饮食习惯,是否有疫区接触史和饮酒嗜好,既往有无肝病病史。

2.病位

在肝、胆,与脾、胃有关。

3.病性

患者个体素质差异及致病因素不同,湿邪可以从寒化或从热化,故黄疸分为阴黄、阳黄、急黄。

(1)阴黄证

①寒湿阻遏证:中阳不振,寒湿阻滞,肝胆失于疏泄。身目俱黄,色晦暗不泽,脘腹痞胀,口

淡不渴，神疲畏寒，纳食少，小便短少，大便不实，舌淡苔腻，脉沉迟。

②脾虚湿滞证：黄疸日久，脾虚血亏，湿滞残留。面目及肌肤淡黄，色晦暗不泽，神疲乏力，肢体倦怠，少气懒言，便溏尿黄，舌淡苔薄，脉濡细。

(2)阳黄证

①热重于湿证：湿热熏蒸，阻遏脾胃，壅滞肝胆，胆汁泛溢。身目俱黄，色鲜明，口渴发热或口干口苦，恶心呕吐，腹部胀闷，小便黄赤，大便秘结，舌苔黄腻，脉弦数。

②湿重于热证：湿遏热伏，困阻中焦，胆汁不循常道。身目俱黄，色不及前者鲜明，神疲乏力，脘腹痞闷胀满，食欲差，恶心呕吐，腹胀，舌苔黄腻，脉濡数。

③胆腑郁热证：湿热砂石郁滞，脾胃不和，肝胆疏泄。身目发黄，色鲜明，上腹疼痛，右肋胀闷，身热不退，呕吐呃逆，口苦咽干，小便黄赤，大便秘结，苔黄舌红，脉弦滑数。

(3)急黄证：湿热疫毒炽盛，深入营血，内陷心肝。高热烦渴溲赤，黄疸迅速加深，胁痛腹满，皮肤瘙痒，神昏谵语，舌红绛，苔黄腻或燥，脉弦滑或数。

(二)护理要点

1.病情观察

(1)密切观察患者皮肤黏膜、巩膜颜色及黄疸部位、深浅程度的变化，定期复查肝功能。

(2)观察患者呕吐物的色、质、量、呕吐次数、时间及伴随症状，必要时留取标本送检，做好护理记录。

(3)观察大小便的色、质、量变化，如24h小便少于500mL，色如浓茶或大便颜色呈灰白色，提示黄疸是由胆道阻滞所滞，立即报告医师，并配合处理。

(4)密切观察黄疸指数、肝功能及血清胆红素等生化值的变化。

(5)观察患者神志的变化，警惕急黄的出现。

2.辨证(临症)施护

(1)积极协助患者完善实验室、B超、CT等检查，尽快明确原发病因，针对病因实施有效的抗感染、退黄、护肝、止痒等对症治疗。

(2)急黄患者应执行消化道隔离，绝对卧床休息，遵医嘱予清热利湿，利胆退黄中药汤剂，每日一剂，分两次口服。伴有呕吐时应头偏向一侧，遵医嘱取合谷、内关、中脘等穴艾灸治疗，以降逆止呕。严重者可配合穴位按摩，取穴中脘、气海，内关、足三里、太冲等。

(3)高热时可遵医嘱循行肝经、胆经、脾经、心经等经络予25%酒精推拿按摩，以解表退热，每日一次，每次20～30min。

(4)阴黄寒湿阻遏者应保持病室温热，阳光充足；阳黄热重于湿者病室应凉爽，每日开窗通风。

(5)阴黄者，可选取肝俞、胆俞、胃俞、脾俞、三阴交、足三里等穴位艾灸退黄，以温振脾阳，健运脾胃利胆或选用绵茵陈、白术、丁香、丹参等药物辨证组方，行中药离子导入治疗，以清热利胆。阳黄者，可取胆俞、阴陵泉、内庭、太冲等穴行艾灸，以清热利湿，利胆退黄。

(6)皮肤瘙痒干燥时,用冰硼散涂擦止痒可选用苦参 30g 煎水,每日 2~3 次,进行局部中药熏洗治疗,以清热解毒避秽,指导衣服宜宽大,柔软,并用摸或拍打来缓解瘙痒感觉,切忌搔抓,易引起皮肤破损感染。

(7)帮助保持口腔清洁,可用淡盐水或银花甘草液漱口,每日 3~4 次,以减轻口腔异味和防止口腔感染。

(8)脘腹痞闷胀满者,可遵医嘱用大葱熨法,以健运脾胃,渗湿消胀。

(9)大便秘结者,可取天枢、神阙、气海等穴行大黄散外敷,以调理肠腑,泄热通便。

3.给药护理

(1)遵医嘱指导患者按时按量服药。服药前后可在舌根滴姜汁或用生姜片擦舌,以减轻呕吐症状。

(2)阴黄寒湿阻遏者中药汤剂宜温服。阳黄热重于湿者以凉服为主,亦可用白茅根 25g 开水冲服频服。急黄者中药汤剂宜浓煎凉服,还可用芦根、麦冬、大黄等泡茶饮用,以益养阴津,利湿退黄。

(3)观察服药后的效果及用药后反应,并做好护理记录,定期复查肝功能。

4.饮食护理

(1)饮食以清淡易消化半流质为主(必要时禁食),忌肥甘厚、腻、烟酒、辛辣,刺激及海腥发物。

(2)急黄者可选用清热凉血之品,如西瓜、绿豆、番茄、黄花等,高优蛋白不可缺少伴腹水者应严格限制钠盐的摄入,每日控制在 3~4g,有胆昏倾向者应限制蛋白的摄入。

(3)阴黄寒湿阻遏者可选用温热食品,如干姜粥、茵陈粥、薏苡仁粥、扁豆粥等利湿退黄,忌生冷、甜腻碍胃之品。阴黄脾虚湿滞者可选用温热、熟、软、补血之品,营养丰富,易消化,如禽、蛋、鱼、肉等血肉有情之物,以养护正气。

(4)阳黄热重于湿者可选用偏凉食品,如西瓜、冬瓜粥、薏苡仁、赤小豆鲤鱼汤等清热利湿食品,多饮水,可取金钱草、鲜芦根煎水代茶饮。阳黄湿重于热者可选用芹菜煮汁饮服,泥鳅炖豆腐。忌食辣椒、大蒜、肉桂、生姜、丁香等助热生湿之品。

5.情志护理

深入病房,采用聊家常方式以了解患者焦虑所在。如担心疾病预后者,应向其介绍成功病例,以患者现身说法,打消其顾虑,医护人员态度和蔼,创造和谐的周围环境,帮助树立战胜疾病的信心;心烦气躁者应根据本人文化素养及兴趣爱好,爱好音乐者可采用五行音乐治疗法,帮助分散其注意力,达到心境平和,肝气条达。

6.并发症护理

肝性脑病遵医嘱予降氨、抗感染、纠正水、电解质酸碱平衡、保护脑细胞等对症治疗,保持呼吸道通畅,加强安全护理,防止发生意外,做好皮肤及口腔护理。

(三)中医健康指导

(1)保持病室环境安静,空气新鲜。调冷暖,起居有节,勿妄劳作,顺应时令,预防感冒。

(2)指导患者可用紫外线照射或食醋熏蒸进行家庭空气消毒,每日一次。

(3)恢复期或转为慢性久病者,可适当参加体育活动,如散步、太极拳、静养功之类,保持心情愉快,肝气条达,有助于病情康复。

(4)出院后坚持定期复查,仍应调治,按医生指导服药,以免湿邪不清,肝脾未复,导致黄疸复发,甚或转成臌胀。

七、积聚

积聚是以因正气亏虚,脏腑失和,气滞、血瘀、痰浊蕴结于腹,引发腹内结块或痛或胀为主要临床特征的一种病证。

本病常因情志失调,饮食所伤,寒邪内犯及其他病之后,肝脾受损,脏腑失和,气机阻滞,瘀血内结所导致。本病初起,气滞血瘀、邪气壅塞、正气未虚,以实证为主;日久则耗伤正气,多见虚实错杂,病到晚期,气血衰少,体质羸弱,则以正虚为主。西医学中肝脾大、腹腔肿瘤、胃肠功能紊乱、不完全肠梗阻、肠扭转、幽门梗阻、肠套叠等疾病,出现类似积聚的证候时,可参照本病证辨证施护。

(一)护理评估

1.病因

询问既往有无黄疸、胁痛、虫毒、久疟、久泄、久痢等病史,了解患者性格、生活、既往饮食习惯、家庭成员间关系,认真仔细地倾听患者主诉。

2.病位

在肝脾、胃肠为主。

3.病性

(1)聚证:

①肝气郁结证:肝失疏泄,腹中气结成块。腹中结块柔软,时聚时散,攻窜胀痛,脘胁胀闷不适,常随情绪波动起伏。舌质淡,苔薄白,脉弦。

②食滞痰阻证:虫积、食滞、痰浊交阻,气聚不散,结而成块。腹胀或痛,腹部时有条索状之物聚起,按之常会有胀痛加剧,便秘,纳呆,脘闷不舒。舌质淡,苔黄腻,脉弦滑。

(2)积证:

①气滞血阻证:气滞血瘀,脉络不和,积而成块。腹中积块质地软而不坚,固定不移,腹部胀痛不适。舌质发绀,舌苔薄或见瘀斑,脉弦。

②瘀血内结证:瘀结不消,正气渐损,脾运不健。腹中积块比较明显,质硬且痛处固定不移,时有隐痛或刺痛。舌质紫暗或见瘀斑、瘀点,苔薄白,脉细涩。

③正虚瘀结证：癥积日久，中虚失运，气血衰少。腹中积块质地坚硬，且疼痛加剧，饮食大减。舌质淡紫或光剥无苔，脉细数或弦细。

（二）护理要点

1.病情观察

（1）密切观察腹部胀痛的部位、性质、疼痛、腹部紧张度、有无反跳痛、有无包块及伴随症状等。

（2）若在腹部扪及包块，应观察包块的部位、大小、性质、硬度、活动度及其发展趋向，注意有无压痛，边缘是否光滑等。

（3）女性积证若有瘀血内结者，应密切注意观察患者的月经情况，包括色、质、量、周期、有无闭经。

（4）观察患者神志、血压、体温、呼吸等变化。

（5）观察呕吐的性质、次数、量、呕吐物的内容、颜色及流液的颜色、气味、性质和引流量，发现血性引流液时应及时报告医生。

（6）痰阻者应观察其肛门排便、排气情况。

2.辨证（临症）施护

（1）不明原因的积聚，积极协助患者完善相关检查，尽快找出致病原因。

（2）不完全肠梗阻、肠扭转、幽门梗阻、肠套叠等疾病出现类似积聚的证候时，嘱禁食，持续胃肠减压，遵医嘱给予抗感染、补充水、电解质和维生素平衡等对症支持治疗，经内科治疗无效时，应及时转入外科手术治疗。

（3）肝气郁结证者，遵医嘱予木香顺气散加味汤剂，每日一剂，菊花或陈皮泡水代茶，以疏肝解郁，行气散结。

（4）食滞痰阻证者，遵医嘱予六磨汤，以理气化痰，导滞散结，每日一剂，温服，使痰食滞结下行，气机畅通，则瘕聚自消。症状严重时暂禁食或用顺时针按摩腹部 30 次，以促进肠道蠕动，排气、排便，必要时用肛管排气。

（5）气滞血阻证者，遵医嘱予柴胡疏肝散合失笑散加减，以理气消积，活血散瘀。

（6）瘀血内结者，遵医嘱给予膈下逐瘀汤合六君子汤加减，以祛瘀软坚，佐以扶正健脾。外贴消散结药膏，以消积散瘀。

（7）虚瘀结证者，遵医嘱给予八珍汤合化积丸加减，以扶正化瘀，亦用水红花膏外敷，以助消积止痛。

3.给药护理

（1）中药汤剂宜浓煎，每日分次少量进服，以餐前餐后 1h 温服为宜，以免影响患者食欲。若用胃管注入，应在注入后夹管 1～2h，防止溢出。

（2）郁结证者汤剂宜温服，以餐前 1h 服用为佳；食滞痰阻证者以餐后 1h 服用为佳；气滞血阻证者汤剂宜分次少量进服；瘀血内结证者汤剂宜温服；正虚瘀结者汤剂宜餐前 1h 服用。

4.饮食护理

(1)不完全肠梗阻、肠扭转、幽门梗阻、肠套叠等疾病出现类似积聚为缓解之前禁食,缓解病情好转后给予流质、半流质少渣饮食。

(2)食欲正常者可予补益气血及化瘀之品,严禁饮酒,忌辛辣、油腻、刺激、热燥之品。

5.情志护理

情志不遂是本病的主要诱发因素,应调畅情志,针对诱因做好患者的疏导工作,避免焦虑、恐惧、悲观失望等不良情绪,保持心情舒畅,增强患者战胜疾病的信心。

(三)中医健康指导

(1)张景岳说:“壮人无积,虚人则有之。”因此,应多次向患者及家属告知饮食过量感寒受凉,易寒湿积滞,损伤脾胃,凝滞气血,并指导如何做到饮食有节,起居有时,注意冷暖,畅情志,保持正气充沛,气血流畅。此为预防积聚的重要措施。

(2)对病情较重者,可协助患者取舒适体位,卧床多休息,避免剧烈活动;病情轻者,可适当活动或劳动,以助气血流通,以减少疼痛。

(3)黄疸、胁痛、虫毒、久疟、久泄、久痢等患者病情缓解后,应继续清理湿热余邪,舒畅气血,调肝运脾,防止邪气残留,气血瘀结成积。

(4)戒忧思喜怒,避免精神刺激,针对患者焦虑紧张的情绪,可予音乐疗法,使患者心悦神宁,气机舒畅,以利于患者疾病的康复。

(5)积极治疗,定期门诊复查。

参考文献

1.陈园桃.中医病症诊疗常规[M].南京:东南大学出版社,2008.
2.韩志德.中医百病症治大全[M].北京:中医古籍出版社,2010.
3.李应东.中西医临床内科学[M].北京:中国医药科技出版社,2012.
4.曹建斌.中医骨科学[M].北京:中国科学技术出版社,2007.
5.何世超,邱寿良.临床中医骨科学[M].北京:中国医药科技出版社,2007.
6.刘友章.中西医结合内科学[M].广东:广东高等教育出版社,2007.
7.王永炎.中医脑病学[M].北京:人民卫生出版社,2007.
8.陈可冀.中西医结合心血管病基础与临床[M].北京:北京大学医学出版社,2014.
9.张洪义.中医诊断全书[M].天津:天津科学技术出版社,2017.
10.吴勉华.中医内科学[M].北京:中国中医药出版社,2012.
11.王阶.实用中西医结合心血管病学[M].北京:中国医药科技出版社,2007.
12.荆兆峰等.骨科诊疗与中医康复[M].山东:山东大学出版社,2011.
13.王庆普.中医骨伤科学[M].北京:中国医药科技出版社,2012.
14.黄培新,黄燕.神经科专病中医临床诊治[M].北京:人民卫生出版社,2013.
15.张玉英,牛淑亮.呼吸病中医特色诊疗全书[M].北京:化学工业出版社,2011.
16.罗云坚,黄穗平.消化科专病中医临床诊治[M].北京:人民卫生出版社,2013.
17.伍利民.针灸推拿技术[M].北京:人民卫生出版社,2015.
18.曹银香.针灸技术[M].西安:西安交通大学出版社,2014.